Hans Hommel

IRISDIAGNOSE LEICHTGEMACHT

Dieses Buch widme ich meinen Mitmenschen,
die, oft über Kontinente hinweg,
hilfesuchend zu mir kommen.

Hans Hommel

IRISDIAGNOSE LEICHTGEMACHT

Blick in dich hinein
und werde gesund

Ariston Verlag · Genf

Der bekannte Heilpraktiker und Irisdiagnostiker berichtet hier
über Fälle aus seiner Praxis
und gibt leichtverständliche Anleitungen
für die *Irisdiagnose durch jedermann*

Andere Werke aus unserem Verlagsprogramm
finden Sie am Schluß dieses Buches verzeichnet.

Copyright © Ariston Verlag, Genf 1975
Alle Rechte, auch die des auszugsweisen Nachdrucks,
der Übersetzung und jeglicher Wiedergabe, vorbehalten

ISBN 3 7205 1137 5
Fünfte Auflage 1986
Printed in Germany 1986

Inhaltsverzeichnis

VORWORT 7

I. ALLGEMEINER TEIL

  1. Geschichte der Irisdiagnostik 11
  2. Augenmikroskopie und Irisfotografie 14
  3. Unser Auge 17
  4. Augenfarben und verschiedene Irisfarbwerte 20
  5. Pupillenverformungen 25
  6. Der Iris-Diagnoseschlüssel 32

II. TAFELTEIL 37

III. FÄLLE AUS MEINER PRAXIS 119

   1. Tumorverdacht 120
   2. Leberzirrhose 123
   3. Fettsucht 126
   4. Bettnässen 129
   5. Schrumpfgalle 132
   6. Gürtelrose 135
   7. Multiple Sklerose 138
   8. Augentumor 141
   9. Störende Warzenbildung 144
  10. Hüftgelenksarthritis 147
  11. Gehirnerschütterung 150
  12. Kehlkopfkrebs 153
  13. Ein schlimmer Fall 156
  14. Unterleibskrebs 159
  15. Verfall des Organismus 162

16. Ein weiterer Fall zur Warnung 165
17. Brustkrebs 168
18. Schlaganfall/Leberkrebs 171
19. Herzinfarkt 174
20. Zwölffingerdarmgeschwür 176
21. Schrumpfniere 179
22. Verkalkung/Schlaganfall 182
23. Lungenkrebs 185
24. Geschwulstbildung infolge von Teerstoffen 188
25. Chronische Blinddarmentzündung 191
26. Gebärmutterkrebs 193
27. Steinniere 196
28. Darmriß 108
29. Zuckerkrankheit 201
30. Verkalkung 204

ANHANG 207

Frühstücks- und Diätrezepte 207
Diätkleie und Weizenkeimdiät 210
Vorschläge für Diätkleie-Gerichte 212
Vorschläge für Magen-Kranke 214
Vorschläge für Herz-Kreislauf-Kranke 218
Vorschläge für den Diabetiker 221
Vorschläge für Leber-Gallen-Kranke 225
Reduktionskost 230
Kostvorschläge für Menschen über Sechzig 235

TAFELN ZUR EIGENDIAGNOSE 243

Vorwort

Während meiner jahrelangen Praxis haben viele tausend Menschen bei mir Hilfe gesucht. In vielen Fällen konnte ich diagnostisch und therapeutisch meine Behandlungen mit guten Ergebnissen abschließen. Diese Erfolge sind nicht zuletzt mit Hilfe der Augen- oder Irisdiagnostik möglich gewesen, mit der ich mich seit Anbeginn meiner praktischen Berufsausübung intensiv beschäftigt habe. Meine erfolgreiche Tätigkeit hat also nichts mit „Wundern" zu tun, sondern beruht lediglich auf der genauen Beobachtung des menschlichen Auges, seiner normalen Beschaffenheit bei einem gesunden Menschen und der auftretenden krankhaften Veränderungen, die in Bezug zu den ihnen zugeordneten Körperorganen gesetzt werden. Außer der ursprünglichen Funktion, die uns das Sehen ermöglicht, ist das Auge also auch ein Spiegel unseres Organismus, in dem sich auftretende oder schon länger bestehende Krankheiten erkennen lassen.

Bei dieser Methode der Krankheitsbestimmung und der Krankheitsfrüherkennung ist vor allem die exakte Lokalisierung krankhafter Veränderungen wichtig, denn davon hängt letzten Endes die richtige Therapie ab. Erst wenn eine Krankheit und ihre auftretenden Symptome richtig erkannt worden sind, kann eine wirksame Behandlung nachfolgen.

Der Vorteil der Irisdiagnose besteht nun in der Tatsache, daß bestimmte Erkrankungen aus dem Irisbild schon zu einer Zeit abgelesen und vorausgesagt werden können, in der ein Mensch noch gar keine Beschwerden hat. So kann eine Krankheit, die erst im Entstehen begriffen ist, bereits so frühzeitig erkannt werden, daß eine sofort eingeleitete Behandlung die größte Aussicht auf Erfolg verspricht.

In vielen Fällen suchen die Patienten erst dann Hilfe, wenn ihre Beschwerden und Schmerzen unerträglich werden. Dann aber ist die Krankheit schon sehr fortgeschritten, wobei naturgemäß die Behandlung und der mögliche Heilungsprozeß längere Zeit in Anspruch nehmen, wenn nicht gar jede Hilfe zu spät kommt. Eine besondere Bedeutung der rechtzeitigen Diagnostik kommt vor allem den Krebserkrankungen zu, denn

dabei kann die Früherkennung lebensentscheidend sein. Hier wie bei allen anderen ernsthaften Erkrankungen sollte der Wahlspruch gelten: Wehret den Anfängen! In jedem Fall ist Vorbeugen besser als Heilen.

Vielen meiner Patienten aus ganz Europa, den USA und der übrigen Welt, die mich regelmäßig besuchen, konnte ich auf diese Weise helfen. Einige von ihnen, die wegen ganz anderer Beschwerden zu mir gekommen waren und bei denen ich mit Hilfe der Irisdiagnose Gallen-, Nieren- oder Blasensteine feststellen konnte, bevor diese selbst Beschwerden verursachten, schickten mir nach einiger Zeit ihre herausoperierten Steine zu und stellten dankbar fest, daß ich mich „damals nicht geirrt hatte". Meine „Steinesammlung" legt davon Beweis ab.

Es soll ausdrücklich betont werden, daß die Irisdiagnose nur eine – wenn auch sehr wichtige – Methode unter zahlreichen anderen ist, mit deren Hilfe man bestimmte Krankheiten – deren Sitz, Ursache und Wirkungen – erkennen kann. Blut- und Harnuntersuchungen, Röntgen- und EKG-Diagnostik bleiben deshalb neben anderen modernen Untersuchungsmöglichkeiten zur Krankheitsbestimmung unerläßlich.

Nach der Diagnose wird die Therapie bestimmt und angewandt. Im Anhang sind einige der von mir empfohlenen Diätrezepte wiedergegeben. Das Naturheilverfahren läßt uns einen breiten Spielraum für wirksame Behandlungsverfahren, doch in dem Erkennen der eigenen Grenzen und Möglichkeiten liegt der eigentliche Erfolg, denn bei vielen Krankheiten kann nur ein schneller operativer Eingriff helfen. Hier wird der verantwortungsbewußte Homöopath seinen Patienten einem fachkundigen Chirurgen zuführen.

Neben einer allgemeinen Einleitung besteht der Hauptteil des Buches in einem zeichnerisch-schematischen Tafelteil, wobei die einzelnen eingezeichneten Merkmale mit Hilfe der beigegebenen durchsichtigen Lokalisationsfolie genau bestimmt und dann mit dem Diagnoseschlüssel kontrolliert werden können.

Haus Sonnenblick
Uedem, im August 1975   Hans Hommel

I. Allgemeiner Teil

1. Geschichte der Irisdiagnostik

Die Anfänge der Irisdiagnostik lassen sich auf das erste vorchristliche Jahrtausend zurückdatieren. Schon die Chaldäer kannten das „Ablesen der Krankheiten aus dem Auge". Der griechische Philosoph Aristoteles (384–322 v. Chr.) schrieb: „Blau sind die Augen aller Neugeborenen." Wie Dr. med. G. Ziegelmayer von der Universität München kommentierte (in der Zeitschrift für praktische Medizin „*Die Heilkunst*", Heft 10/1951 zum Thema „Irisbild und Konstitution"), trifft dies sicher für das europäische Gebiet zu, wenn auch einzelne Ausnahmen angegeben werden. Auf die verschiedenen Augenfarben werden wir noch später ausführlicher eingehen.

Interessant ist, daß auch schon die alten Chinesen die Kunst der Irisdiagnose kannten und organische Leiden aus dem Zustand der Augenlider, des Augenweißes, der Pupille und der Iris ablesen konnten.

Der Apostel Lukas schreibt in seinem „Gleichnis vom Licht" (Kapitel 11, Verse 33–36):

„Niemand zündet eine Lampe an und stellt sie in ein Versteck oder unter den Scheffel, sondern auf den Leuchter, damit die Eintretenden den Lichtschein sehen. Die Leuchte deines Leibes ist dein Auge. Ist dein Auge klar, ist auch dein ganzer Leib im Lichte; ist es aber schlecht, ist auch dein Leib in Finsternis. Gib darum acht, daß nicht das Licht, das in dir ist, Finsternis sei. Ist nun dein ganzer Leib im Lichte, ohne daß er irgendeinen Teil im Finstern hat, dann wird er ganz im Lichte sein, solange als die Leuchte mit ihrem Strahl dich erhellt."

Die erste schematische Einteilung der Iris und die Zuordnung der einzelnen Felder zu entsprechenden Organen und Körperteilen veröffentlichte Meyens 1670 in seiner „*Physiognomia medica*". Doch erst mehr als zweihundert Jahre später entwickelte der ungarische Arzt Ignaz von Péczely eine wissenschaftlich fundierte Topographie der Irisdiagnostik, von der alle späteren Forscher und Praktiker ausgegangen sind.

Ignaz von Péczely (1822–1911) hatte sein entscheidendes Ausgangserlebnis als elfjähriger Junge. Damals hatte er eine Eule gefangen, die sich in seinem Arm in Todesangst festgekrallt hatte. Um sich zu befreien, wußte der Junge keinen anderen Rat, als dem Vogel ein Bein zu brechen. Bei diesem Vorgang machte er eine merkwürdige Entdeckung: Er sah, wie sich in den schlitzförmigen Augen des Tieres eine feine strichförmige Linie bilde-

te. Dieses Erlebnis konnte er lange Zeit nicht vergessen, denn er glaubte einen ursächlichen Zusammenhang zwischen dem Beinbruch und der auftretenden Veränderung in dem Auge der Eule entdeckt zu haben.

Von da an begann er, die Augen-Iris intensiv zu beobachten. Er studierte in Budapest Medizin, promovierte zum Doktor und veröffentlichte 1881 sein aufsehenerregendes Buch ,,*Entdeckung auf dem Gebiete der Natur- und Heilkunde – Anleitung zum Studium der Diagnose aus dem Auge*". In späteren Jahren konnten seine Studien berichtigt und seine Topographie wesentlich verbessert werden; dennoch gilt er als der Wiederentdecker der Irisdiagnose und Begründer der modernen wissenschaftlichen Irisdiagnostik.

Daß von Péczely in mancher Hinsicht irrte, ist nicht weiter verwunderlich, wenn man an die damaligen technischen Voraussetzungen denkt. Ihm stand noch keine mikroskopische Apparatur zur Verfügung; lediglich eine Lupe war sein einziges technisches Hilfsmittel, mit dem er arbeiten konnte. Dennoch war zum Beispiel seine Bestimmung des Magenfeldes so exakt, daß sie durch spätere Forschungsergebnisse kaum berichtigt werden mußte.

Zuerst unabhängig, dann in Abstimmung mit von Péczely, widmete sich der schwedische Pastor Nils Liljequist der Augenuntersuchung. In seinem 1893 erschienenen Buch ,,*Diagnose aus den Augen*" konnte er einige Korrekturen an der von Dr. von Péczely entwickelten Lokalisationstafel vornehmen.

Wesentliche Fortschritte in der Augendiagnostik kamen dann mit der Klärung der topographischen Punkte und der Einzeichnung von Organfeldern durch den inzwischen legendären Pastor Erdmann Leopold Stephanus Emanuel Felke (1856–1926). Neben seinen theologischen Studien hörte er naturwissenschaftliche und medizinische Vorlesungen. Als Augendiagnostiker und Heilkünstler drang sein Ruf weit über die Grenzen Deutschlands hinaus. Dennoch hatte er mit zahlreichen Anfeindungen zu rechnen. Als man ihm 1909 einen Prozeß wegen angeblich fahrlässiger Tötung machen wollte, wurde er freigesprochen. Alles in allem hat dieser Prozeß der damaligen Irisdiagnostik sehr geschadet; erst in neuester Zeit widmete man sich auch von wissenschaftlicher Seite wieder mehr diesem Gebiet der Diagnostik.

An dieser Stelle wollen wir es uns versagen, die lange Reihe der Namen aufzuzählen, die sich um die Irisdiagnostik in den letzten achtzig Jahren

Geschichte der Irisdiagnostik 13

verdient gemacht haben. Allerdings wollen wir auf das kleine Büchlein von Emmy Schumann verweisen, das unter dem Titel „*Augendiagnose*" 1961 im Hermann Bauer Verlag in Freiburg erschienen ist. Besondere Verdienste aber kommen in jüngster Zeit Josef Deck und seinem Institut für Grundlagenforschung der Irisdiagnostik in Ettlingen bei Karlsruhe zu. Decks 1965 im Eigenverlag erschienenes Lehrbuch „*Grundlagen der Irisdiagnostik*" gilt heute als das eindrucksvollste Fachbuch dieser Disziplin.

2. Augenmikroskopie und Irisfotografie

In der Regel benutzt der moderne Irisdiagnostiker bei seinen Untersuchungen in der Praxis ein Irismikroskop, das eine acht- bis zweiunddreißigfache Vergrößerung vermittelt. Das Mikroskop selbst kann sowohl vertikal als auch horizontal zum Auge, beziehungsweise zur Iris eingestellt werden. Eine Irisleuchte steht in einem Winkel zwischen 20 und 30 Grad. Ihr Licht kann durch einen Transformator in seiner Helligkeit gedrosselt oder auch verstärkt werden.

Der Diagnostiker betrachtet zuerst die rechte Iris in ihrer gesamten Größe, wobei das Mikroskop auf die achtfache Vergrößerung eingestellt wird. Wenn der aufmerksame Beobachter dabei auf eine ihm verdächtige Veränderung stößt, wird er diese unter einer stärkeren Vergrößerung genauer betrachten. Wenn die eingehende Betrachtung abgeschlossen und die krankhaften Zeichen auf einer speziell vorgedruckten Orientierungskarte, die für jeden Patienten angefertigt wird, eingetragen sind, widmet sich der Betrachter auf die gleiche Weise der linken Iris.

Am Krankenbett ist der Irisdiagnostiker lediglich auf eine Lupe angewiesen, die eine zwei- bis sechsfache Vergrößerung ermöglicht. Zweifellos wird der geübte Betrachter auch hier wesentliche Veränderungen sofort erkennen; dennoch wird er darauf bedacht sein, den Patienten bei nächster Gelegenheit in seiner Praxis vor dem Irismikroskop zu haben. Dabei ist immer zu beachten, daß sowohl das gesunde als auch kranke Auge mehr oder weniger lichtempfindlich ist, weshalb das Auge auch nur für kurze Zeit der Anleuchtung ausgesetzt werden soll. Je geübter der Diagnostiker ist, desto kürzer und sorgfältiger ist seine Untersuchung, wobei er jedoch jegliche Hast vermeiden wird.

Von der ersten Untersuchung bis zur Diagnosestellung und Festlegung der Therapie wird der Ablauf folgender sein:

1. Die Anamnese wird erhoben, d. h. der Patient wird über seine Beschwerden befragt. Dabei wird die ganze Krankheitsgeschichte notiert, weshalb er schon einmal behandelt worden ist, welche Krankheiten er durchgemacht hat und welche Operationen an ihm vorgenommen worden sind.

2. Wenn der Patient seine Krankheitsgeschichte erzählt, beobachtet der Diagnostiker sehr aufmerksam das Gesicht, den Körperbau und die

Augenmikroskopie und Irisfotografie 15

Bewegungen des Kranken, denn hieraus lassen sich später wichtige und aufschlußreiche Feststellungen treffen.

3. Aus der Anamnese wird der Untersuchende sich ein erstes Bild machen und entscheiden, ob es sich um einen akuten Fall handelt, daß er also den Kranken sofort zur Weiterbehandlung in ein Krankenhaus einweisen muß, oder ob er ihn zur weiteren Sicherstellung der Diagnose den nachfolgend geschilderten Untersuchungsmethoden unterzieht.

4. Nun wird der Behandler seinen Patienten einer sorgfältigen Betrachtung durch das Irismikroskop unterziehen. Dabei wird er, wenn er krankhafte Veränderungen feststellt, weitere Fragen an den Kranken richten, die sich auf das Gesehene im Zusammenhang mit den betreffenden Körperorganen beziehen. In einer Skizze werden die krankhaften Veränderungen auf ein Irisschema übertragen, die als vorgedruckte Karte vorliegt; auf dieser Karte wird der Name des Patienten notiert. Dazu macht sich der Untersuchende weitere Notizen, die sich aus seiner Unterhaltung mit dem Kranken ergeben haben und die ihm besonders aufgefallen sind.

5. Zur Sicherstellung der Diagnose wird nun entschieden werden, ob eine Urin- oder Blutuntersuchung notwendig ist.

6. Danach wird der Behandler seine vergleichende Untersuchung anstellen. Er wird den Blutdruck messen, Herz und Lungen abhören, die Leber abtasten oder andere erforderliche Untersuchungen vornehmen.

7. Erst wenn alle Befunde vorliegen, wenn sich der Behandler über den Sitz der krankhaften Störung, den Grund des pathologischen Prozesses, den möglichen Zusammenhang der Erkrankung mit anderen Organgebieten als dem des Krankheitssitzes selbst, über Konstitution und Disposition des Patienten und über die zweckmäßige Therapie eindeutig Gewißheit verschafft hat, wird er mit dem Kranken über dessen Zustand reden.

8. Jetzt wird der Behandler seinem Patienten seine Diagnose erläutern und ihn auch auf die Dinge aufmerksam machen, die ihm aufgefallen sind und die auf einen krankhaften Prozeß deuten, obwohl der Patient vielleicht nicht speziell über die damit zusammenhängenden Beschwerden geklagt hat, weil diese wahrscheinlich zu einem sehr viel späteren Zeitpunkt erst auftauchen werden.

9. In der weiteren Besprechung wird der Behandler über den voraus-

sichtlichen Verlauf der Krankheit berichten, ob die Heilung Wochen, Monate oder auch Jahre dauern wird, ob er selbst behandeln wird, ob nur ein Facharzt – zum Beispiel ein Chirurg – die weitere Betreuung durchführen kann oder ob eine Einweisung ins Krankenhaus notwendig ist.

10. Zum Abschluß des Gespräches werden Verhaltensmaßregeln für den künftigen Lebensablauf, der für den wirksamen Heilungsprozeß notwendig ist, erläutert. Dazu gehören auch Diätvorschriften. Bevor der Patient entlassen wird, kommt es zur Terminvereinbarung für die weitere Behandlung, beziehungsweise Nachuntersuchung; denn erst im Vergleich von zeitlich entfernt festgestellten Befunden kann der Behandler beurteilen, ob sich der Zustand des Patienten verschlechtert oder verbessert hat. Dieses hängt aber wesentlich davon ab, ob der Kranke sich so verhält, wie es der Behandler von ihm gefordert hat. Erfolge stellen sich nicht zufällig ein, sondern müssen durch Verzicht auf unvernünftige Lebensweise bisweilen hart erkämpft werden.

Um den interessanten Verlauf einer Krankheit dokumentarisch festhalten zu können oder erblich bedingte Krankheiten über zwei oder mehrere Generationen hinweg zu verfolgen, kann sich der Diagnostiker der Irisfotografie bedienen, wobei er die betreffenden Aufnahmen entweder schwarzweiß oder farbig anlegt und sie in einer Bildkartei ordnet. Hierfür ist ein spezielles Aufnahmegerät notwendig.

3. Unser Auge

Unser Auge entwickelt sich als eine Ausstülpung der lichtempfindlichen Haut, aus welchem auch die Hirnhäute bestehen. Drei Häute bilden die Wand des Augapfels (Abb. 1, Seite 18). Das Vorderteil der weißen Augenhaut (Sklera) wird durch die durchsichtige Hornhaut (Cornea) gebildet. Sie besteht aus Bindegewebe und ist bis zu einem Millimeter dick. Die Aderhaut (Chorioidea) bildet die mittlere Augenhaut und besteht ebenfalls aus Bindegewebe. Sie ist mit zahlreichen Blutgefäßen durchsetzt und enthält dunkle Farbstoffe (Pigmente). Vorn geht die Aderhaut in die Iris über und läßt in der Mitte das Sehloch (Pupille) frei. Die Iris oder Regenbogenhaut kann bei starker Lichteinstrahlung durch einen Ringmuskel zusammengezogen werden, so daß sich das Sehloch wie bei der Blende eines Fotoapparates verengt. Bei Dämmerung oder schwachem Licht wird die Pupille durch einen Gegenmuskel erweitert. Diese Einstellung auf die Lichtverhältnisse zum Zweck des besseren Sehens nennen wir Adaption.

Wie die Aderhaut, so enthält auch deren Fortsetzung, die Iris, Farbstoffe. Ist die Iris pigmentarm, so erscheint sie blau, ähnlich wie die Farbe des Himmels. Bei zunehmender Pigmentierung erscheint sie braun oder grau.

Die vordere Augenkammer wird durch den Raum zwischen Hornhaut und Iris gebildet und ist mit Kammerwasser gefüllt. Die Augenlinse folgt unmittelbar hinter dem Sehloch. Die Linse ist glasklar und elastisch und wird durch den Ciliarkörper in ihrer Lage festgehalten. Durch einen ringförmigen Muskel wird die Nah- und Fernsicht (Akkomodation) ermöglicht. Der aus einer gallertartigen durchsichtigen Masse bestehende Glaskörper füllt das Innere des Augapfels aus. An der Rückwand tritt der Sehnerv durch die weiße Augenhaut und die Aderhaut ein und breitet sich als Netzhaut (Retina) bis zum Ciliarkörper aus. Mit der Aderhaut verwächst eine Pigmentschicht der Retina, während eine dem Glaskörper zugewandte Schicht aus Nerven- und Lichtsinneszellen (130 Millionen Stäbchen undetwa 7 Millionen Zäpfchen) besteht. Die Stelle, an der der Sehnerv austritt, bezeichnet man als den Blinden Fleck, während gegenüber von Sehloch und Linse der Gelbe Fleck liegt, der Ort des besten Sehens.

Betrachten wir ein Auge von vorn, so wie es auch der Irisdiagnostiker tut, so sehen wir das gesamte Feld, das zu untersuchen ist (Abb. 2, Seite 18). In diesem Zusammenhang wollen wir auch gleich einige wichtige Begriffe erläutern, mit denen die Irisdiagnostik arbeitet.

18   *Unser Auge*

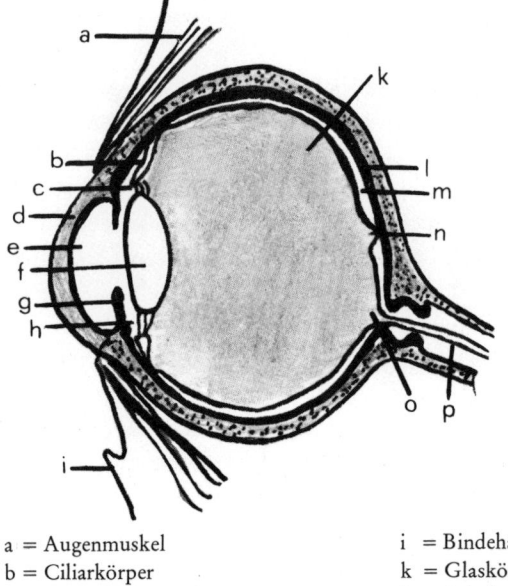

a = Augenmuskel   i = Bindehaut
b = Ciliarkörper   k = Glaskörper
c = Aufhängefasern der Linse   l = Aderhaut
d = Hornhaut   m = Netzhaut
e = vordere Augenkammer   n = Gelber Fleck
f = Linse   o = Blinder Fleck
g = Iris   p = Sehnerv
h = hintere Augenkammer

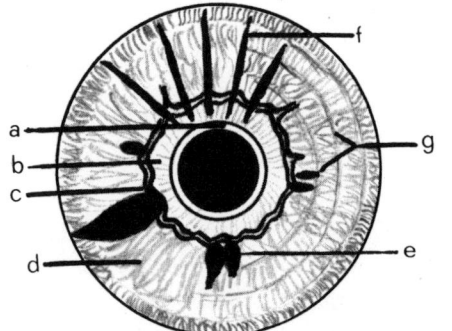

a = Pupillarsaum   e = Lakunen/Krypten
b = Innenring   f = Falten
c = Iriskrause   g = Kontraktionsringe
d = Außenring

Abb. 1 und 2: Auge

Unser Auge

Um die eigentliche Pupille ist ein schmaler Pupillarsaum zu erkennen, der auch „Neurasthenikerring" genannt wird. Dieser gibt ein deutliches Spiegelbild vom Spannungszustand und Kräftemaß des zentralen Nervensystems. Die Pigmentsaumbreite beträgt bei Erwachsenen rund 0,06 Millimeter, bei Kindern etwa 0,05 Millimeter. Bei Zuckerkranken beispielsweise erkennt man eine schwammartige Aufquellung des Neurasthenikerringes. Im Greisenalter kann man einen Zerfall des Pupillarsaumes beobachten.

Die Iriskrause trennt den Innen- vom Außenring. Der Diagnostiker kann hieraus wichtige Rückschlüsse über Herzleiden und Kreislaufstörungen, Magen-, Darm-, Leber- und Gallenleiden ziehen. Die Kontraktionsringe sind beim mechanischen Entstehen des Pupillenspiels gebildet.

Aussparungen in der vorderen Grenzschicht, die als offene rhombische Zeichen erscheinen, werden Lakunen oder Krypten genannt. Sie fehlen den Neugeborenen. Als Schwächezeichen zeigen sie eine Anfälligkeit oder Erkrankung des dem Organfeld entsprechenden Organs an. Klagt zum Beispiel ein Patient über ständige Kopfschmerzen und zeigt sich im Hirnfeld eine Lakune, besteht die akute Gefahr eines Schlaganfalles.

4. Augenfarben und verschiedene Irisfarbwerte

Fast alle Neugeborenen kommen, wie wir bereits erwähnten, mit blauen Augen auf die Welt, da hier noch der Farbstoff fehlt. Aufgrund wissenschaftlich gesicherter Untersuchungsergebnisse steht fest, daß die braune Augenfarbe sich gegenüber der blauen in der Vererbungslehre durchsetzt. Hat ein Kind also einen blauäugigen Vater und eine braunäugige Mutter, so wird es auch in den meisten Fällen braunäugig werden.

Erst nach der Geburt beginnt sich das Auge des Kindes allmählich zu färben, wobei man beobachten kann, daß Mädchen anfangs etwas schneller nachdunkeln, aber von den Knaben später dann wieder eingeholt werden. Nach der Pubertät vollzieht sich der gleiche Vorgang noch einmal, allerdings in geringerem Ausmaß. Während die Augenfarbe dann vom zwanzigsten bis fünfzigsten Lebensjahr ziemlich konstant bleibt, erfährt sie im Greisenalter wieder eine Aufhellung. Dieses Phänomen hat seine Ursache darin, daß einmal ein Pigmentschwund vorliegen kann, zum anderen ist es aber auch die Folge einer Verdichtung der Irisstruktur durch verstärkte Anlagerung von Bindegewebe.

Untersuchungen an der Münchner Klinik durch Dr. med. G. Ziegelmayer ergaben, daß im Erwachsenenalter vor allem der Prozentsatz der Mischfarben zunimmt, also die Irisfarbe, die auf blauem, grauem, grünlichem oder grünlich-braunem Untergrund gelbliches oder bräunliches Pigment aufweist, was dann meist in der vorderen Grenzschicht gelagert ist und als krankhafte Fremdfärbung angesehen wird.

Das ursprüngliche Bild der Iris ist in Struktur und Farbe gleichmäßig. Jede Unregelmäßigkeit beruht entweder auf ererbter oder erworbener Disharmonie des Organismus. Eine vernünftige, überwiegend vegetarische Ernährung wird immer eine Klärung der Iris und gleichzeitige Entschlackung des Blutes zur Folge haben. Bei Vegetariern und Rohköstlern findet man fast immer helle, klare Augen.

Die richtige Ernährung spielt überhaupt eine wesentliche Rolle für den Gesundheitszustand unseres Körpers – und dieser spiegelt sich in unserem Auge wider. So werden beispielsweise ernährungsgestörte Kinder in wesentlich geringerem Maße blaue Augen aufweisen als gesunde Kinder. Die Augenfarbe der ernährungsgestörten Kinder ist meist grau oder graubraun und entspricht mehr den bereits beschriebenen Mischfarben. Dennoch sind Pigmentflecke bei Kindern seltener als bei Erwachsenen.

Augenfarben und verschiedene Irisfarbwerte 21

Der berühmte Mediziner Professor Rudolf Virchow (1821–1902) stellte im Jahre 1875 fest, daß von den Kindern des Landes Niedersachsen im Durchschnitt 36,1 Prozent blaue Augen hatten. Eine Feststellung aus einem Untersuchungsergebnis unter gleichen Bedingungen aus dem Jahre 1946 ergab nur noch einen Durchschnittswert von 29,9 Prozent, also insgesamt einen Rückgang von 6,2 Prozent der blauäugigen Kinder. Aus diesen Zahlen läßt sich der Schluß ziehen, daß die stärkere Pigmentation der Augen ständig zunimmt. Dafür dürften wahrscheinlich vorwiegend die schädlichen Faktoren unserer Industriestädte und eine falsche Ernährung ausschlaggebend sein.

Die iridologische Konstitutionslehre stellt auch Funktionstypen auf, die neben einem bestimmten Körperbau hauptsächlich durch Gesichtsbildung, Schädelform und Irisfarbe gekennzeichnet sind. Daneben hat Deck eine umfangreiche Definition der verschiedenen Iriskonstitutionen gegeben, auf die wir aber an dieser Stelle nicht näher eingehen möchten.

Die Hauptgruppen der Konstitutionslehre sind:

1. Der Ruhe- oder Ernährungstyp mit einem Rundschädel und blauen oder braunen Augen.

2. Der Tat- und Bewegungstyp hat einen Langschädel und braune bis braunschwarze Augen.

3. Der Denk- und Empfindungstyp hat einen kantigen Schädel und meist graublaue Augen.

4. Bei dem harmonischen Typ ist die Schädelform gut proportioniert, und die Augen können blau, grau oder braun sein.

5. Der disharmonische Typ hat einen niederen, breiten Schädel und blaue, graue, braune oder grünliche Augen.

Diese großen Gruppen werden nun weiter in Konstitutionen eingeteilt. So hat zum Beispiel der rein lymphatische Typ eine zartblaue bis graue Grundtönung der Iris, der rein hämatogene Typ (griech. ,,haima" = Blut) eine satte Brauntönung, während man bei den Mischtypen verschiedene Pigmentierungen feststellen kann. Jede Konstitution besitzt nun eine gewisse Anfälligkeit für Krankheiten. So ist der rein lymphatische Typ besonders anfällig für katarrhalische Krankheiten der Schleimhäute, der rein hämatogene Typ ist bedroht von Erkrankungen des Drüsensystems, des Blutes und anfällig für Nierenstein. Demgegenüber muß der Behandler bei den Mischtypen besonders auf Leber- und Gallekrankheiten achten.

Für den Diagnostiker ist es außerordentlich wichtig, die Farbwertver-

änderungen in der Iris genau zu beobachten. Der Mensch besteht zu 65 Prozent aus Wasser. In dieser Flüssigkeit befinden sich 19 bis 21 Grundelemente, bzw. 96 chemische Elemente. Wenn sich die harmonische Zusammensetzung dieser Elemente zum Beispiel durch einen unvernünftigen Lebenswandel verändern, verursacht diese Änderung Unbehagen und führt schließlich zum Ausbruch einer Krankheit. Diese Veränderungen des Körpers spiegeln sich vor allem in den farbigen Verschiebungen der Iris wider, auf der dann verschiedene Farbreflexe und Farbpunkte auftreten können. So kann ein verstärkter Anteil von Harnsäure einen grauen Punkt auf der Iris hervorrufen, der im Verlauf von Jahren – wenn der Patient sich nicht in Behandlung begibt – sich zu einem Strich, dann allmählich zu einer grauen Fläche auswächst, bis dann schließlich ein dunkles Schwarz eine völlige Sperre durch Stoffwechselrückstände anzeigt. Die nachfolgende schematische Tafel, der wir nichts hinzuzufügen haben, ist dem bereits zitierten Buch von Emmy Schumann entnommen.

Augenfarben und verschiedene Irisfarbwerte 23

SCHEMATISCHE TAFEL
DER HÄUFIG VORKOMMENDEN FARBWERTVERSCHIEBUNGEN
IN DER IRIS

Farbe	*Deutung*	*Häufigste Lage*
weißlich	Mineralstoffmangel oder Entzündungsbereitschaft	Gehirnpartie, Kiefer-, Magen-, Darm-, Knochengebiet, besonders Rückgrat
hellgelb	Chinin (bei kleinen Dosen)	Ohr
rostrot, auch grünlichgelb	Chinin (bei großen Dosen)	Gehirnpartie
schwefelgelb	Schwefelpräparate	besonders Hautgebiet und Schleimhäute
goldgelb-rostrot	chemische Bestandteile von Abführmitteln	Darmsektor, besonders Querdarm
hellbraun (wie abgetupft), Grundfarbe schimmert durch	bei regelmäßigem Genuß von Bohnenkaffee, Tee und Kakao	besonders in der Gallen-Leberganggegend, auch Herzgegend
grüngelb	Neigung zu Gallenstörungen	Gallengegend, aber auch Magen-Darmsektor
rostbraunrot, auch rotgelblich	Mutterkorn, Jod-Gaben oder Verreibungen	Schilddrüsengegend, auch Hautsektor
dunkelgelb-rotbraun (wie aufgetupft), Grundfarbe schimmert hindurch	Kochsalzschädigung durch Mißbrauch von Kochsalz („eingesalzene Zellgebiete")	besonders Magen- und Darmgebiet
rot	Blutfarbstoff	Lunge, Sympathikus
rot (wie abgetupft) Grundfarbe schimmert hindurch	Kleine Blutgefäßsprengungen durch Trauma-Bluterguß	kann in jedem der Organfelder beobachtet werden
rotviolett	veralteter (nicht behandelter) Bluterguß	kann in jedem der Organfelder beobachtet werden
blauviolett	Alkoholvergiftung	Sympathikus
rötlichblau	ererbte Alkoholvergiftung	über die gesamte Iris verteilt

Augenfarben und verschiedene Irirsfarbwerte

Farbe	Deutung	Häufigste Lage
stahlblau	Frosteinwirkung	Hände, Füße, Nase
hell- bis mittelgrau	Stoffwechselrückstände, Harnsäureeinlagerungen	im Muskelgewebe und in den Gelenken
dunkelgrau-blaugrau	Stoffwechselrückstände sind kristallisiert; Grieß- und Steinbildung	in Gallenblase, Niere und Blase
metallischgrau in grauem oder blauem Auge	Quecksilber	Gehirnpartie
bläulichgrau in braunem Auge	Quecksilber	Gehirnpartie oder . Hautrand
schmutziggrau	Salizyleinwirkung	besonders Kopfpartie
grüngelb, olivbraun bis dunkelbraun	Tabak-Einwirkungen, Zigaretten, Zigarren, Pfeife	Kehlkopf, Magen, Bronchien und Lunge
schmutzig-gelbbraune Aufhellungen, die über aufgeflocktem Grundton liegen	Melanin (Melanon, Melanophoren, Melano-sarkome), Tbc-Zeichen	Lungenspitze
schiefergrau	Bleivergiftung	Hirn- und Hautsektor
schwarzrot	chronische Magen-entzündung, chemische Gifte vom Obstbaumspritzen	Magensektor
schmutziggrau-braun-schwarz, scharfkantig	Krätzegift	im Sinne von Felke
schwarzbraun, aufgelockert wie Schnupftabak	Krebsverdacht	Brust, Magen, Leber, Darm, Bauchspeicheldrüse
schwarzblau	Substanzverlust	Kaverne im Lungensektor

5. Pupillenverformungen

Normalerweise ist die Pupille völlig rund. Reagiert das Auge nicht auf Lichtreize und verengt bzw. erweitert sich die Pupille nicht, so spricht man von einer Pupillenstarre. Beim gesunden Menschen reagieren beide Pupillen gemeinsam, auch wenn nur eine durch Licht gereizt wird. Die Pupillenweite des rechten Auges wird mit der des linken Auges verglichen, wobei festgestellt werden muß, ob sich eine Seitendifferenz ergibt. Die anormale Verengung der Pupille bezeichnet man als Miosis, die anormale Erweiterung als Mydriasis. Die sogenannte Anisokorie besteht dann, wenn man bei gleicher Lichteinstrahlung eine eng verkleinerte Pupille vorfindet, die im Seitenvergleich auch bei größter Lichteinstrahlung kleiner bleibt. Liegt eine Anisokorie vor, dann besteht der Verdacht auf einen syphilitischen Prozeß im Nervensystem.

Morphinisten haben beispielsweise enge Pupillen, während ein Mensch im Schockzustand außergewöhnlich weite Pupillen hat. Die Reaktionsfähigkeit des Auges im Zusammenhang mit anderen Erscheinungen, unter anderen der Lidlähmung oder des seltenen Lidschlages, spielt für die Diagnose des Behandlers eine wesentliche Rolle.

Die extreme Wechselfähigkeit von anormaler Verengung und anormaler Erweiterung der Pupille wird als Hippus bezeichnet und kann einen Hinweis geben auf Geschlechtskrankheiten, Geisteskrankheiten, aber auch auf nervöse Erschöpfung. Wenn sich schon eine deutliche Pupillenverengung einstellt, obwohl das Auge nicht durch einen Lichtreflex gereizt wird und sich die Reaktion lediglich bei dem intensiven Gedanken an Licht einstellt, sprechen wir von einem Haabschen Rindenreflex. In allen Fällen liegen krankhafte Störungen vor.

Wie ich schon eingangs gesagt habe, muß die Pupille vollkommen rund sein und sich auf einen Lichtreiz sofort verengen. Bemerkt der Diagnostiker dabei eine Abflachung der Pupille, so beschreibt er Lage und Größenordnung der Verflachung mit Hilfe der beigegebenen durchsichtigen Lokalisationsfolie, auf die wir noch im folgenden Kapitel näher eingehen wollen.

Die Lokalisationsfolie ist auf ihrem äußeren Kreisring im Uhrzeigersinn nach Stunden und Minuten eingeteilt, so daß sich jeder gesuchte, beziehungsweise eingezeichnete Punkt genau bestimmen und benennen läßt. So kann zum Beispiel eine obere, der Schläfe zugerichtete Abfla-

26   *Pupillenverformungen*

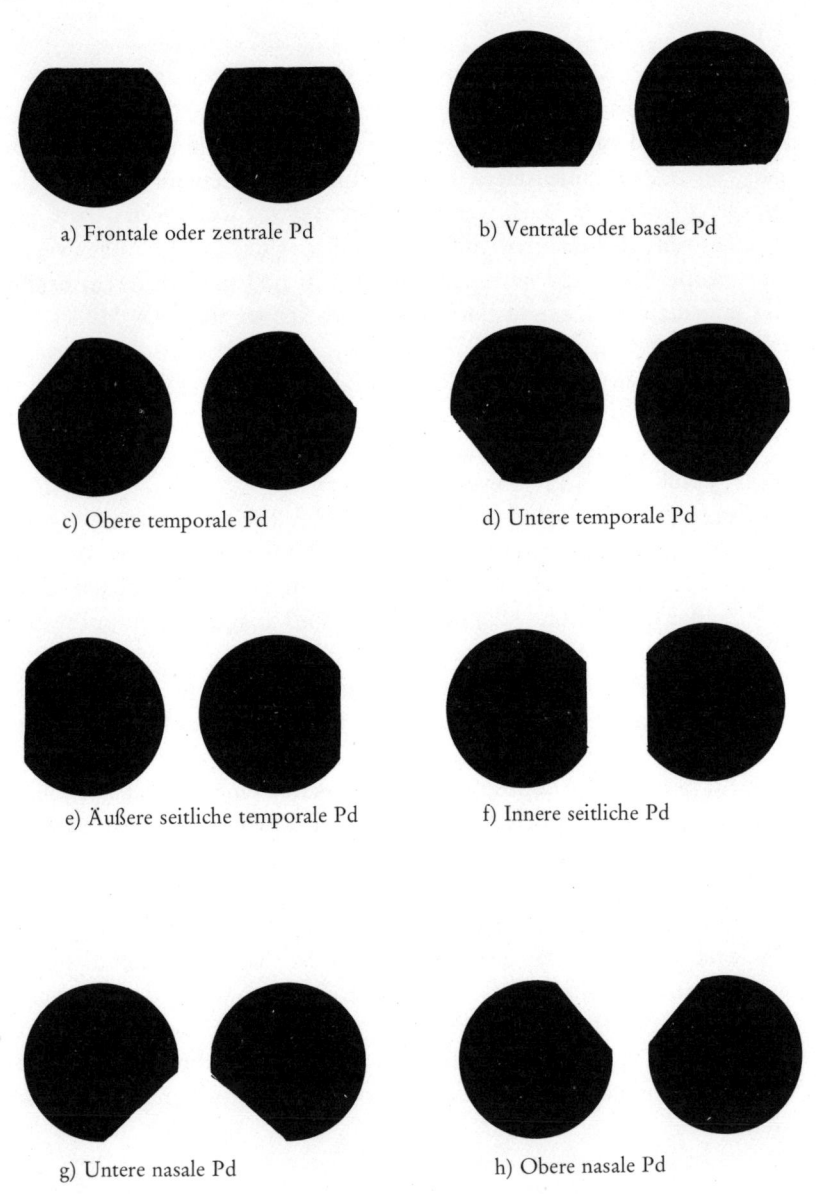

a) Frontale oder zentrale Pd

b) Ventrale oder basale Pd

c) Obere temporale Pd

d) Untere temporale Pd

e) Äußere seitliche temporale Pd

f) Innere seitliche Pd

g) Untere nasale Pd

h) Obere nasale Pd

Abb. 3: Pupillendeformationen (Pd)

Pupillenverformungen 27

chung in dem Bereich 10 h 20′ bis 11 h 10′ am rechten Auge auftreten (der Buchstabe „h" steht für Stunde und das Zeichen „ ′ " für Minute).

Die nebenstehende Abbildung zeigt die verschiedenen Möglichkeiten der auftretenden Abflachungen:

3a zeigt die Abflachung zur Stirn gerichtet. Diese Erscheinung bezeichnet man als zentrale oder frontale Pupillendeformation, kurz Pd genannt. Die zentrale oder frontale Pd befindet sich in dem Frontalsegment 11 bis 1 h. Diese Abflachung gibt Hinweise auf die Gemütsbeschaffenheit des Patienten, bei dem sie auftritt. Nicht selten leiden diese Menschen unter unerklärlichen Angstzuständen und Depressionen; sie kapseln sich ab und leben oft in großer Einsamkeit. In solchen Fällen besteht oft der Verdacht, daß sich der Mensch mit Selbstmordgedanken quält. Wie Josef Deck ermittelte, spricht eine Abflachung der rechten Iris (immer vom Träger aus gesehen, nicht vom Betrachter; die rechte Iris steht also in allen unseren Zeichnungen auf der linken Seite, die linke Iris auf der rechten) für eine unblutige Todesart durch Einnahme von Tabletten, Gasvergiftung, Ertränken oder Erhängen. Dagegen spricht die Abflachung der linken Iris für eine blutige Todesart durch Erstechen, Erschießen oder den Sprung in den Abgrund.

3b zeigt die Abflachung zum Bauch gerichtet, also nach unten hin. Sie wird ventrale oder basale Abflachung genannt und liegt im Ventralsegment 5 bis 7 h. Wenn eine solche Pd auftritt, dann kann eine Beziehung zu den unteren Gliedmaßen und zu den im kleinen Becken liegenden Organen hergestellt werden. In manchen Fällen sind die Beine in ihren Bewegungen gestört, aber auch äußerliche Veränderungen, wie zum Beispiel Plattfuß, sind angezeigt. Durch die Störung des normalen Bewegungsablaufes kann es zu schmerzhaften Veränderungen der unteren Wirbelsäule kommen. Ein Chiropraktiker kann in solchen Fällen hilfreich wirken. Solche Beschwerden kündigen sich schon sehr frühzeitig in der Irisdiagnostik an – häufig schon zu einem Zeitpunkt, da der Patient überhaupt noch keine Schmerzen hat. Später aber wird er sich dann an die Warnungen seines Behandlers erinnern.

3c zeigt die Abflachung zur Schläfe hin. Diese Pd wird obere temporale Abflachung genannt und liegt im Ventralsegment 9,5 bis 11,5 h rechts, bzw. 12,5 bis 2,5 h links. Diese Pd tritt meist einseitig auf.

Die dabei auftretenden Symptome sind vielfältig: Störungen des Gehörs, Tumorbildung im Brückenwinkel, Kleinhirn- und Akustikbereich. Die Unfähigkeit, akustische Phänomene richtig wahrzunehmen, bezeichnen wir als „seelische Taubheit", die sich in Zerstreutheit und Geistesabwesenheit äußert. Wenn man einem solchen Menschen begegnet, hat man das Gefühl, daß er das, was man ihm mitzuteilen versucht, überhaupt nicht richtig erfassen kann. Bei manchen Fällen wurde aber auch ermittelt, daß eine sexuelle Perversität vorlag, was die betreffenden Patienten natürlich nicht immer zugaben. Bei der temporalen Abflachung besteht auch die verstärkte Gefahr eines möglichen Schlaganfalls.

3d zeigt die untere temporale Pd, deren Abflachung im Segment 6,5 bis 8,5 h rechts, bzw. 3,5 bis 5,5 h links liegt. Wenn eine solche Pd festgestellt wird, dann kann eine Beziehung zu den oberen Gliedmaßen hergestellt werden. Die Arme können in ihren Bewegungen gehemmt sein. Besonders bei einseitiger Pd kann es zu schmerzhaften Deformationen der oberen Wirbelsäule kommen, die eine chiropraktische Behandlung erfordern. In jedem Falle müssen Iriszeichen in dieser Gegend beobachtet werden.

3e zeigt die äußere seitliche temporale Pd mit Abflachung im Segment 8 bis 10 h rechts, bzw. 2 bis 4 h links. Wenn diese Pd auftreten, liegen nervöse Atemhemmungen oder spinale Schwächezustände vor; auch besteht dringender Verdacht für Herz- und Kreislaufkollapse.

3f zeigt die innere seitliche Pd, auch nasale Pd genannt. Die Abflachung befindet sich im Nasalsegment 2 bis 4 h rechts und 8 bis 10 h links. Diese Pd läßt ebenfalls auf Atemhemmungen, Herz- und Kreislaufkollapse schließen, aber auch auf nervöse Zustände.

3g zeigt die untere nasale Pd im Nasalsegment 4,5 bis 6,5 h rechts und 5,5 bis 7,5 h links. Diese Abflachung spricht für einen Verdacht auf krankhafte Veränderungen in der Lendengegend, im Kreuzbein oder in der Sexualgegend. Hier ist eine sexuelle Schwäche durch nervöse Erschöpfung, die bis zur Impotenz gehen kann, angezeigt. Tritt die Abflachung links auf, liegt meist ein Schwächezustand der Blase und der Genitalgegend vor, während die rechtsseitige Abflachung auf Überreizungszustände infolge Onanie oder Perversionen hinweist. Auf weitere Defektzeichen, unter anderen der Prostata, in der Iris muß geachtet werden.

Pupillenverformungen 29

3h zeigt die obere nasale Abflachung im Nasalsegment 12 bis 2 h rechts und 10 bis 12 h links. Diese Pd weisen auf krankhafte Veränderungen und störende Auswirkungen der Halswirbelsäule hin. Im Halswirbelbereich können Herde für die Bildung von Tumoren und Drüsengeschwülsten liegen; aber auch entzündliche Erkrankungen des oberen Halsmarks und Schädigungen des Hirnstammes sind angezeigt. Gelegentlich können Sehstörungen auftreten. Neben diesen geschilderten Pupillendeformationen kann man auch typische Pupillenentformungen beobachten (vgl. Abbildungstafel 4). Sie sind Zeichen von Kräften, welche die Bewegung des Pupillenspiels beeinflussen und die zur Abweichung der normalen kreisrunden Form führen. Bei der Diagnose unterscheidet man ovale und ellipsenförmige Pupillenentformungen. Die Lage kann genau bestimmt werden, wenn man eine Längs- und Querachse annimmt, die sich im Zentrum der Pupille schneiden – wie es in unserer Abbildung dargestellt ist. Die Bewegungshemmung ist meist die Folge von erhöhten Druckzuständen im Kopf (Gehirn).

Die Abbildung auf Seite 31 zeigt die verschiedenen Möglichkeiten der auftretenden Pupillenentformungen:

4a zeigt die stehenden ellipsenförmigen Pupillen, wobei meist die Gefahr eines drohenden Schlaganfalles angezeigt ist. Wenn bei dem Patienten früher keine Blutdruckerhöhung festgestellt worden ist, kann es zu einer vollständigen Lähmung kommen, wenn nicht gar der Tod eintritt. Meist sind zusätzliche Organzeichen in der Iris zu finden.

4b zeigt die liegenden ellipsenförmigen Pupillen, die auf Störungen im Bewegungsablauf der Beine hinweisen. Wenn diese Art der Entformung einseitig diagnostiziert wird, kann dieses Krankheitsbild von seelischen Störungen (Psychosen) begleitet werden.

4c zeigt die beiderseits nach rechts geneigten ellipsenförmigen Pupillen, die Hinweise auf eine Lähmung der rechten Seite geben. Die Achsenrichtung 5 auf 11 h deutet auf Gleichgewichtsstörungen, hervorgerufen durch Reizzustände im Kleinhirn-Labyrinth. Dieses Krankheitsbild zeigt aber auch die Neigung zu Blasensegment und Reizung des Harn- und Genitalbereichs.

4d zeigt die beiderseits nach links geneigten ellipsenförmigen Pupillen in der Achsenrichtung 7 auf 1 h. Dieses Bild spricht für Reizzu-

stände sexueller Art, weist aber auch auf die Gefahr einer Gehirnblutung mit linksseitiger Lähmung hin.

4e zeigt die nach oben ausgestellten ellipsenförmigen Pupillen, deren verlängerte Längsachsen sich unten schneiden. Bei diesem Krankheitsbild besteht die Gefahr einer tödlichen Gehirnblutung.

4f zeigt die nach innen gerichteten ellipsenförmigen Pupillen, deren verlängerte Längsachsen sich oben schneiden. Sie weisen auf eine Schwäche der unteren Gliedmaßen hin, wobei eine Lähmung eintreten kann.

Bei allen Pupillendeformationen und -entformungen muß eine sofortige gezielte Behandlung einsetzen.

Pupillenverformungen 31

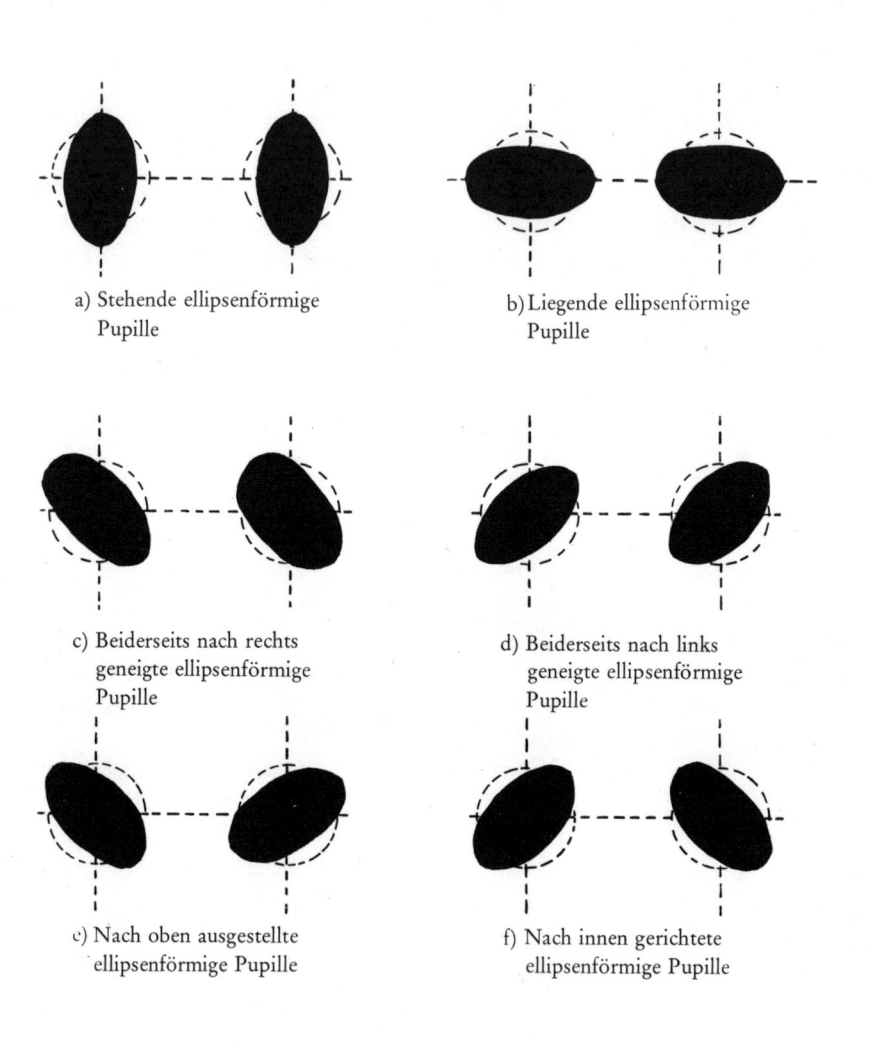

a) Stehende ellipsenförmige
   Pupille

b) Liegende ellipsenförmige
   Pupille

c) Beiderseits nach rechts
   geneigte ellipsenförmige
   Pupille

d) Beiderseits nach links
   geneigte ellipsenförmige
   Pupille

e) Nach oben ausgestellte
   ellipsenförmige Pupille

f) Nach innen gerichtete
   ellipsenförmige Pupille

Abb. 4: Pupillenentformungen

6. Der Iris-Diagnoseschlüssel

Die Schwierigkeit der Augendiagnose liegt in der Tatsache begründet, daß der gesamte Körper mit allen seinen Organen auf die (nur ungefähr einen Zentimeter im Durchmesser ausmachende) kleine Iris projiziert wird. Die entsprechenden Iriszeichen sind demnach nur in Millimetern auszudrücken, auf der Iris zu lokalisieren und dann sehr genau auf den vorgedruckten Diagnoseschlüssel (siehe Seiten 34, 35) zu übertragen. Auf diesem Schlüssel können wir die einzelnen Felder (Segmente) ablesen, die den zugehörigen Körperteilen und Organen zugeordnet sind.

Mit Hilfe der diesem Buch beiliegenden durchsichtigen Lokalisationsfolie läßt sich jeder Punkt auf dem Diagnoseschlüssel und anschließend auf den einzelnen Tafeln in den Kapiteln II und III dieses Buches genau bestimmen und benennen. Am äußeren Rand der Lokalisationsfolie erkennen wir die Gradeinteilung im Uhrzeigersinn in Stunden (h) und Minuten ('). Dadurch ergeben sich 12 Segmente von 1 h bis 12 h, wobei jedes einzelne Feld noch einmal in sechs Felder zu jeweils 10' unterteilt wird. Der Kreis ist also wie ein Kuchen, der entweder in 12 große Stücke oder 72 kleine eingeteilt wird.

Das Irisfeld selbst ist in 5 Eng- und 4 Weitringe eingeteilt. Um die Pupille schließt sich der erste Engring (A), der Pupillarsaum, auch Neurasthenikerring genannt. Über die beiden Weitringe B und D zieht sich das Magen- und Darmfeld im Bereich der Iriskrause etc. bis zum Abschluß der Iris nach außen mit dem Ciliarrand (zwischen Ader- und Regenbogenhaut).

Die einzelnen Ringe umschließen folgende Gebiete:

Engring A: Pupille und die Zentrale des vegetativen Nervensystems.

Weitring B: Magenfeld, wobei beispielsweise der Mageneingang auf der linken Iris in 8 h 50' liegt.

Engring C: Der Magenausgang (Pylorus) ist auf der rechten Iris bei 8 h zu erkennen. Manchmal wird hier auch das Gebiet des Pfortaderkreislaufes sichtbar.

Weitring D: Bei 12 h 50' ist in der rechten Iris die Zirbeldrüse zu erkennen, bei 8 h 10' die Bauchspeicheldrüse. Das Rückenmarkfeld liegt in der linken Iris bei 1 h.

Engring E: Die Luftröhre liegt in der rechten Iris bei 3 h 10', die Schilddrüse in der linken Iris bei 9 h.

Der Iris-Diagnoseschlüssel   33

Weitring F: In der linken Iris finden wir bei 4 h 30′ das Hauptfeld
                der Milz, bei 6 h 45′ das Uterusgebiet. Die rechte Iris
                zeigt bei 11 h das Kleinhirngebiet.
Engring G: Bei 5 h sieht man auf der rechten Iris das Prostatagebiet,
                auf der linken Iris bei 2 h das Backenzahngebiet, das sich
                von Weitring F bis Weitring H erstreckt.
Weitring H: Die Nabelgegend liegt auf der linken Iris bei 7 h 50′.
                Zwischen 10 h 40′ und 1 h 20′ erstreckt sich das Kopf-
                und Hirngebiet von Engring G bis Weitring H.
Engring I: Hier liegen Stirn-, Scheitel- und Hauptbein, Hoden,
                Blasenausgang und After.

An diesen wenigen Beispielen haben wir gelernt, die einzelnen Punkte
auf dem Irisdiagnoseschlüssel mit Hilfe des Lokalisationsschlüssels genau
zu bestimmen und zu benennen.

Im folgenden Kapitel sind nun die typischen Zeichen und Felder für bestimmte Krankheiten einzeln eingezeichnet. Wenn wir den durchsichtigen Lokalisationsschlüssel auflegen, können wir die Lage ablesen und
dann anschließend auf dem Diagnoseschlüssel überprüfen.

34   Der Iris-Diagnoseschlüssel

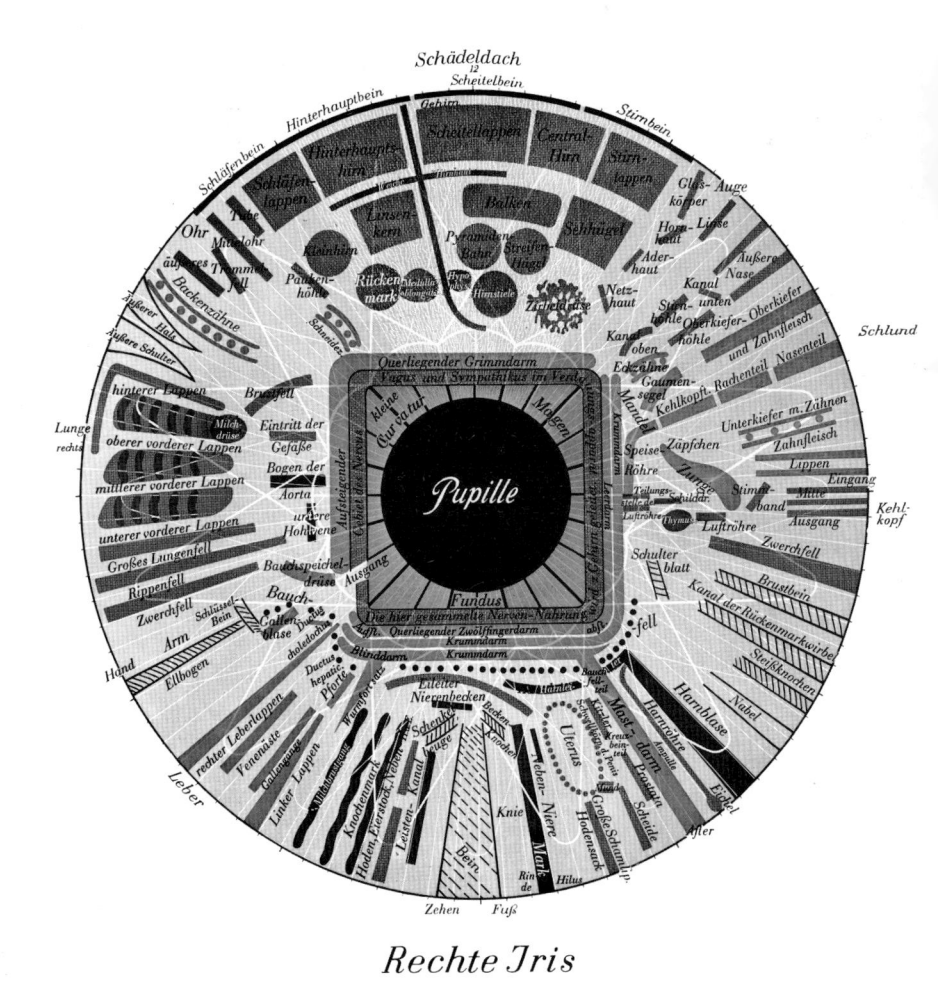

Rechte Iris

Der Iris-Diagnoseschlüssel   35

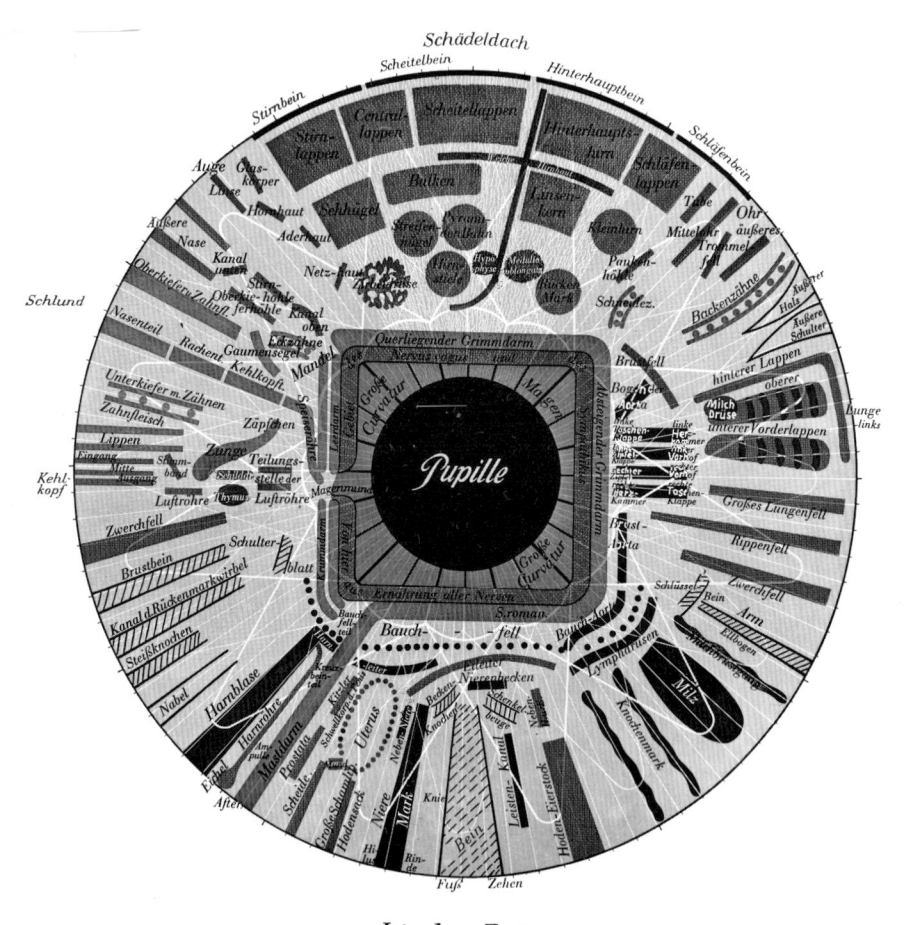

Linke Iris

II. Tafelteil

38   *Magen 1*

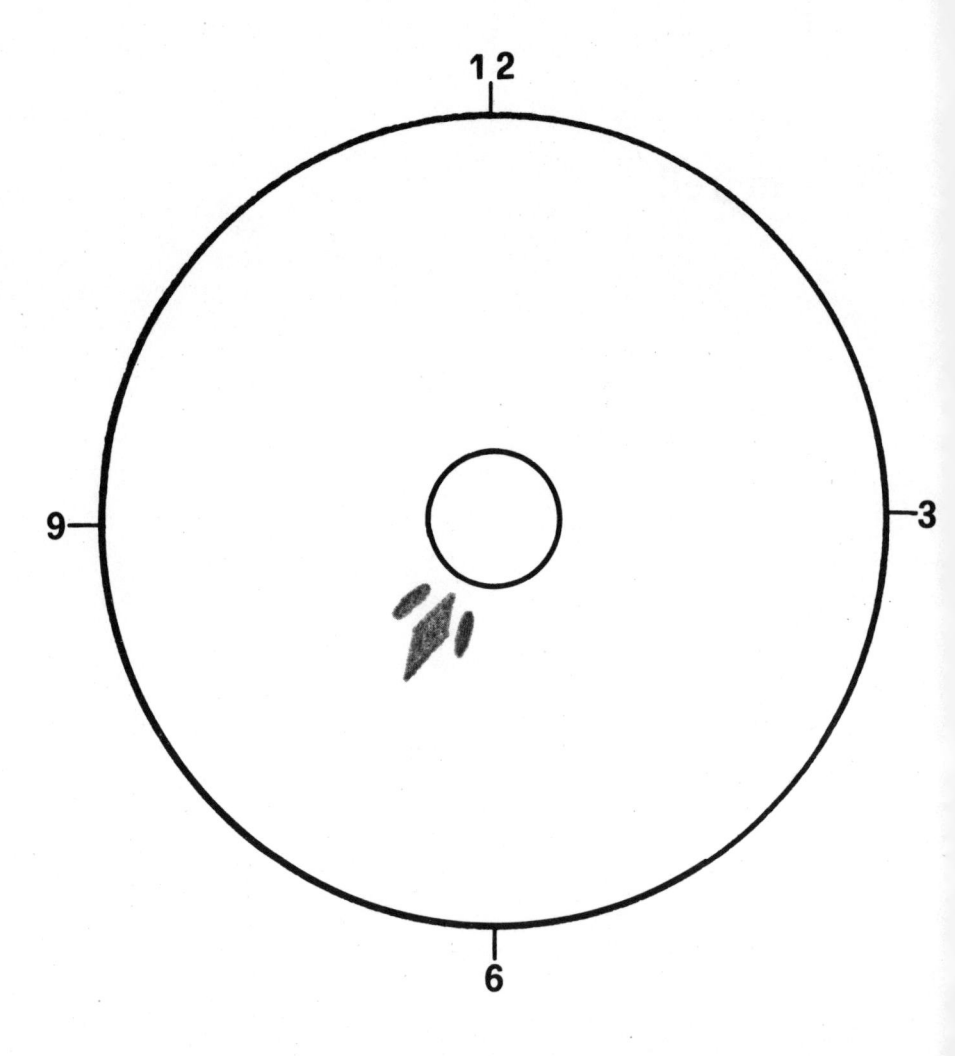

Linke Iris: Magengeschwür im Bereich der großen Curvatur mit Durchbruchgefahr; große rhombische Krypte bei B-D/7 h mit zwei kleineren
ovalen Lakunen bei B/6 h 30' und B/7 h 30'.

Magen 2   39

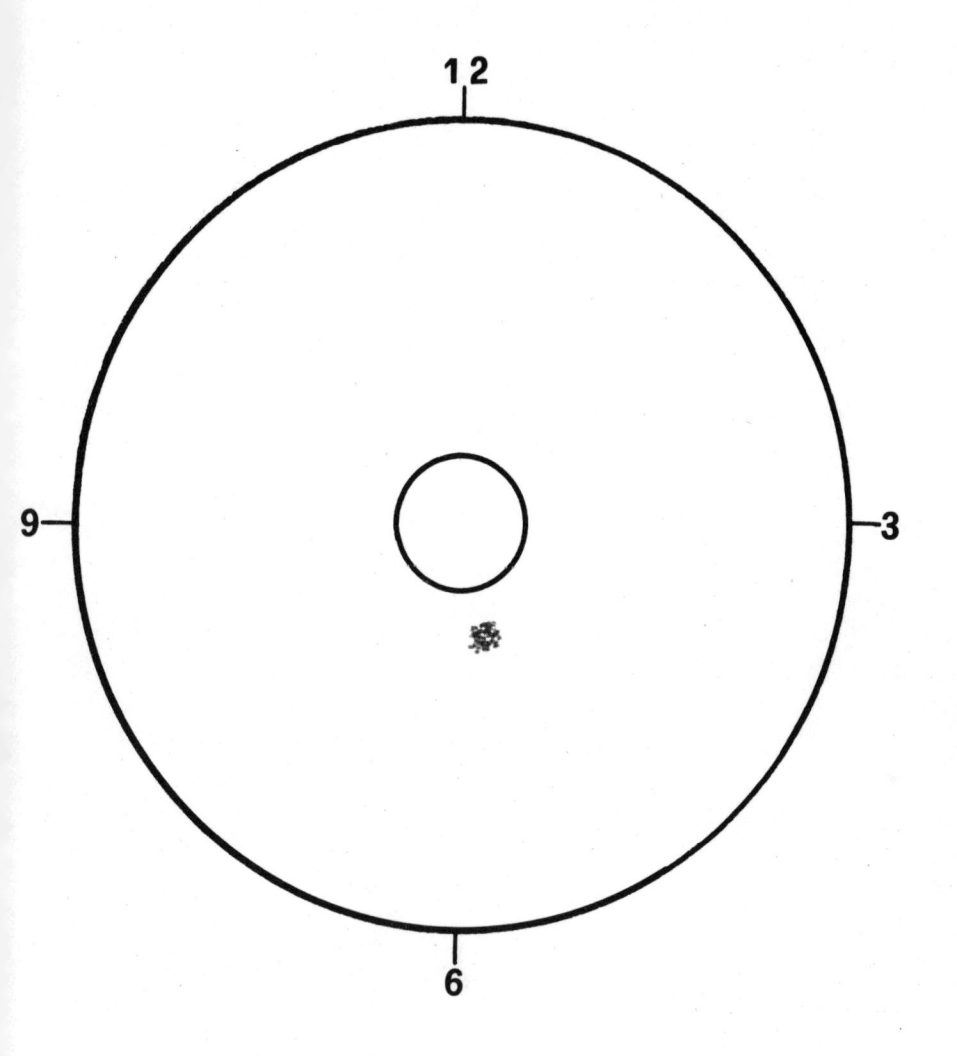

Linke Iris: Magenkrebs, frühes Stadium; schwarze Pigmentbildung z. B.
auf einer braunen Iris bei B/5 h bis 6 h.

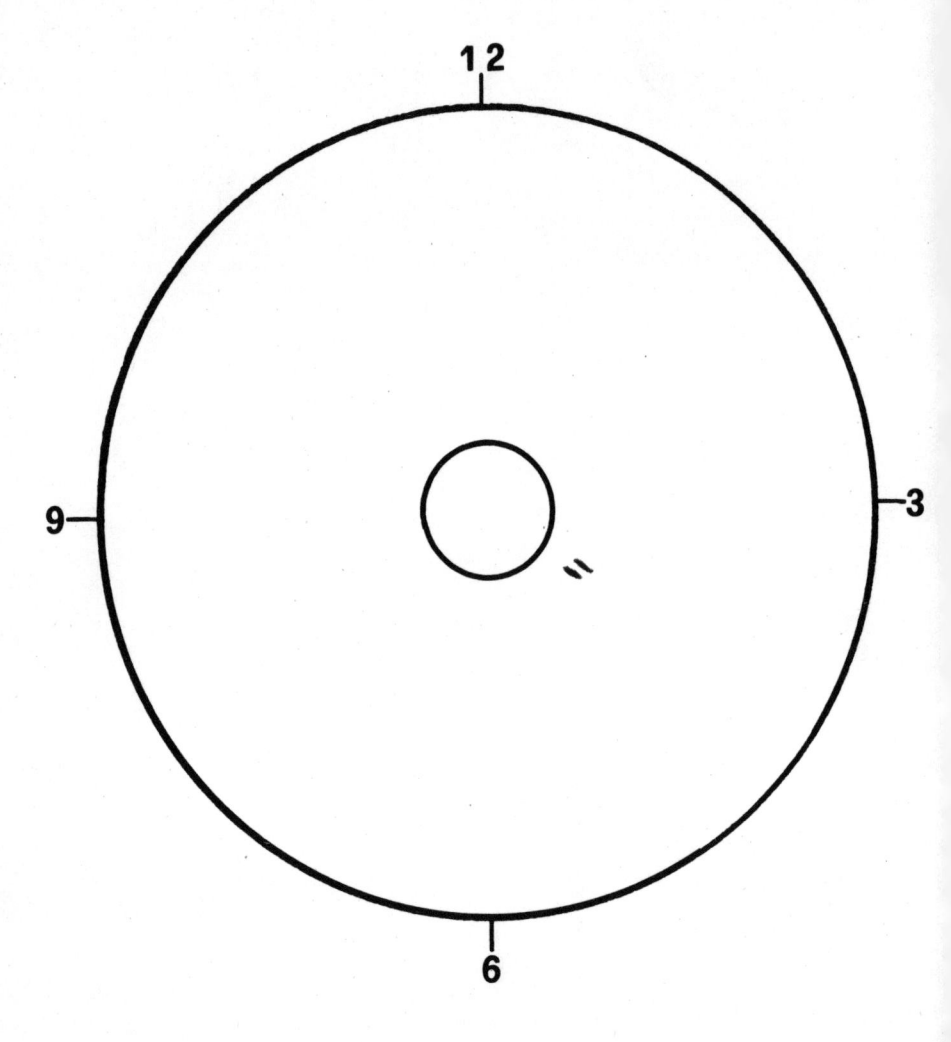

Linke Iris: Magenkrebs, frühes Stadium; zwei kleinere strichförmige Defektzeichen bei B/4 h und 4 h 05'. Röntgenologisch konnte der krankhafte
Befund erst ein Jahr später lokalisiert werden.

Magen 4   41

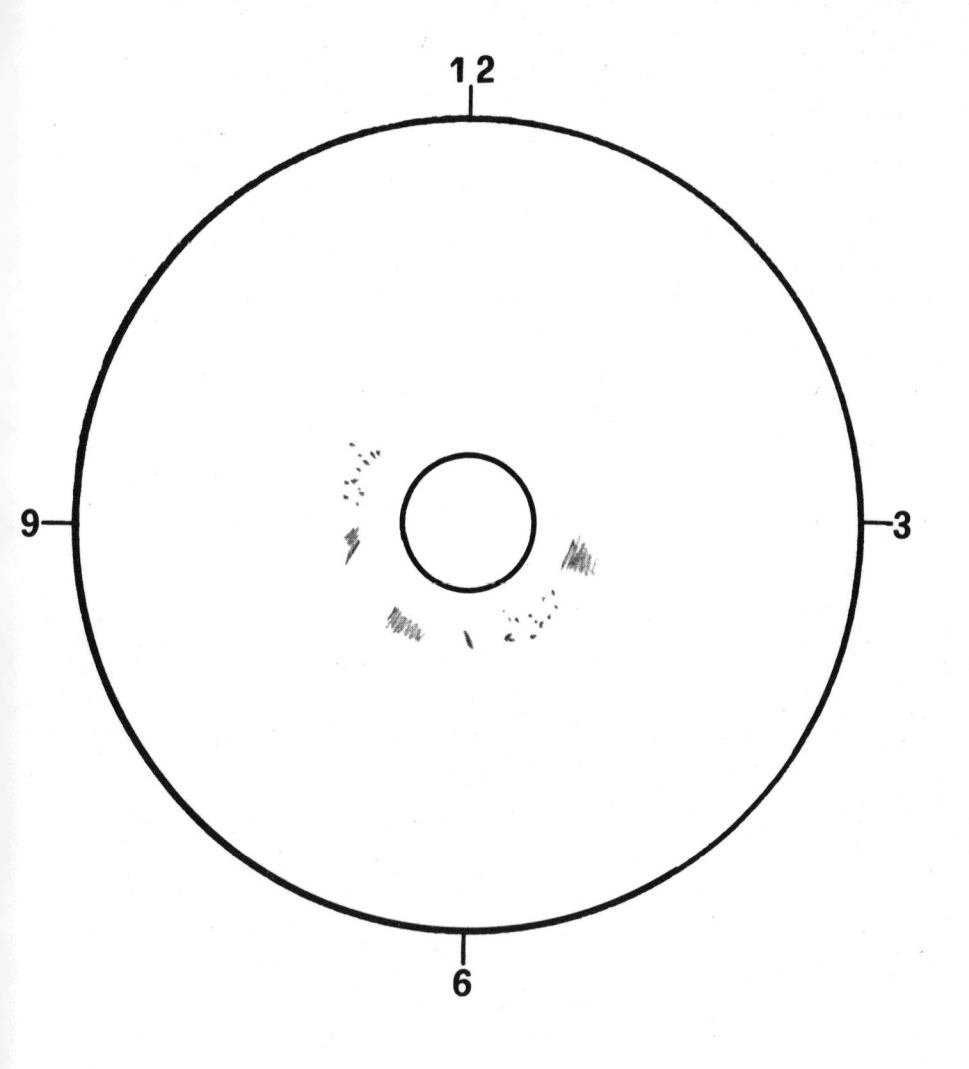

Rechte Iris: Übersäuerung des Magens; Aufhellungen mit kleinen
schwarzen strich- und punktförmigen Defektzeichen im Magenfeld B.

42   *Magen 5*

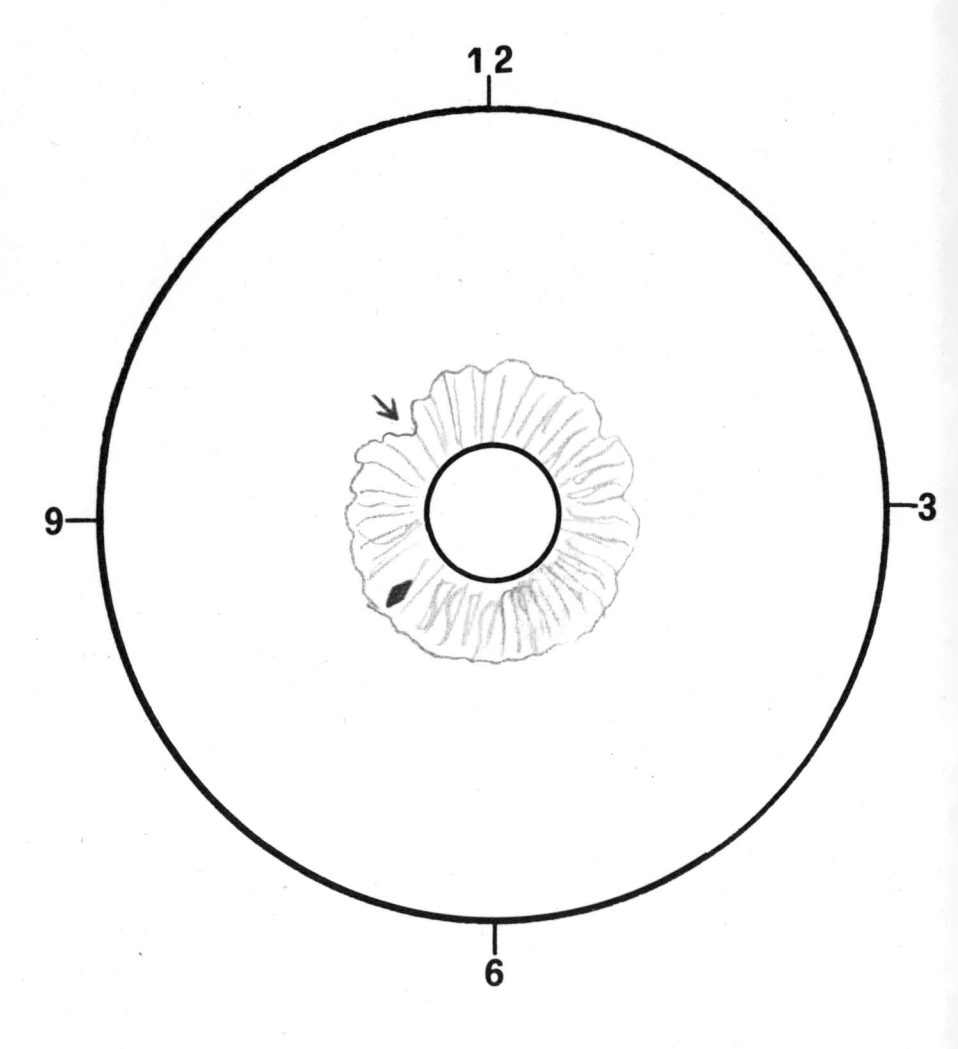

Rechte Iris: Gastritis und Magengeschwür mit Durchbruchgefahr; Erosion (Pfeil) im Bereich der kleinen Curvatur bei B/10 h bis 11 h und rhombisches Kryptenzeichen im Magenfeld bei B/7 h 50'.

Magen 6   43

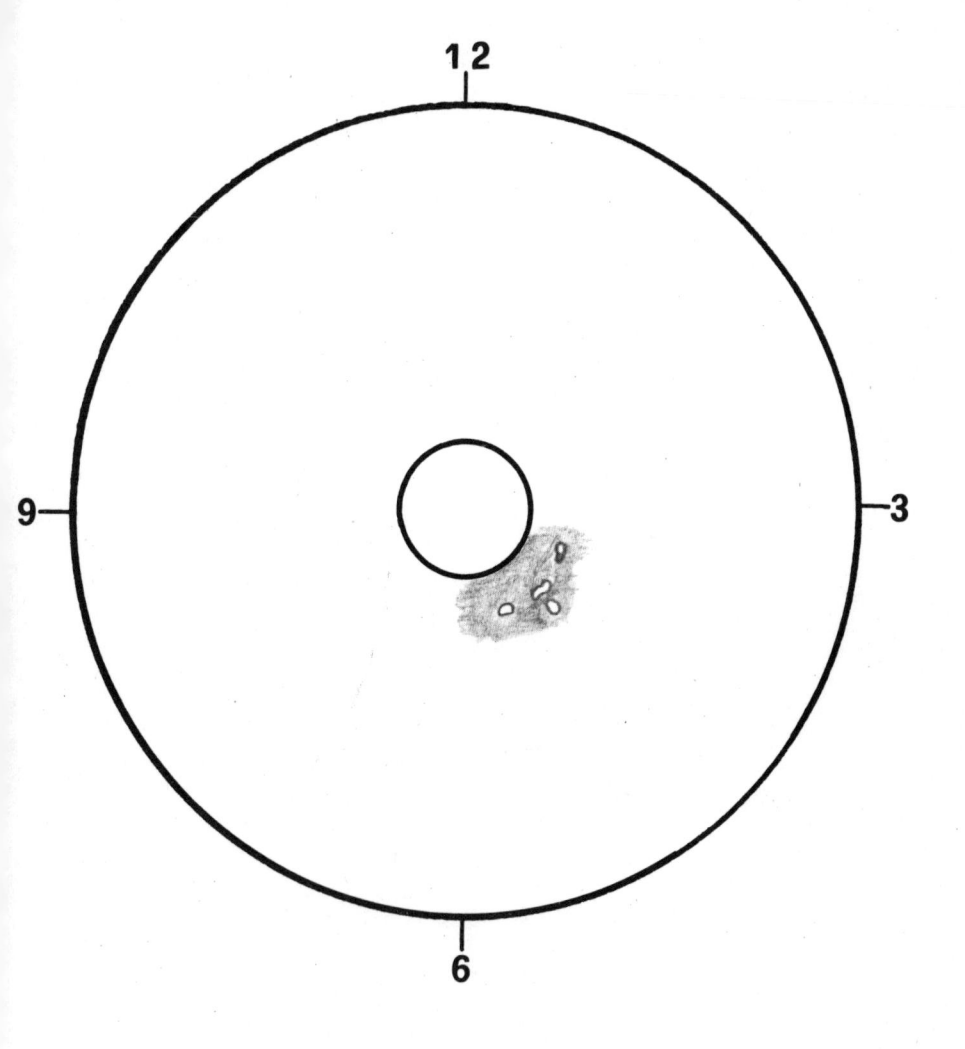

Linke Iris: Verdacht auf Magenkrebs; Hellungen in einem etwas dunklen Magenfeld bei Falschsäurebildung in B/3 h 50' bis 5 h 10'.

44   *Magen 7*

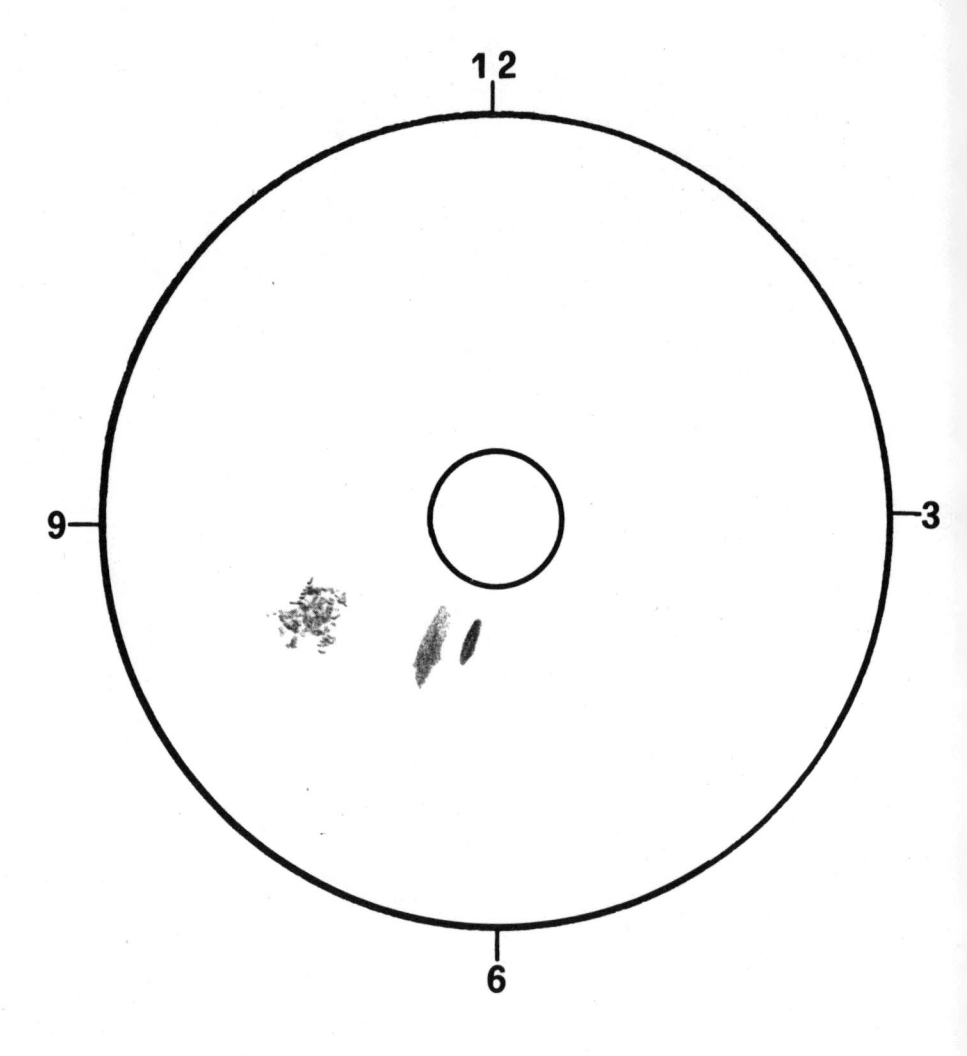

Rechte Iris: Schleichender Magenkrebsprozeß; Lakune bei B/6 h 30', Defektzeichen bei B-D/7 h und starke Pigmentation bei D-E/7 h 50' bis 8 h 30'.

Magen 8   45

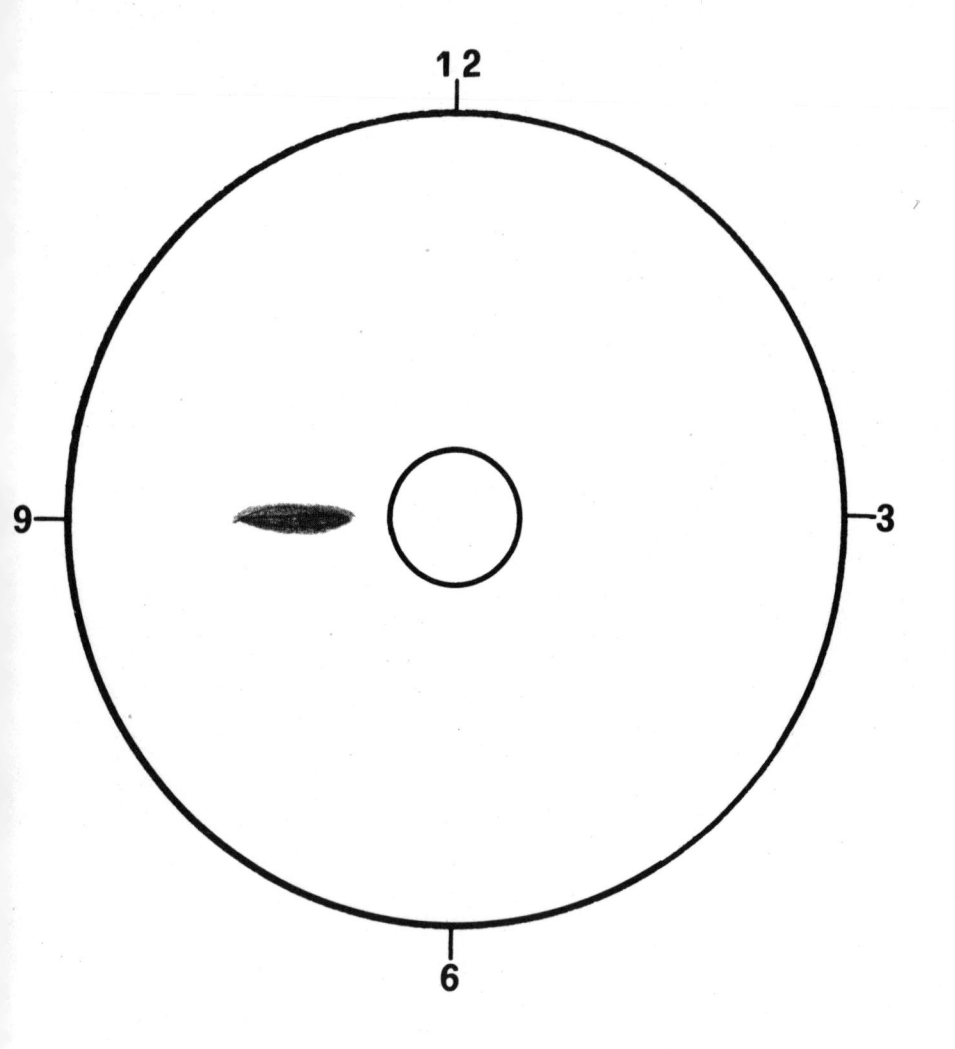

Linke Iris: Krebs- bzw. Geschwürverdacht im Bereich des Magenein-
gangs; große Lakune bei B-D/9 h.

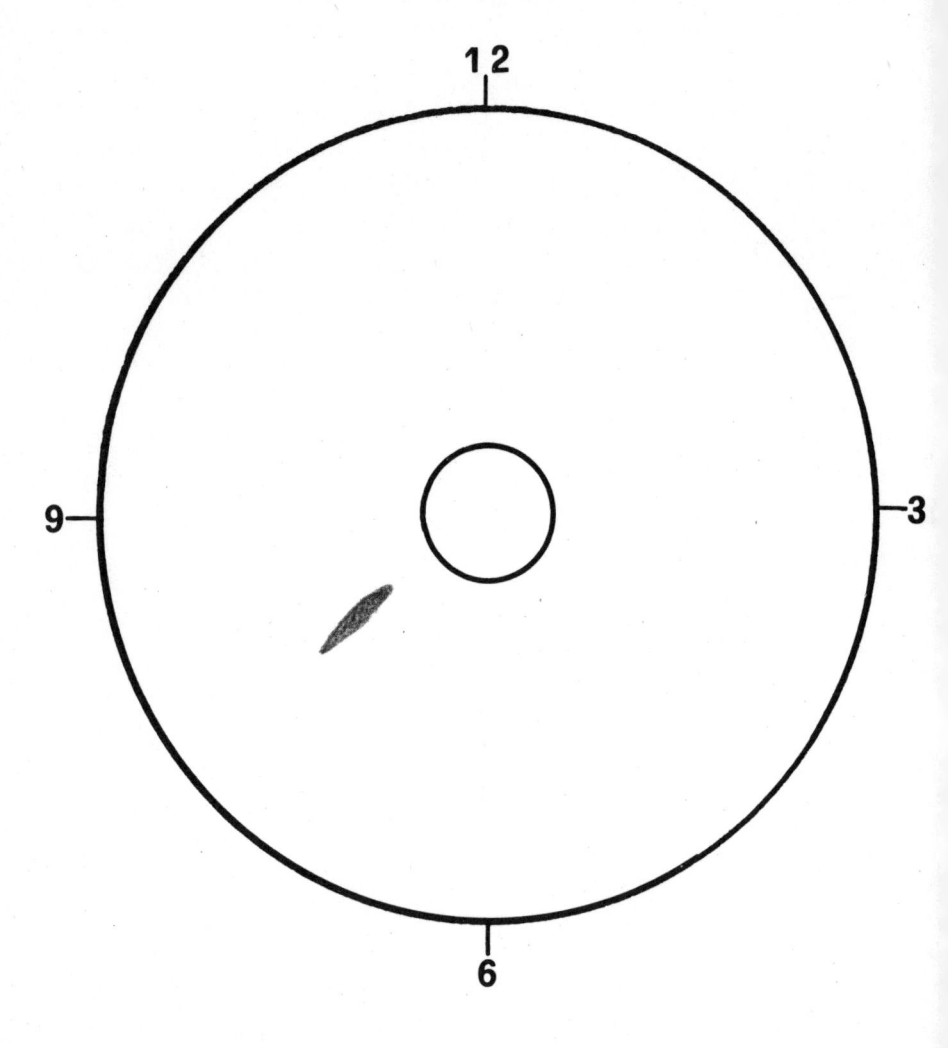

Rechte Iris: Pförtnerschwäche; Lakune am Magenausgang bei B-D/ 7 h 45'.

Darmtrakt 1

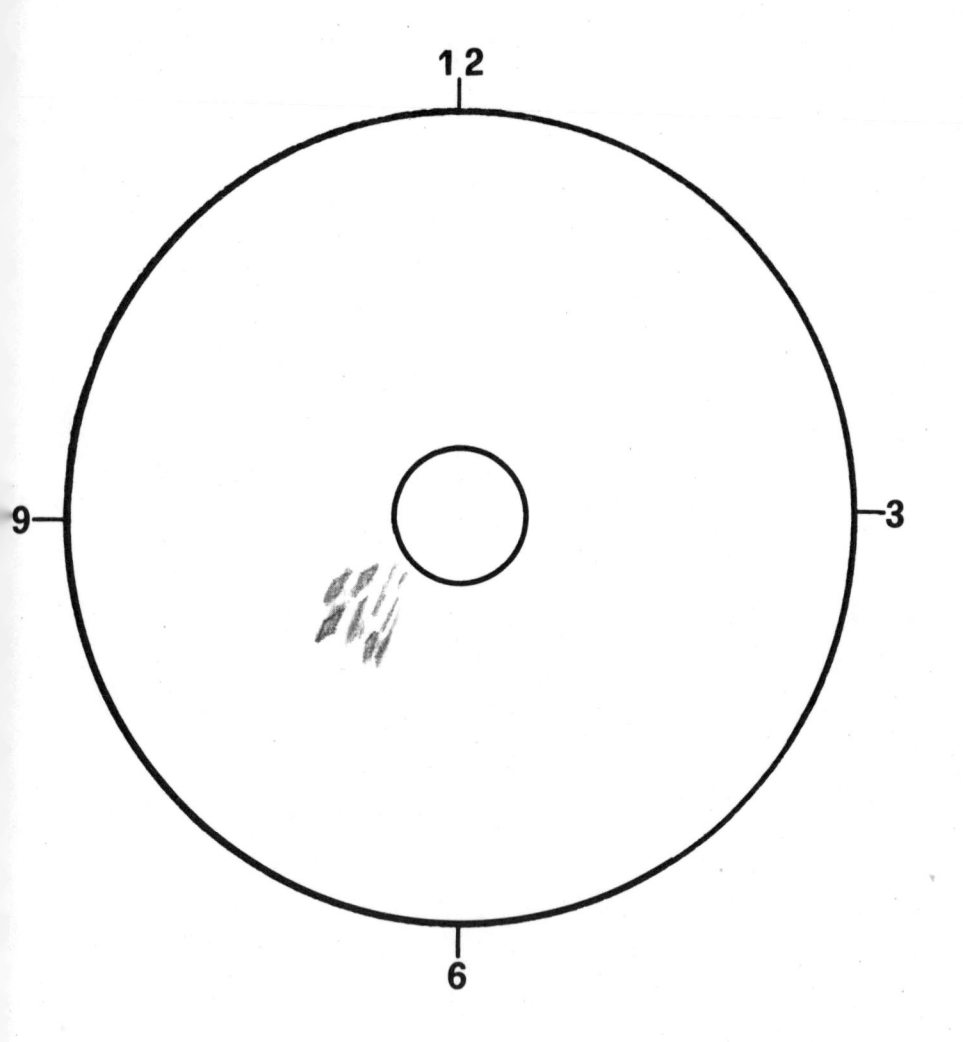

Rechte Iris: Chronische Reizung von Magenschleimhaut und Zwölffin-
gerdarm in A-D/7 h bis 8 h; gerafftes, gezähneltes Magenbild: geschwür-
verdächtig.

48   *Darmtrakt 2*

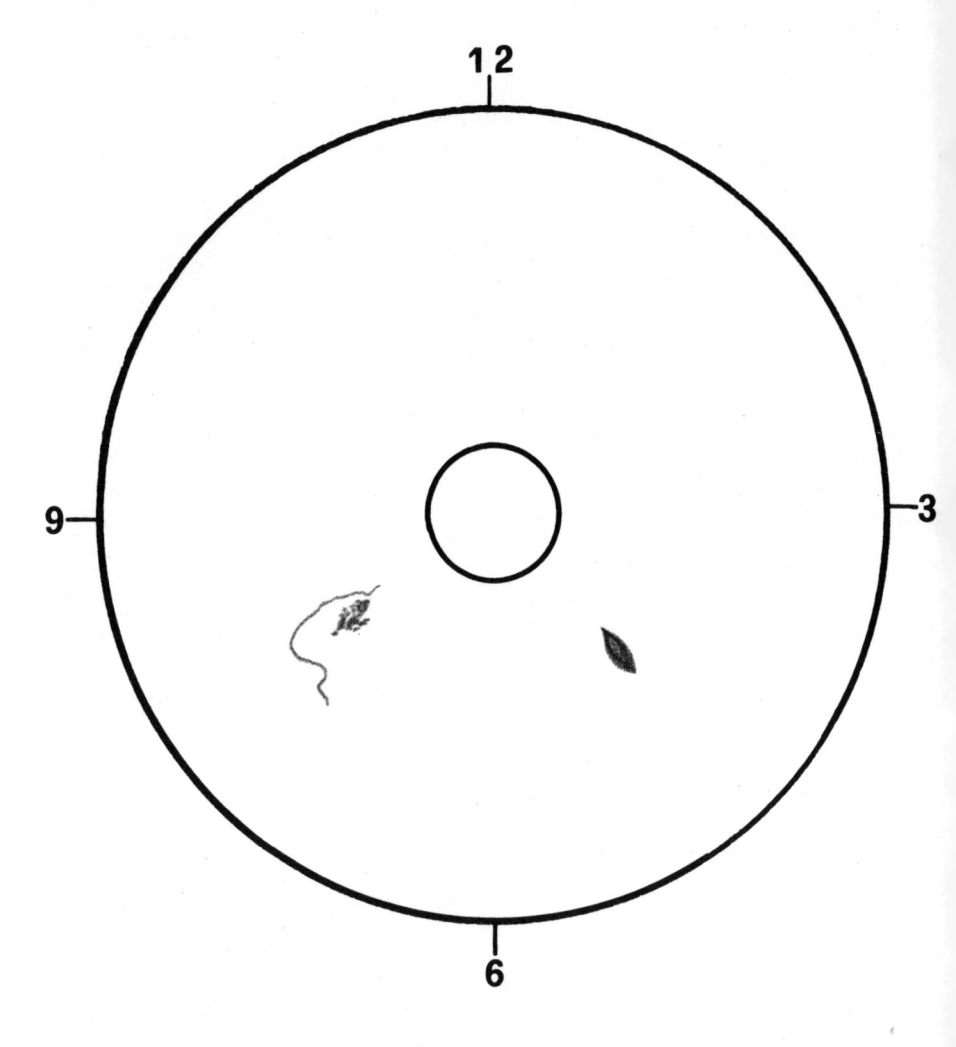

Rechte Iris: Ausbuchtung im Leerdarm (Teil des Dünndarms); in C-D/
4 h 30' eine Lakune und in C-D/7 h 45' Pigmentation mit querverlaufen-
dem Gefäßzug in den Leberbereich.

Darmtrakt 3

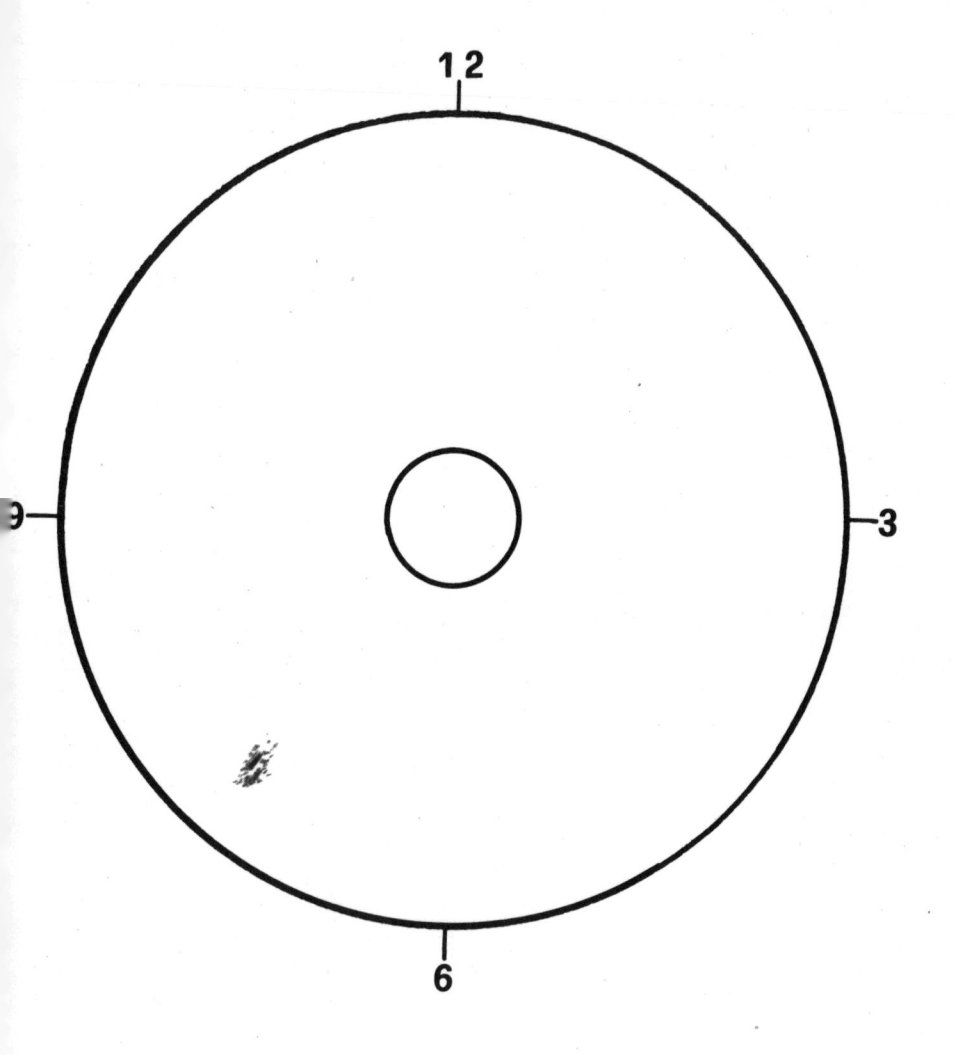

Rechte Iris: Gallenbefund; zwei kleine Defektzeichen mit verstärkter Pigmentation in F-G/7 h 20'.

50   *Darmtrakt 4*

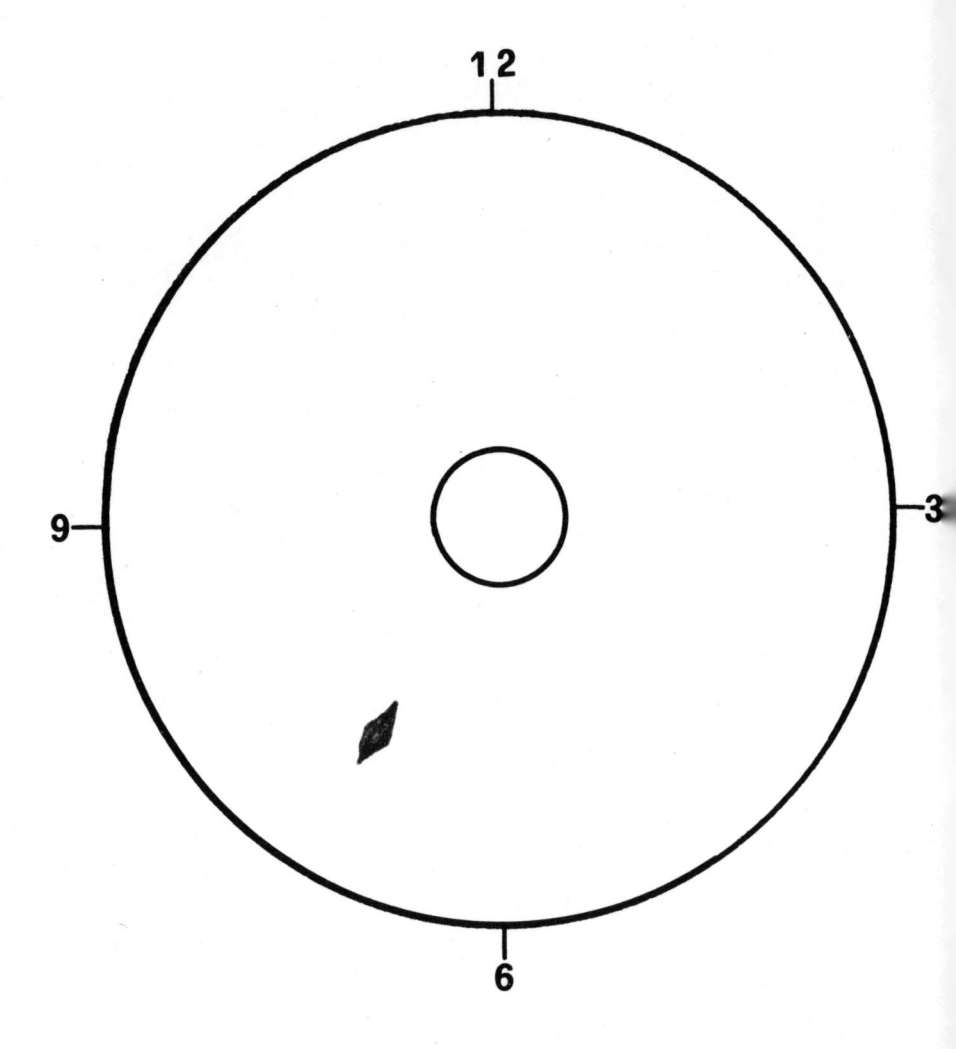

Rechte Iris: Kryptenförmige Lakune bei 7 h in den Feldern D-F als Zeichen für eine chronische Blinddarmreizung.

Darmtrakt 5   51

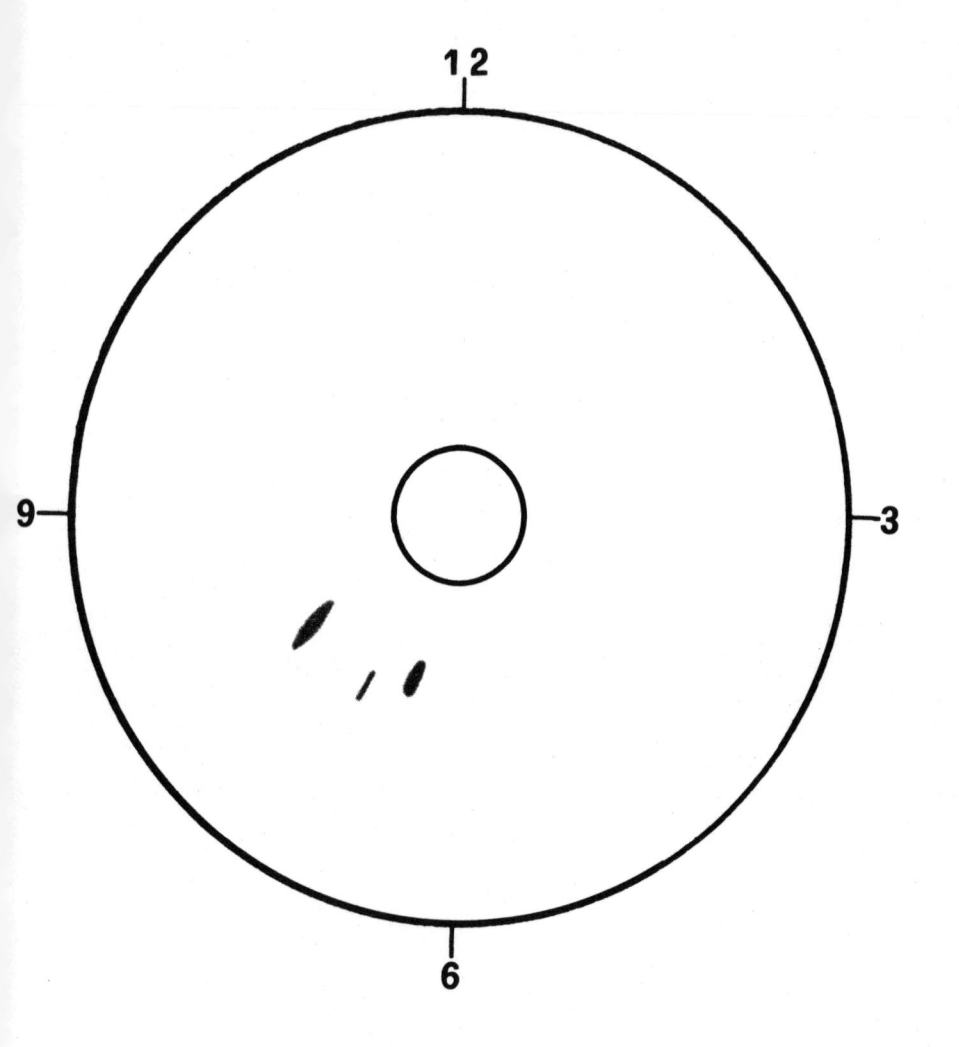

Rechte Iris: Chronische Mittelbauchschmerzen, Spätfolgen einer Ruhrer-
krankung; in den Feldern C-D eine Lakune bei 6 h 40' (Krummdarm) und
eine Lakune bei 7 h 50' (Bauchspeicheldrüse) mit Defektzeichen bei 7 h
(Blinddarm mit Wurmfortsatz).

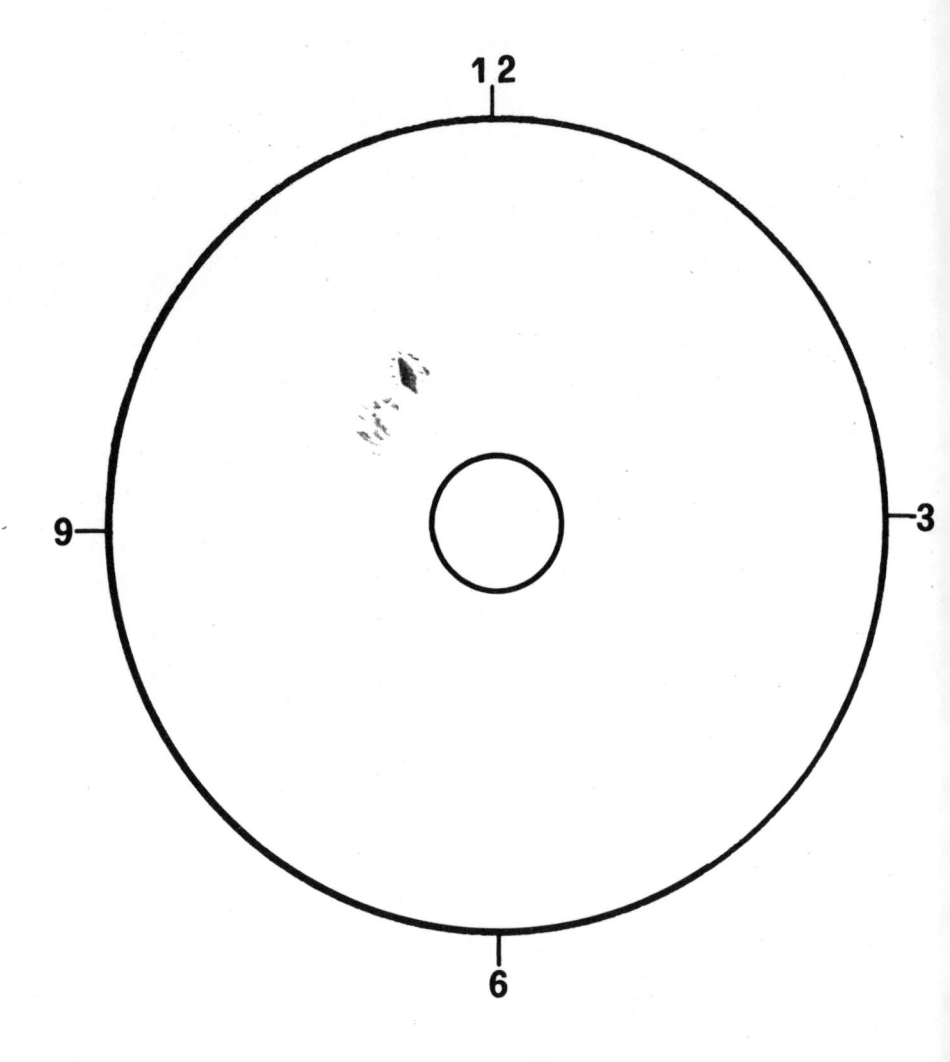

Rechte Iris: Schmerzen im rechten oberen Bauch mit schmerzhaften Verstopfungen; rhombenförmige Krypte bei C-D/11 h und umliegenden Defektzeichen.

Darmtrakt 7

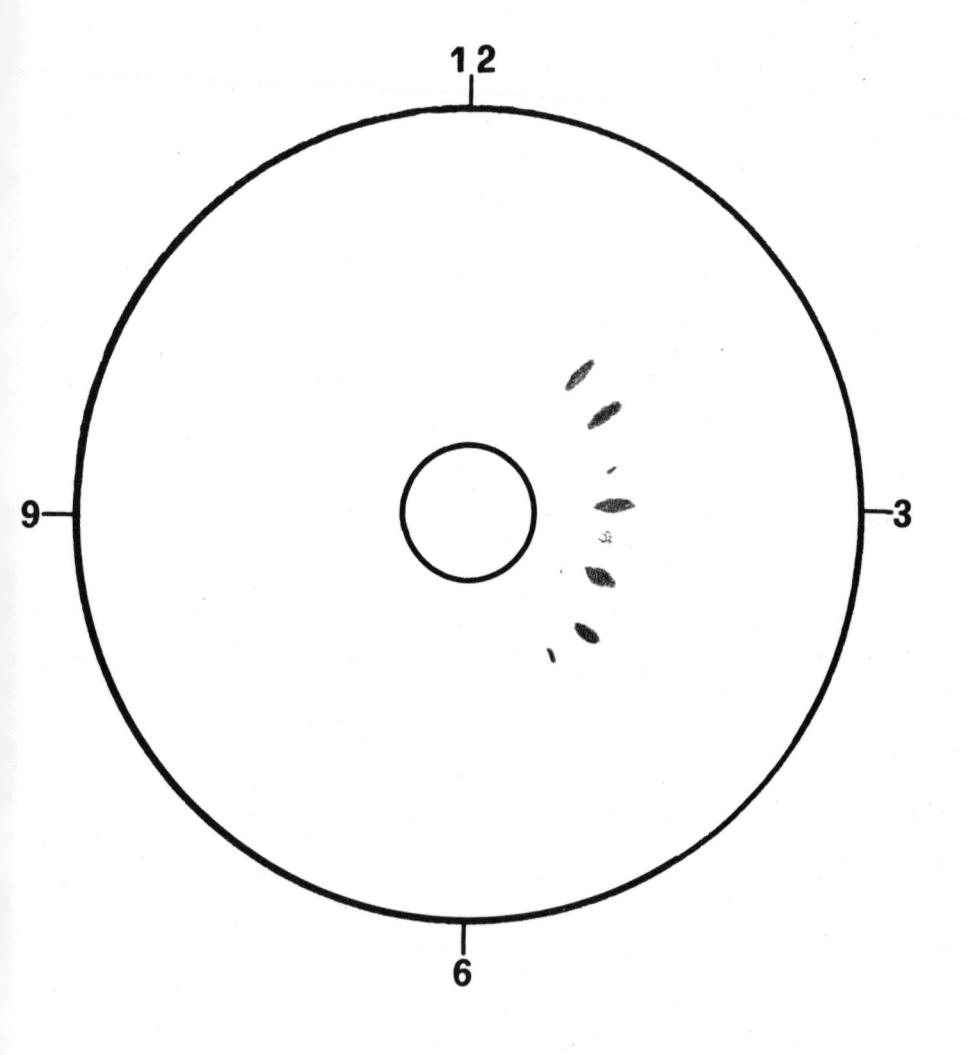

Linke Iris: Blähungen, Völlegefühl und Appetitlosigkeit mit krankhaftem Darmbefund als Spätfolgen einer Ruhr; Lakunen und Defektzeichen in den Ringen B, C und D zwischen 1 h und 5 h.

54   Darmtrakt 8

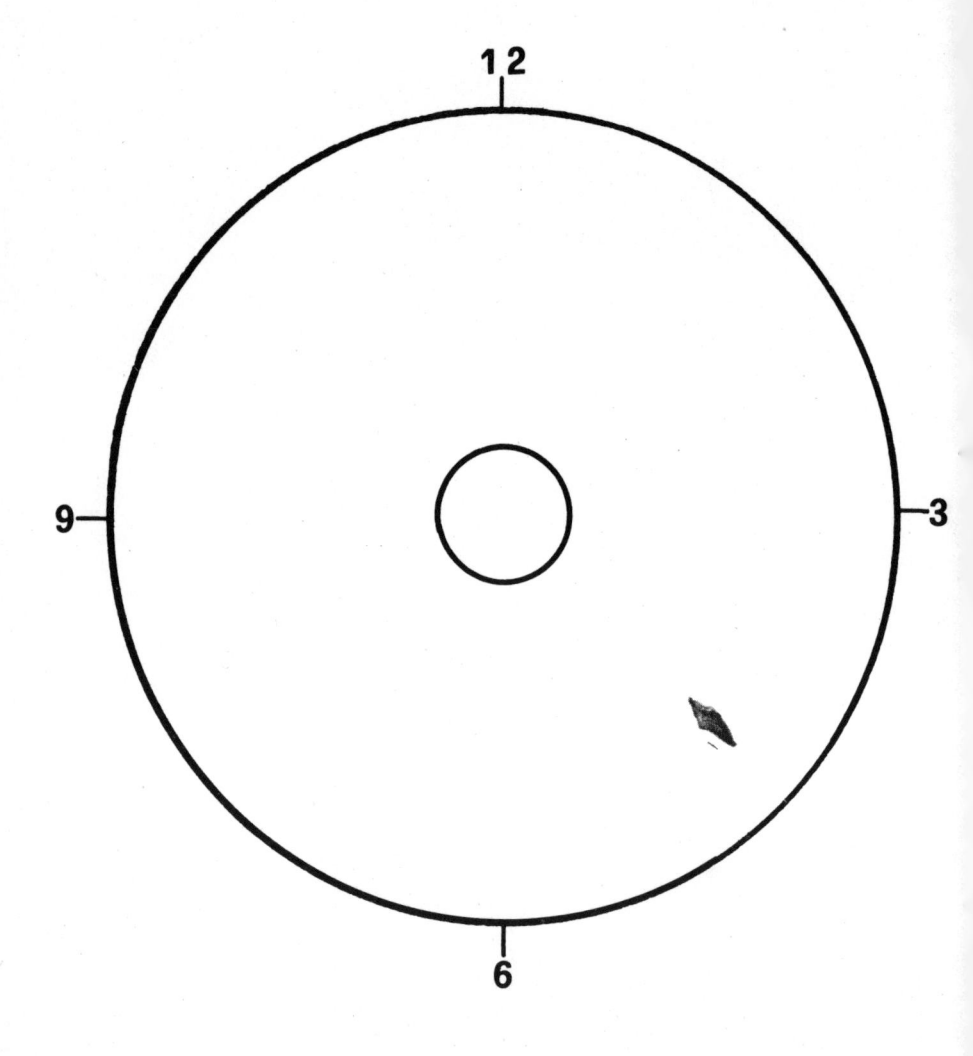

Linke Iris: Milzbefund (Tumor) in F-G/4 h 25'.

Darmtrakt 9

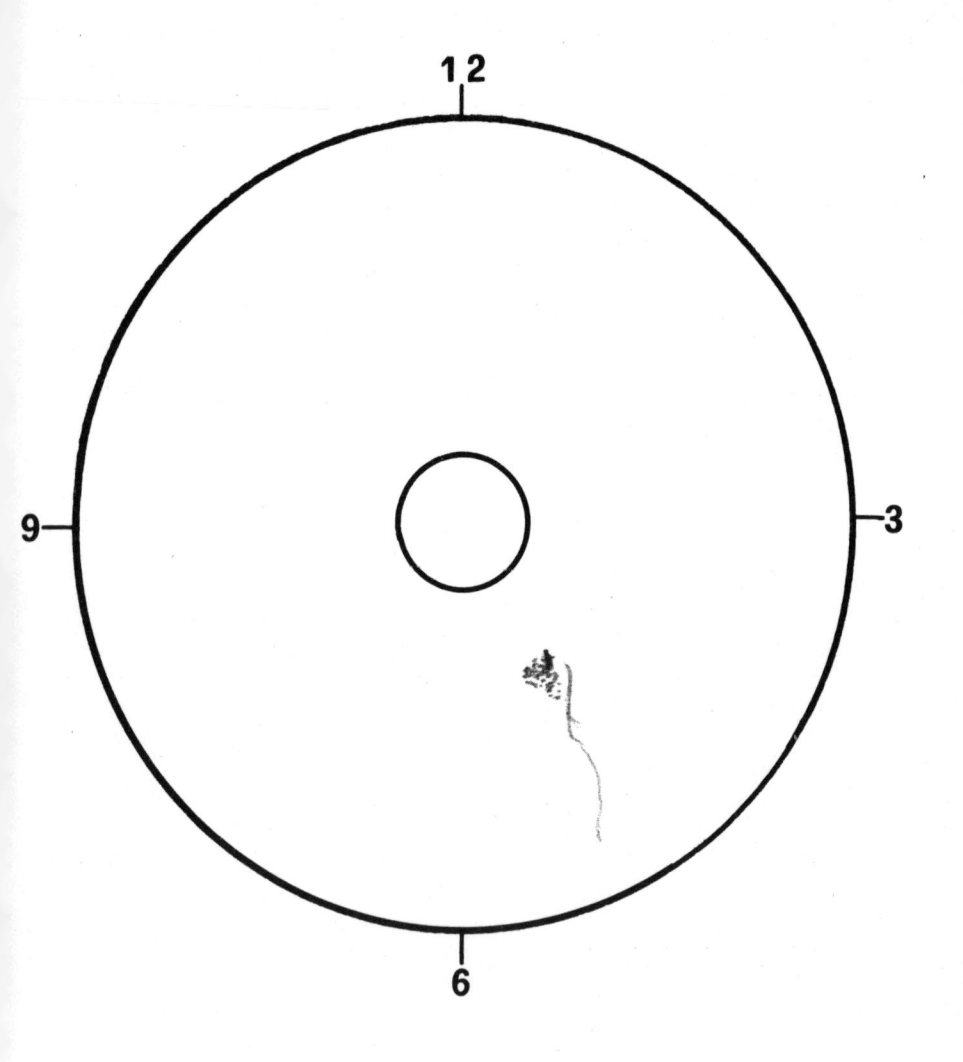

Linke Iris: Darmkrebs (Sigma) mit orangefarbenem Pigmentfleck und strichförmigen Defektzeichen und heller Reizfaser bei C-D/5 h.

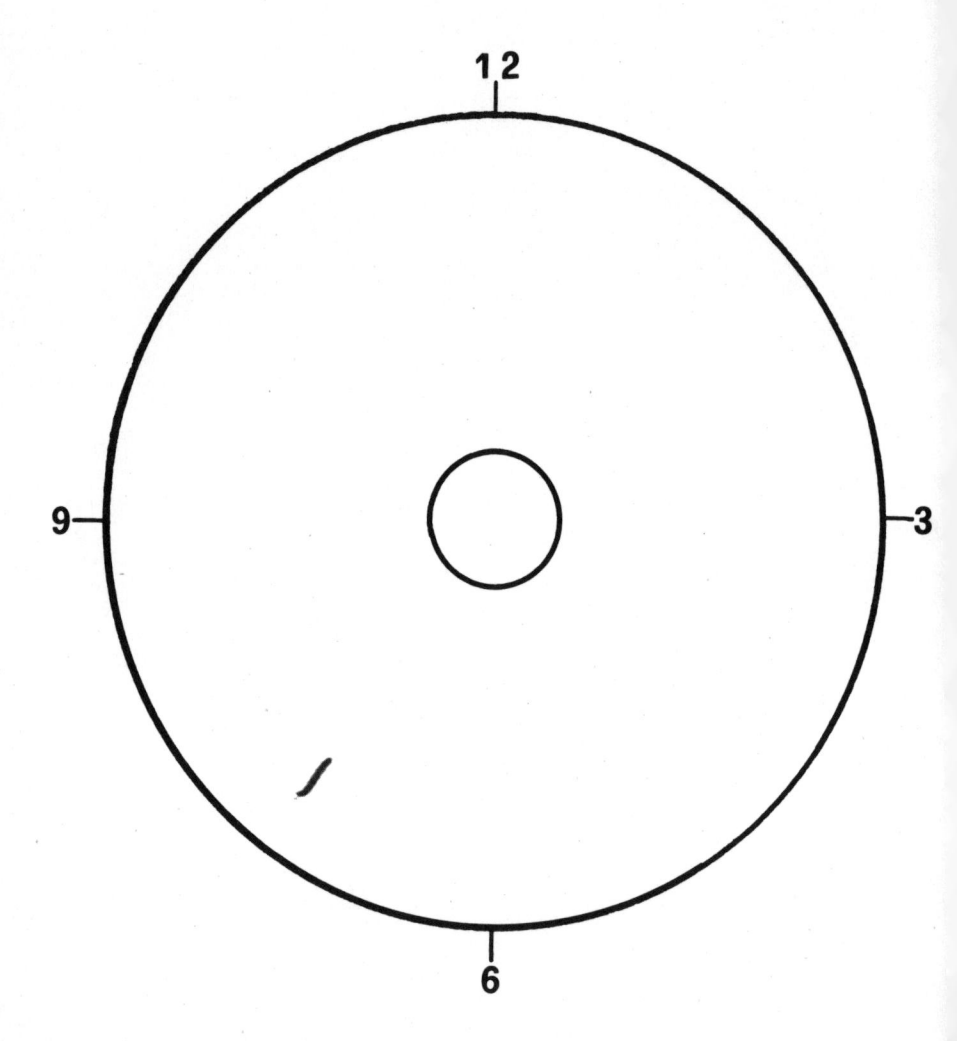

Linke Iris: Mastdarmkrebs; Defektzeichen bei F-G/7 h 10' bis 15'.

Bauchspeicheldrüse 1   57

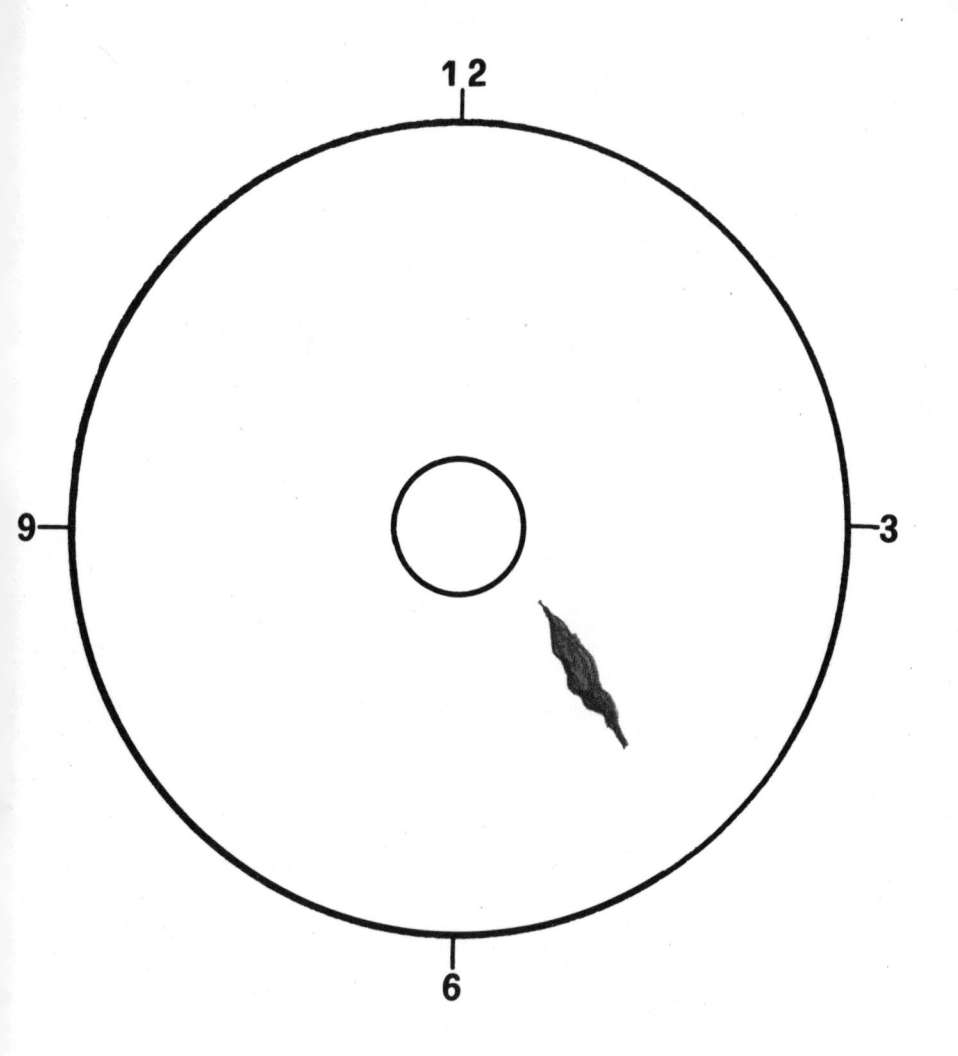

Linke Iris: Zuckerkrankheit; große Schwanzlakune als erbliche Anlage bei B-F/4 h 35'; nach Deck in der linken Iris festgestellt, gelegentlich mit verstärkter Pigmentation.

58　　　　　　　　　　　　　　　　　　　　　　　*Bauchspeicheldrüse 2*

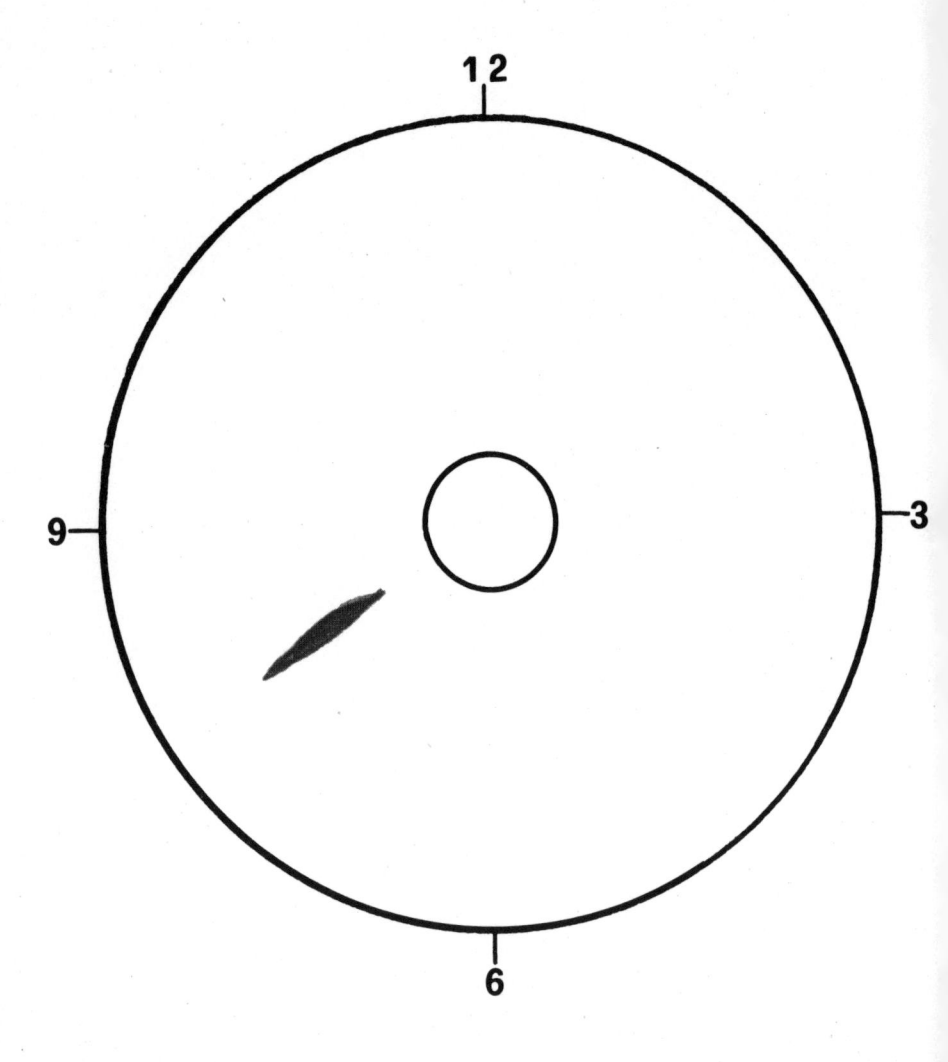

Rechte Iris: Erkrankung der Bauchspeicheldrüse (Zucker), angezeigt durch eine größere Lakune bei B-F/8 h, wobei meist gleichzeitig ein Schwund des Bindegewebes festgestellt wird.

Leber 1

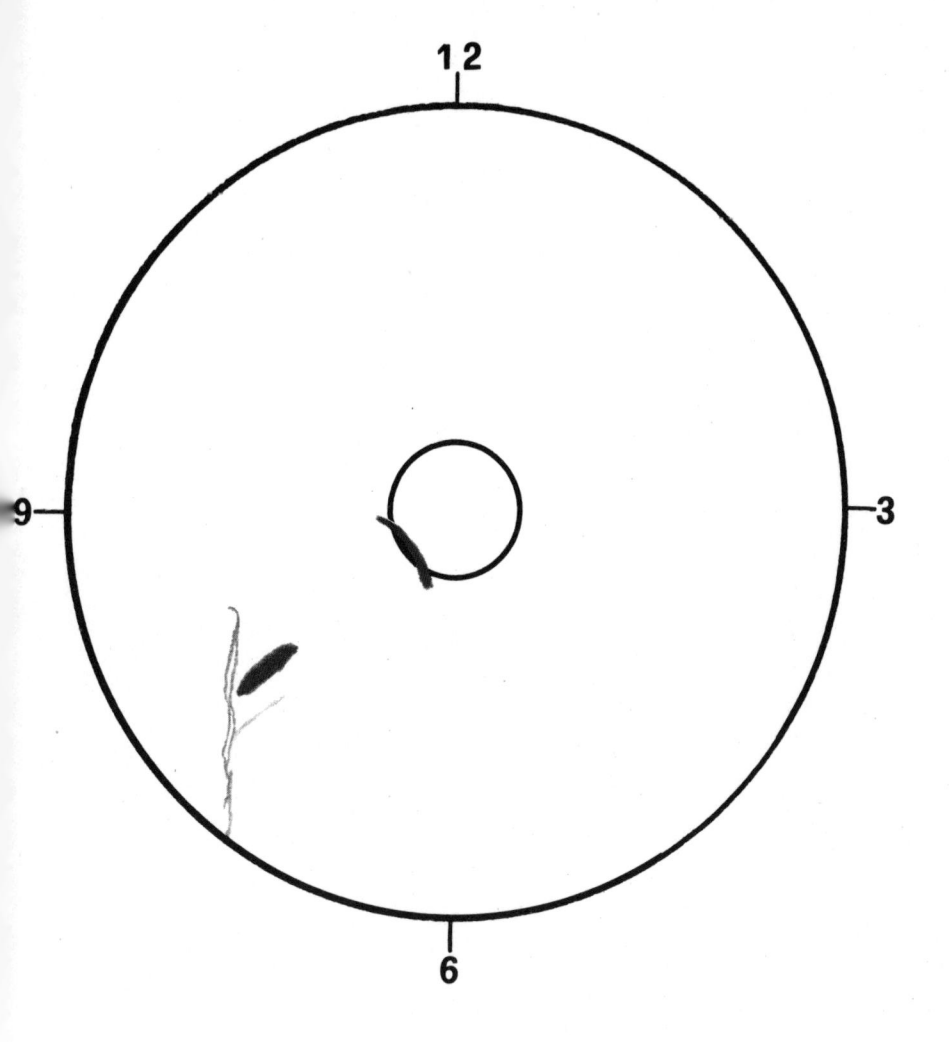

Rechte Iris: Leberentzündung mit Gelbsucht; zum Leberfeld zeigten sich eine Abflachung der Pupille (Pd), eine Lakune bei D-F/7 h 40' und querverlaufende Transversalen (Äderchen).

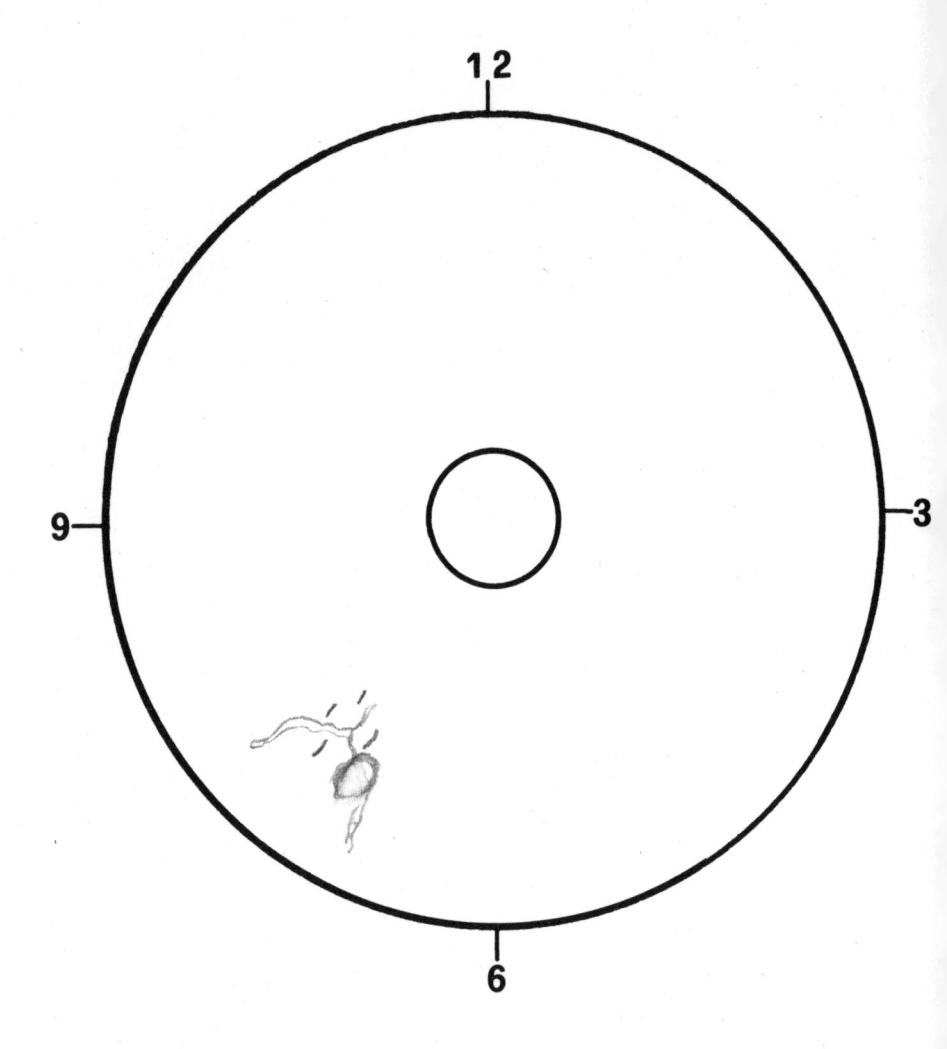

Rechte Iris: Leberbefund; im Bereich E-H/6 h 50' bis 7 h 40' eine Transversale (kleines Gefäß) in Dreiecksform mit einer Aufhellung bei F/7 h und umgebenden kleineren Defektzeichen.

Leber 3

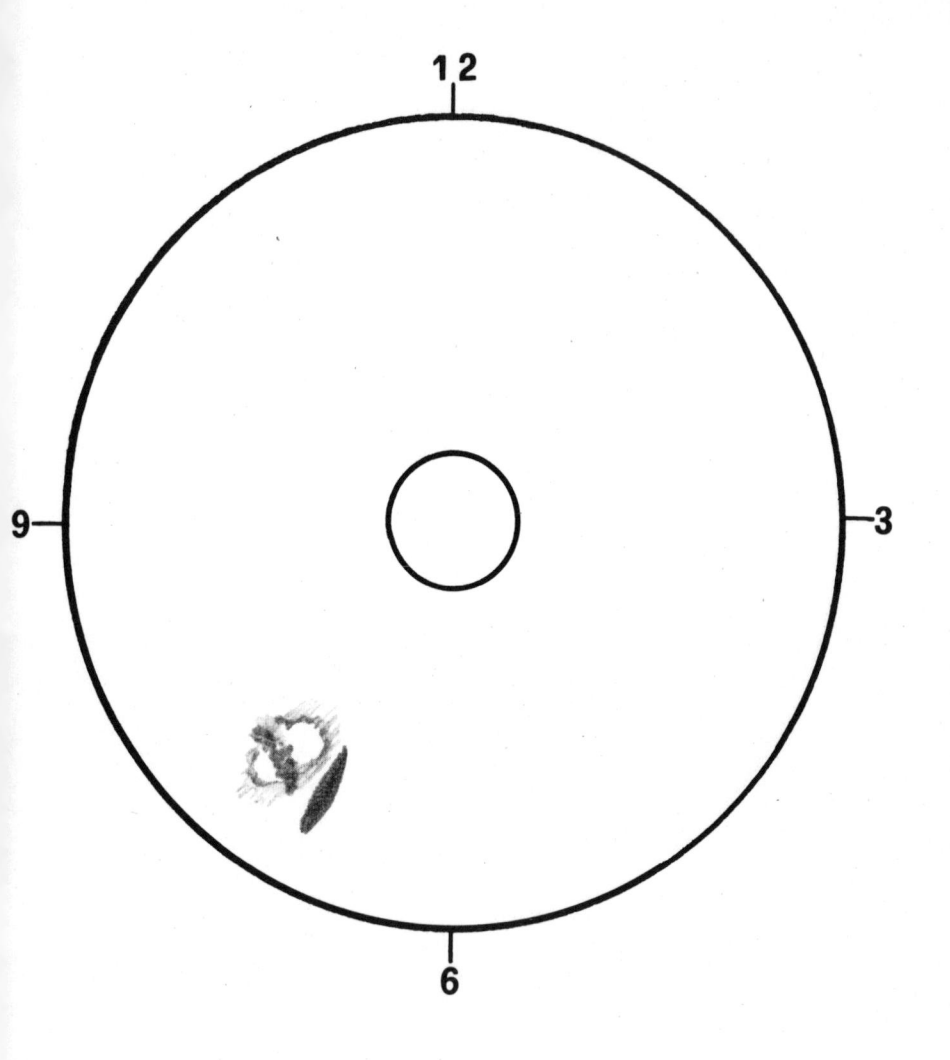

Rechte Iris: Gelbsucht bei druckempfindlicher Leber; Lakune bei F-G/ 6 h 50' und Hellung mit überlaufender Pigmentation E-F/7 h und 7 h 40'.

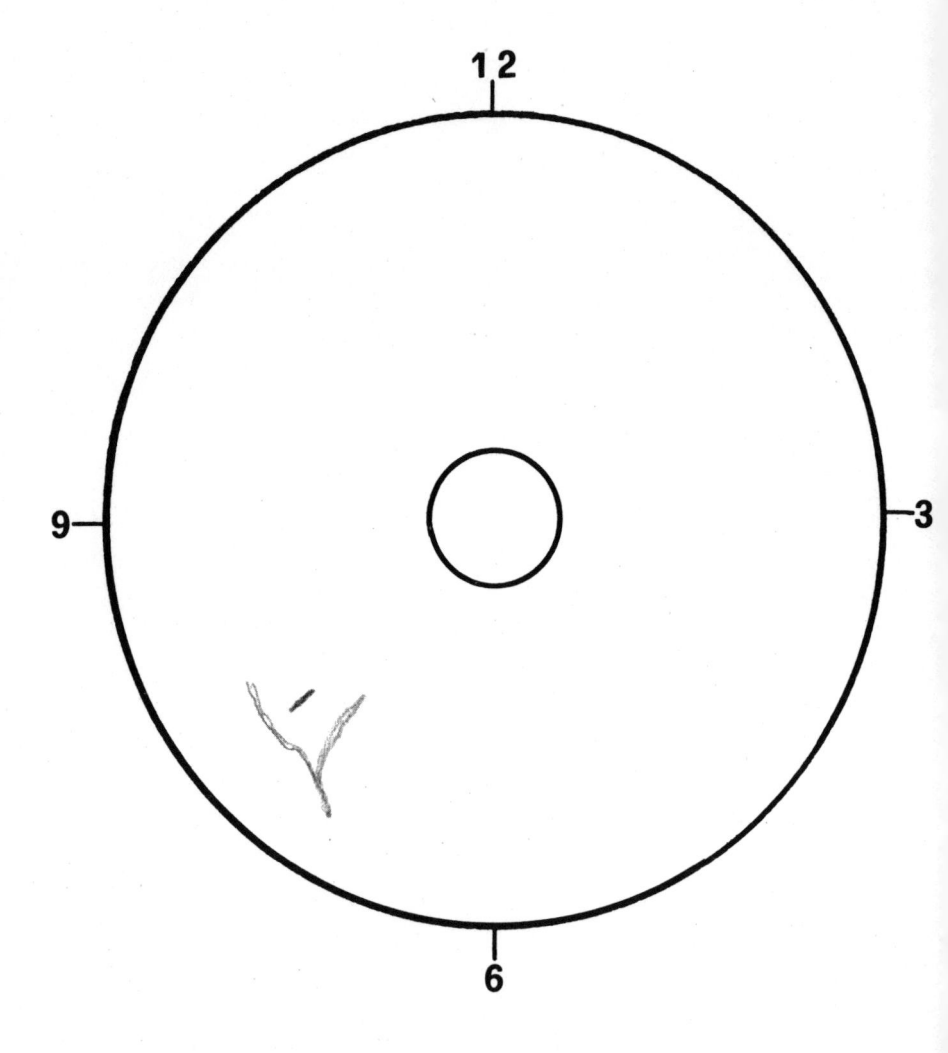

Rechte Iris: Leberkrebs; eine Transversale (kleines Gefäß) in Dreiecks-form D-G/7 h bis 8 h mit Defektzeichen bei F/7 h 45'.

Leber 5 63

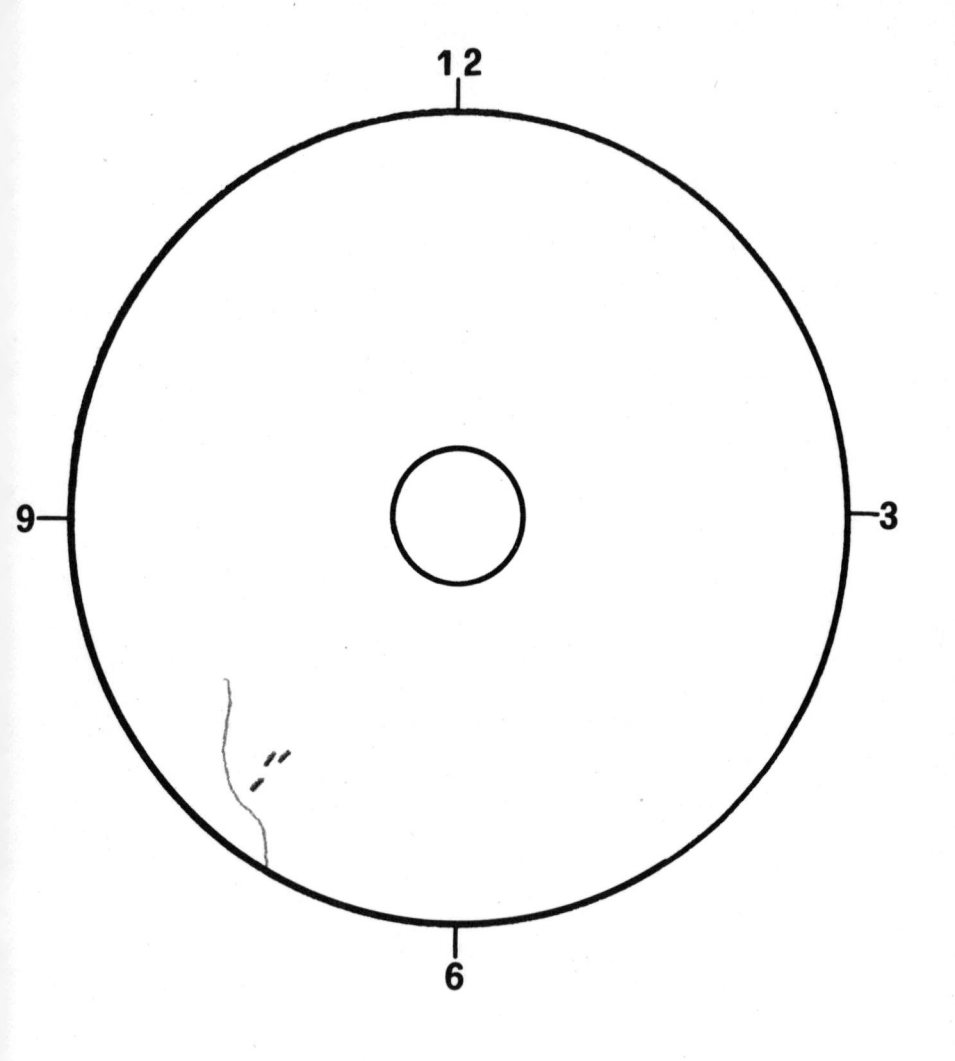

Rechte Iris: Leber- und Gallenstörung mit auftretenden Hautekzemen; Transversale bei F-I/7 h bis 8 h und Defektzeichen im Gallenbereich (Krebsverdacht).

64 *Galle 1*

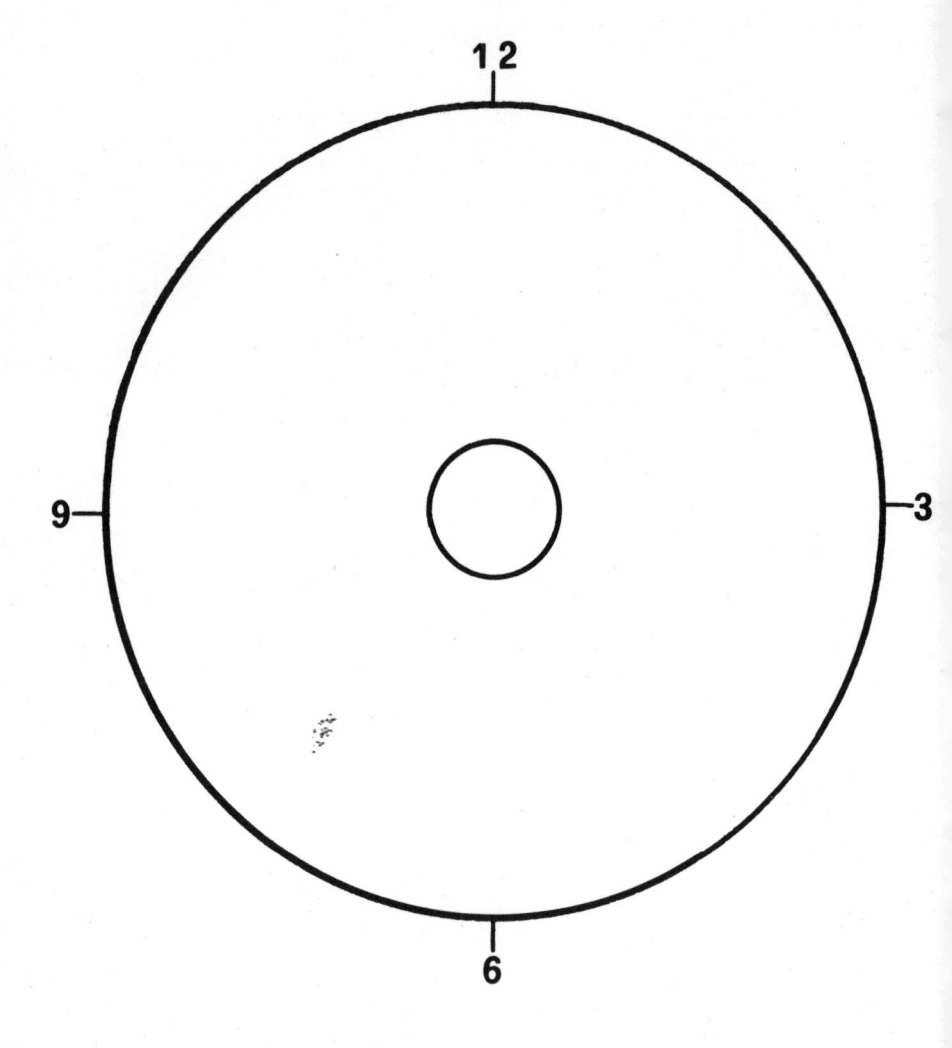

Rechte Iris: Gallensteine; kleine, punktförmige Zeichnung bei F/7 h 20'.

Galle 2 65

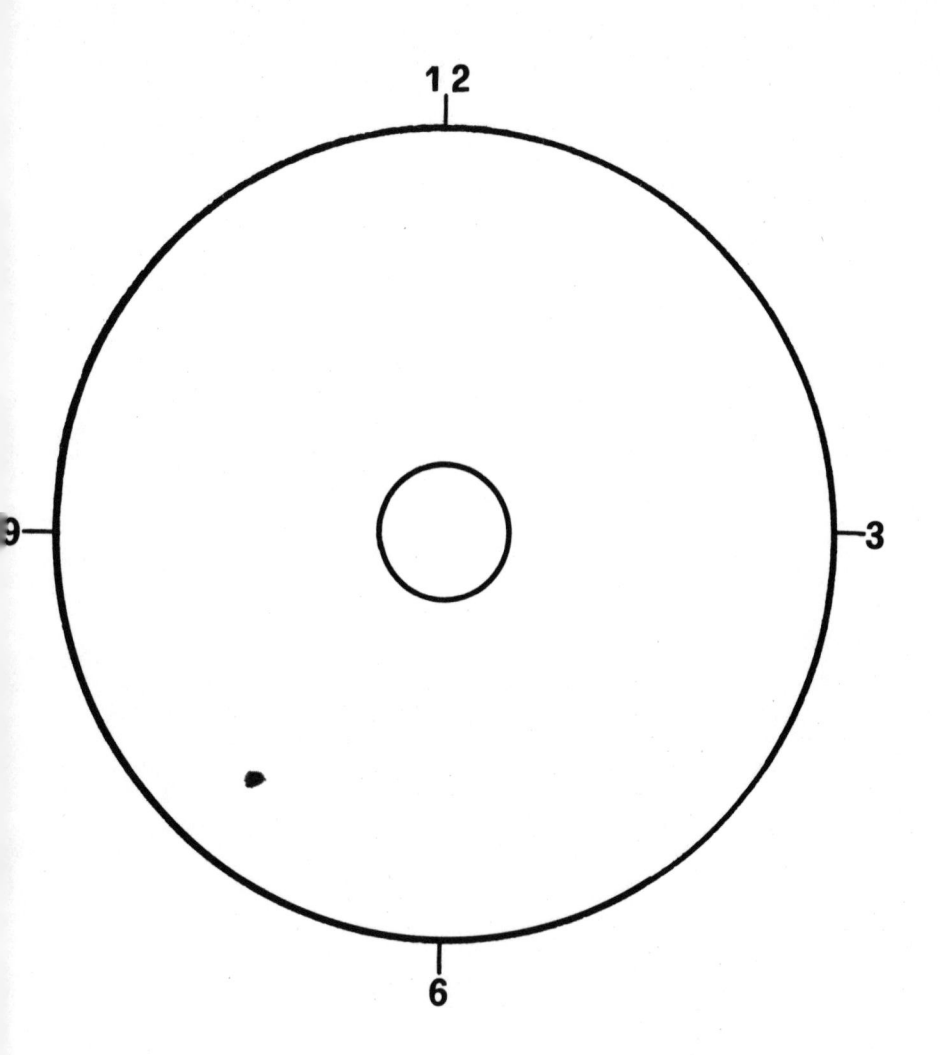

Rechte Iris: Gallenkolik/Gallensteine; Defektzeichen bei F-G/7 h 20'.

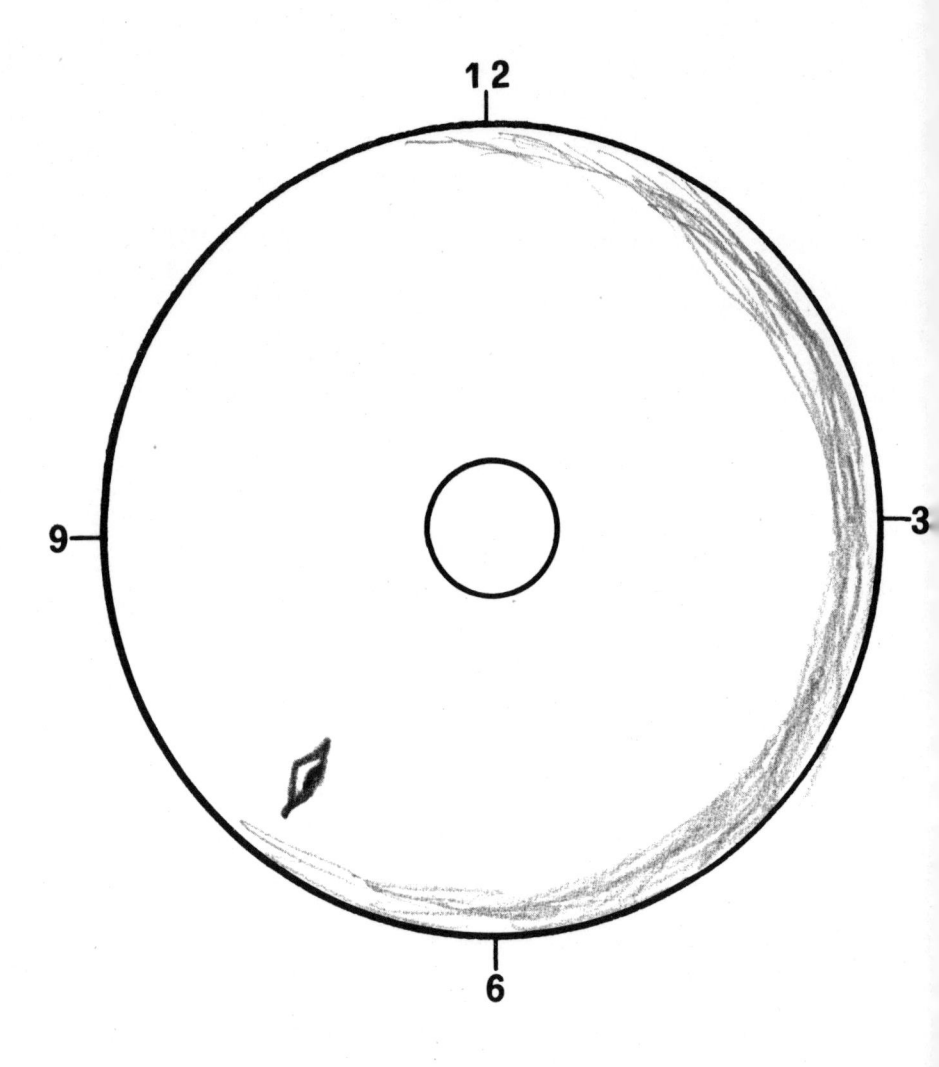

Rechte Iris: Rhombusförmige Lakune mit lochartigem Defektzeichen bei F-H/7 h 20' als Zeichen für eine chronische Gallenblasenentzündung und umgreifendem Cholesterolring (fettartige chemische Verbindung, die in vielen Körpergeweben vorkommt, vor allem in der Galle = Cholesterin).

Niere 1

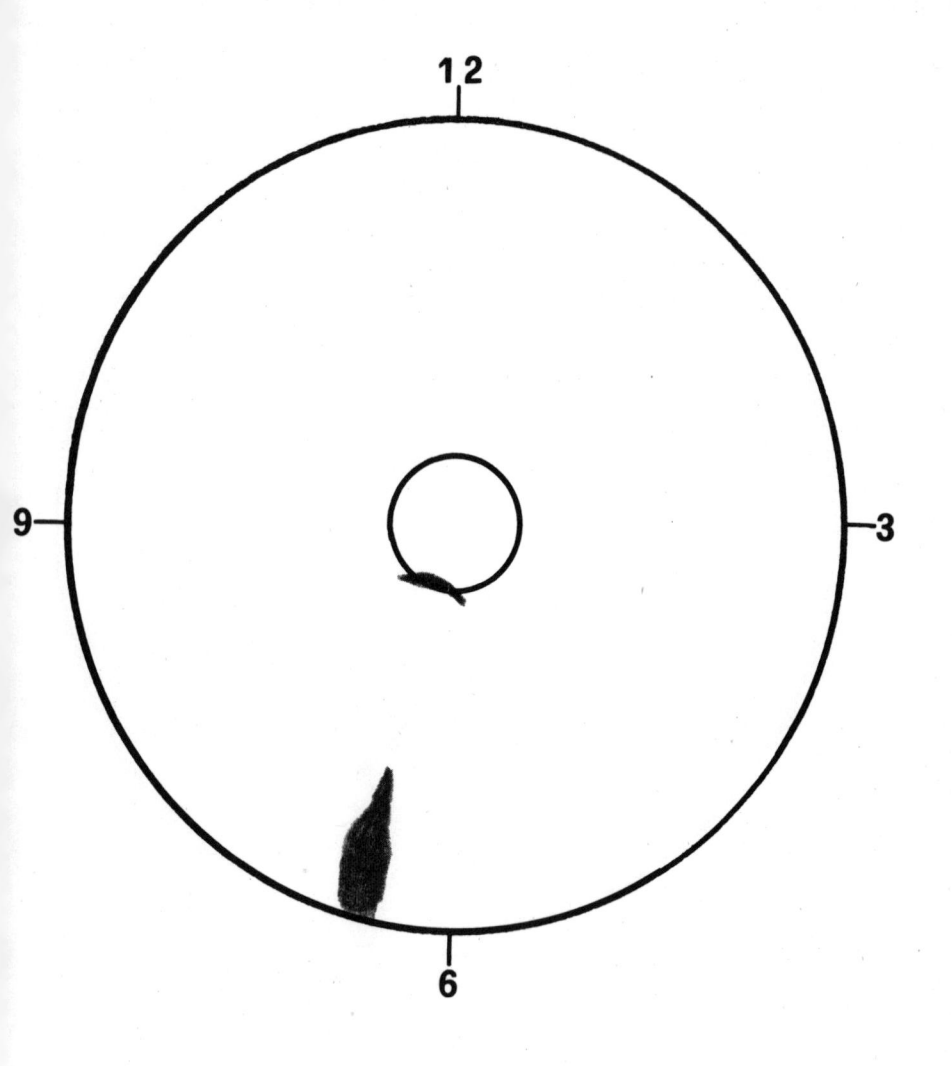

Linke Iris: Erheblicher Nierenbefund; Pupillenabflachung mit großer offener Lakune bei E-I/6 h 30'.

68   *Niere 2*

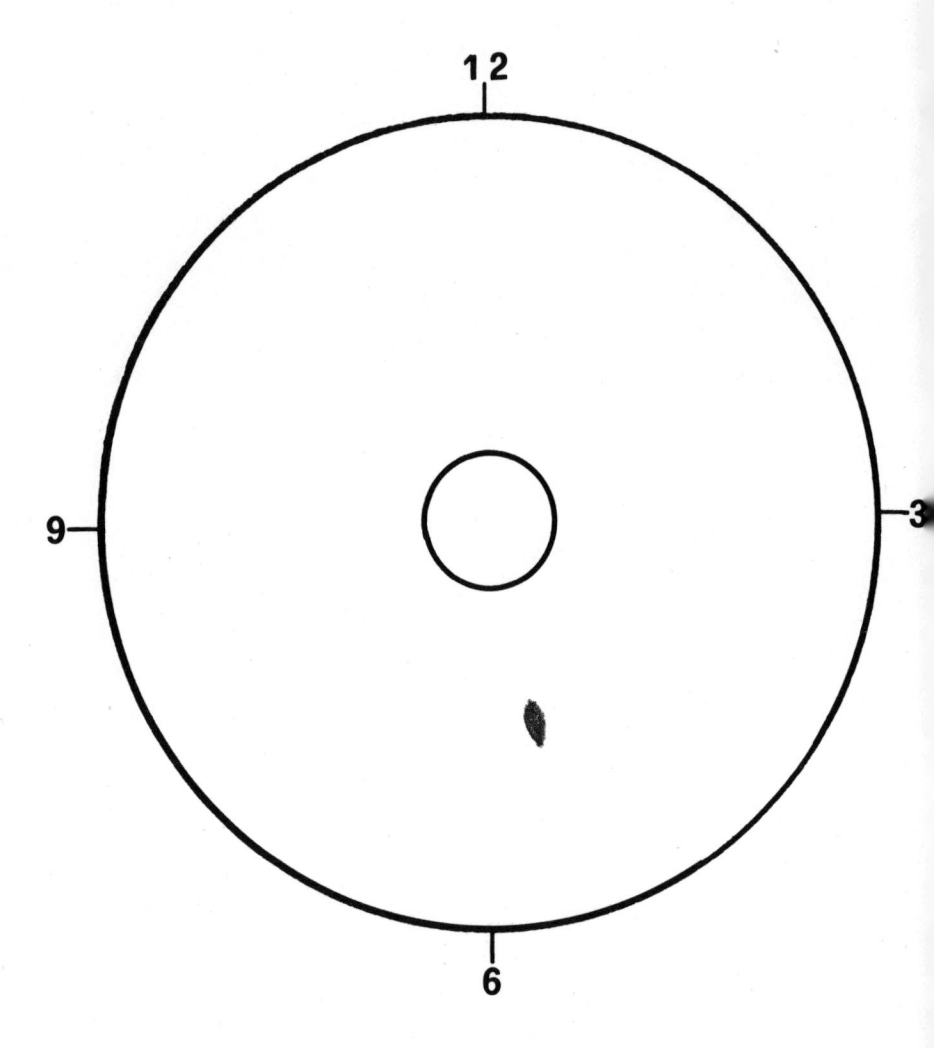

Linke Iris: Nierenbeckenentzündung; geschlossene Lakune bei D/5 h 35'.

Niere 3

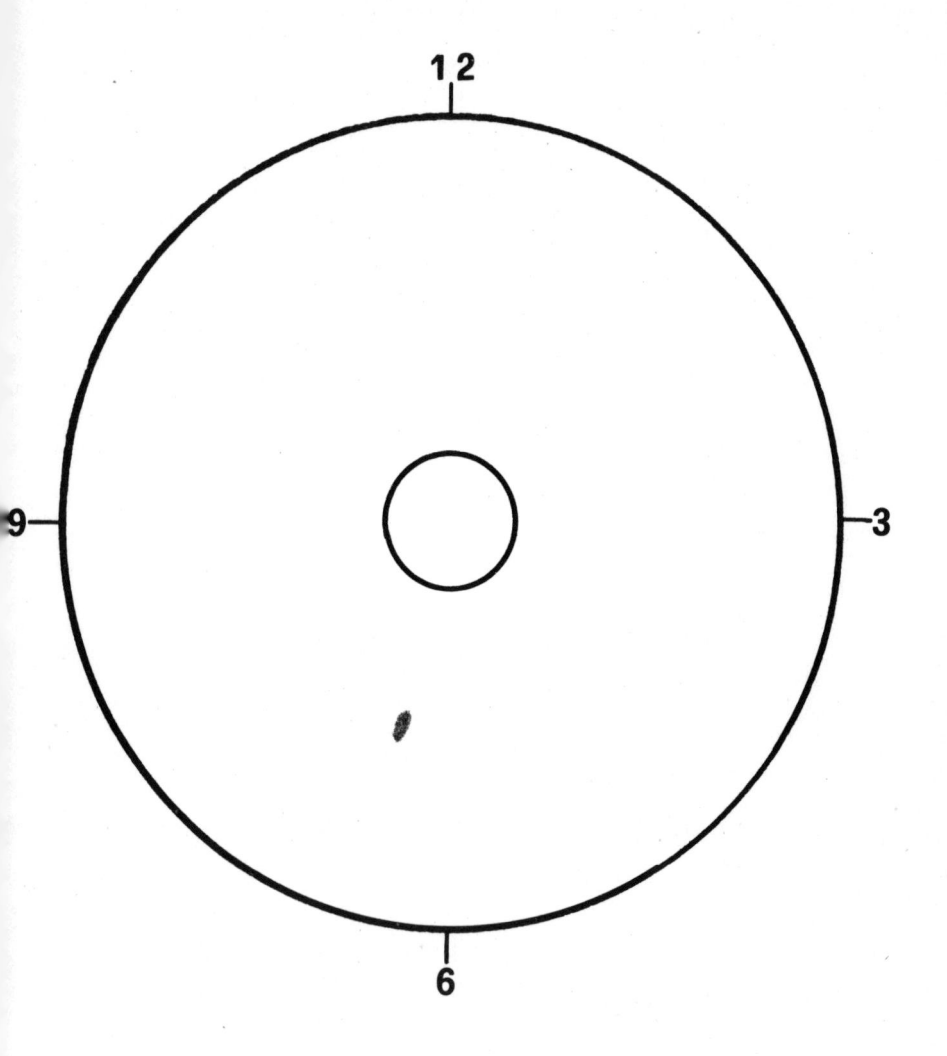

Rechte Iris: Nierenentzündung; Defektzeichen rechts bei D/6 h 30'.

70   *Niere 4*

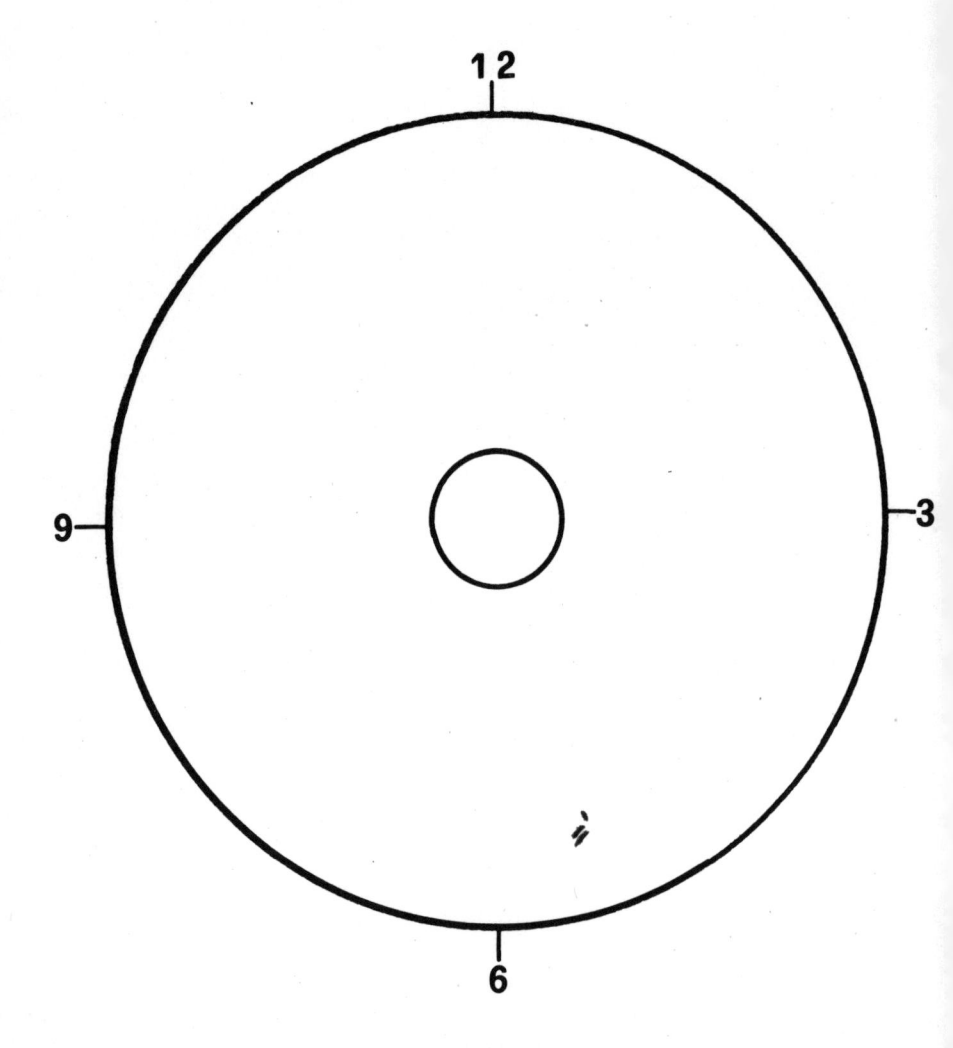

Rechte Iris: Nierenkolik; Defektzeichen bei F-G/5 h 30' (Verdacht auf Nierensteine).

Niere 5   71

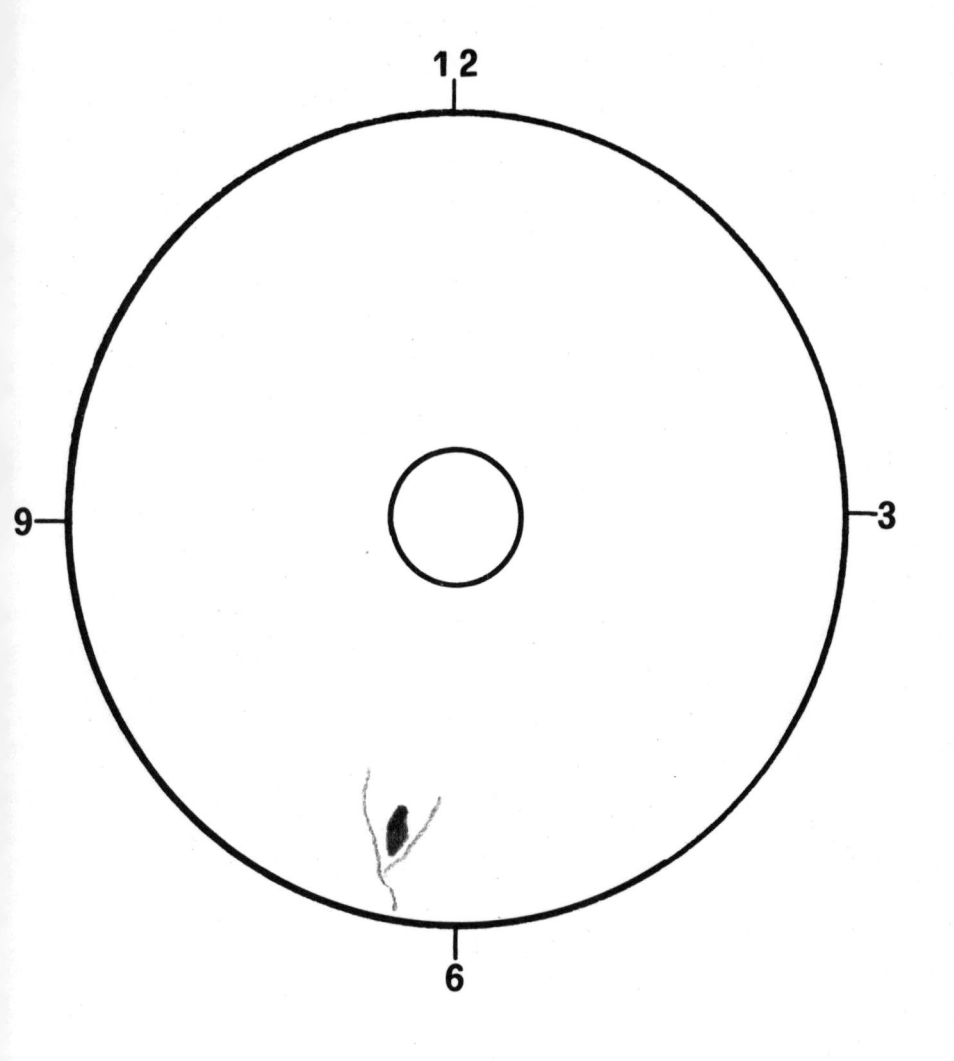

Linke Iris: Nierenstein; kryptenförmiges Defektzeichen bei F-G/6 h 25'
mit kleinen Transversalen.

72   *Niere 6*

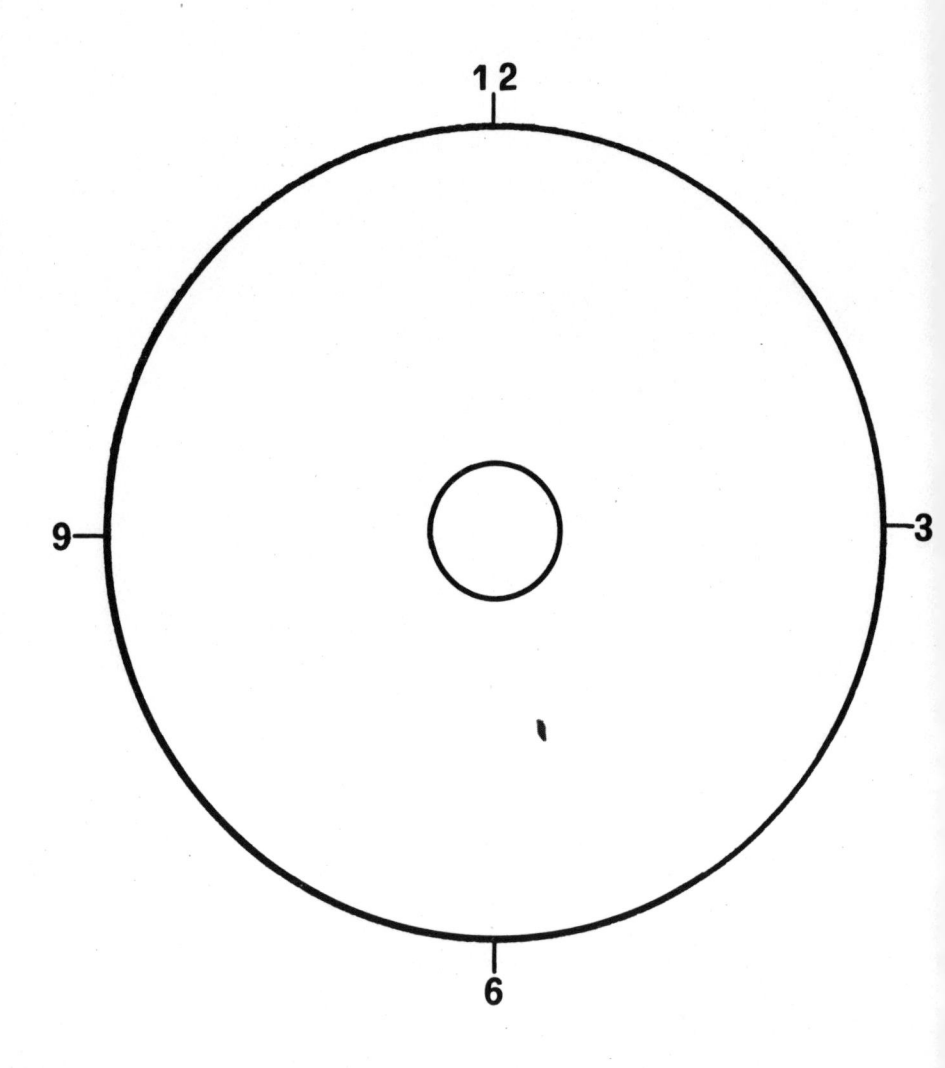

Rechte Iris: Harnleiterstein; Defektzeichen bei D/5 h 35'.

Niere 7

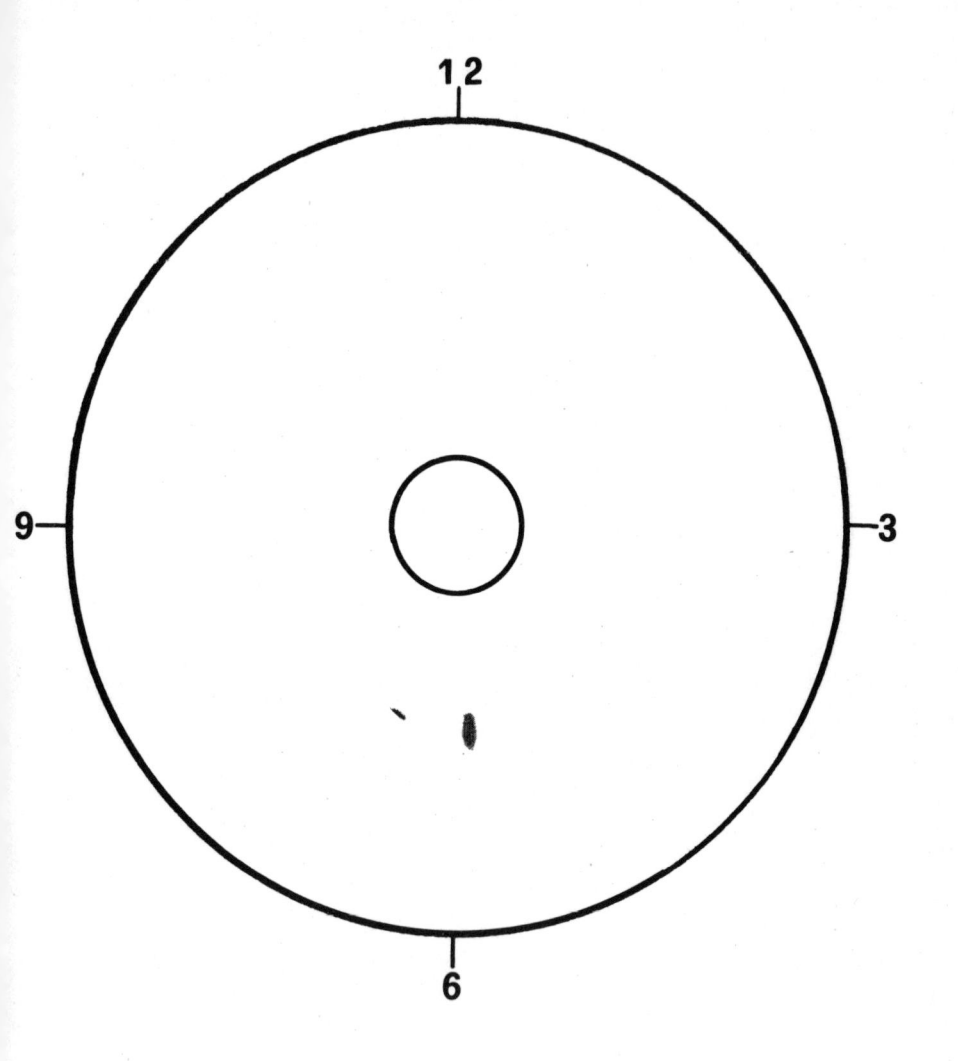

Linke Iris: Nierenkolik; Defektzeichen (Steinverdacht) bei D/5 h 55'
(Nierenbeckenentzündung) und bei D/6 h 40' (Harnleiter).

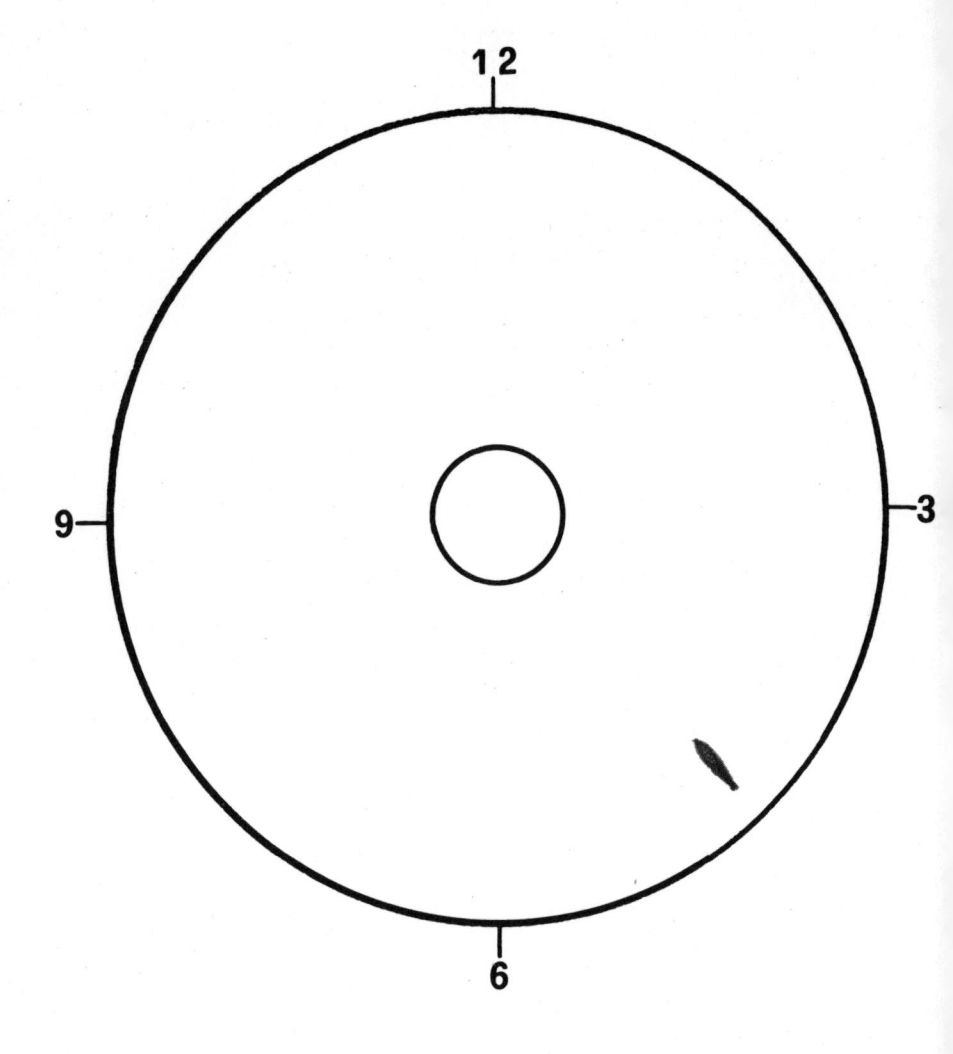

Rechte Iris: Chronische Blasenentzündung; Lakune bei F-H/4 h 35'.

Harnblase 2 75

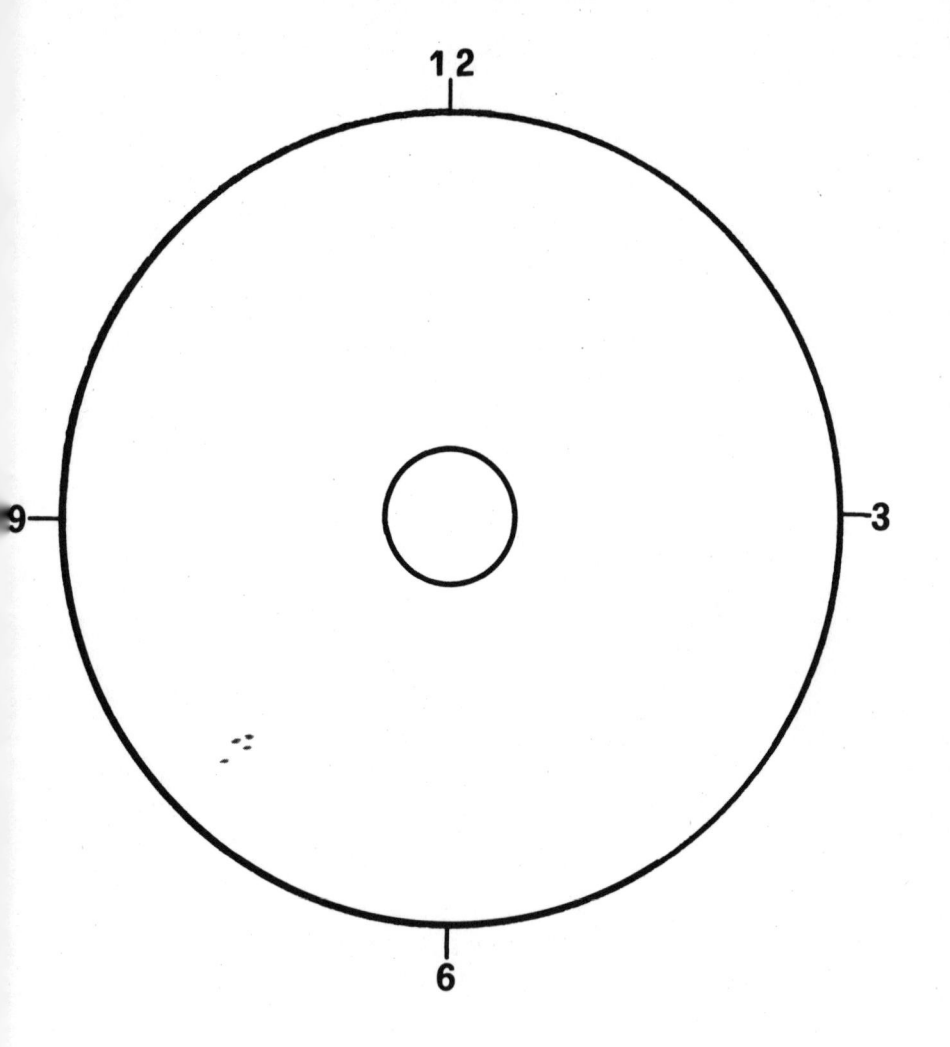

Linke Iris: Blasensteine; punktförmige Defektzeichen bei F-G/7 h 30'.

76   *Harnblase 3*

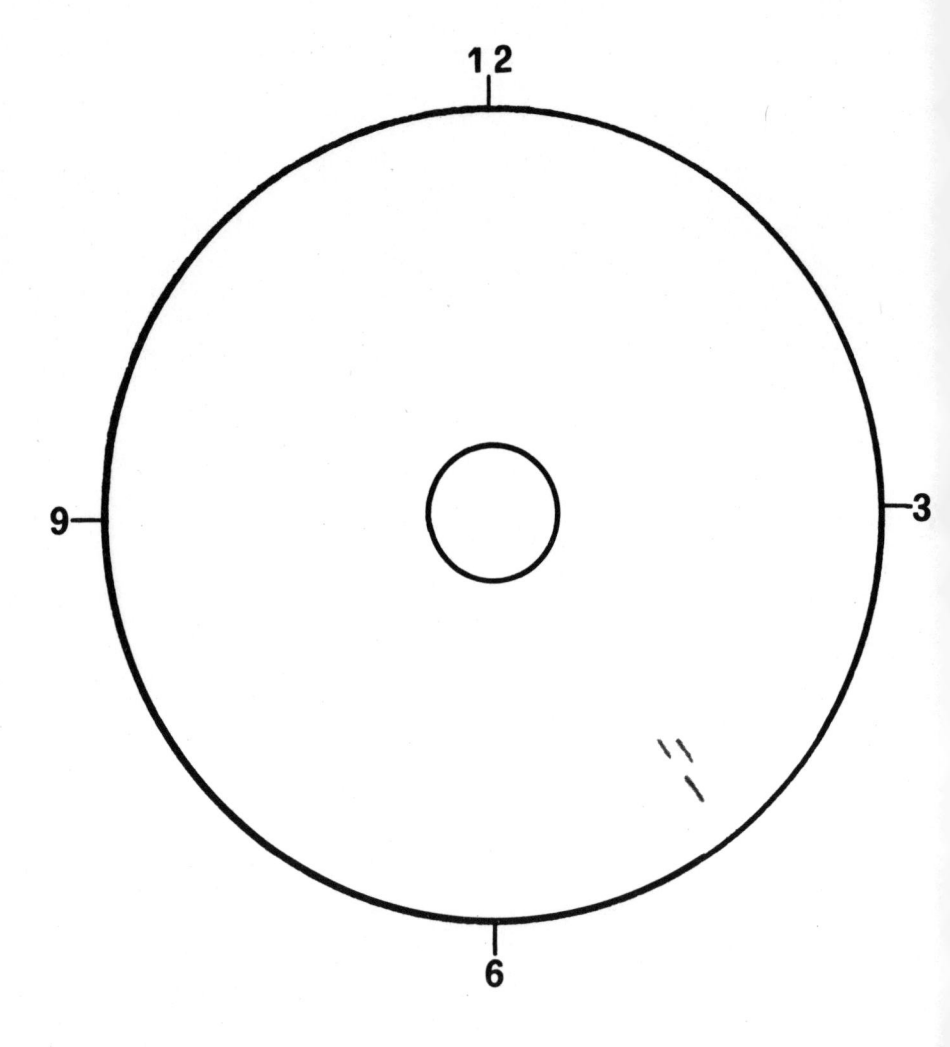

Rechte Iris: Blasenkrebs; mehrere Defektzeichen im Harnblasen- und Harnröhrenbereich bei F-H/4 h 40' bis 50'.

Prostata 1   77

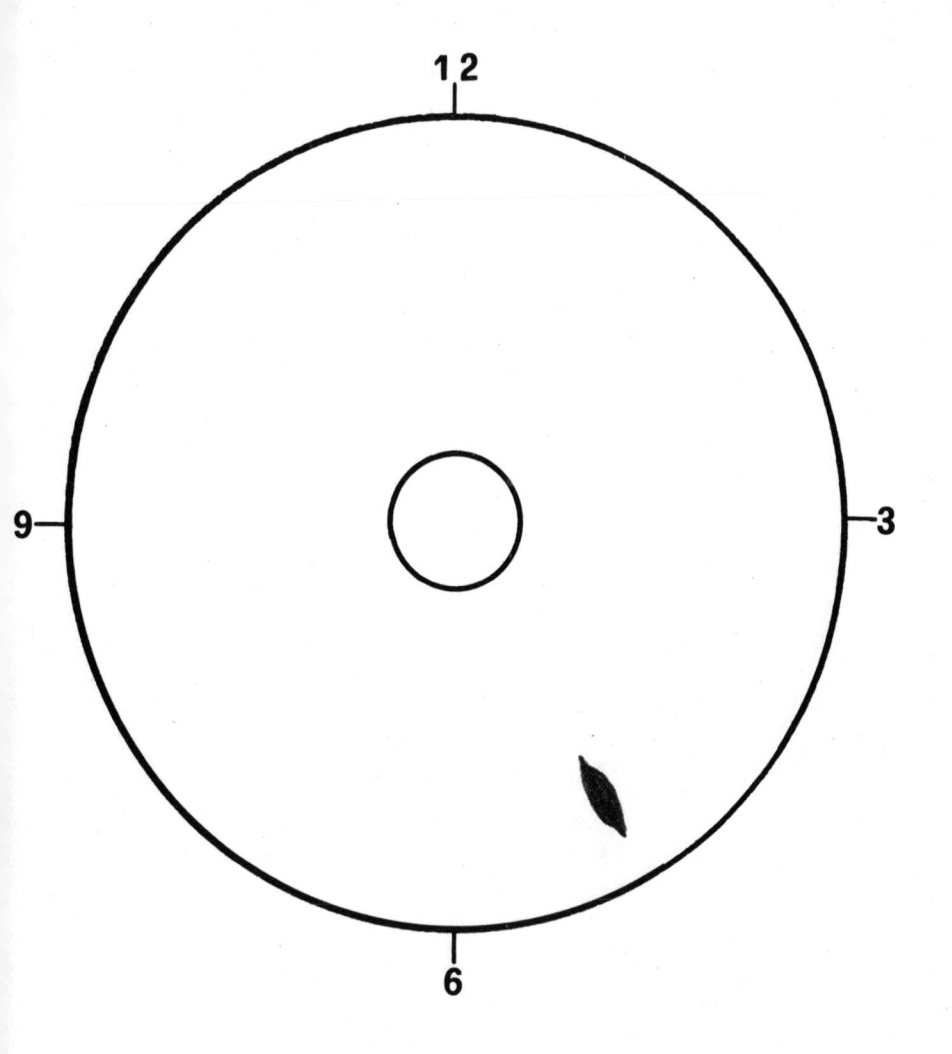

Rechte Iris: Harndrang bei Störungen des Wasserlassens; Lakune bei
F-H/5 h.

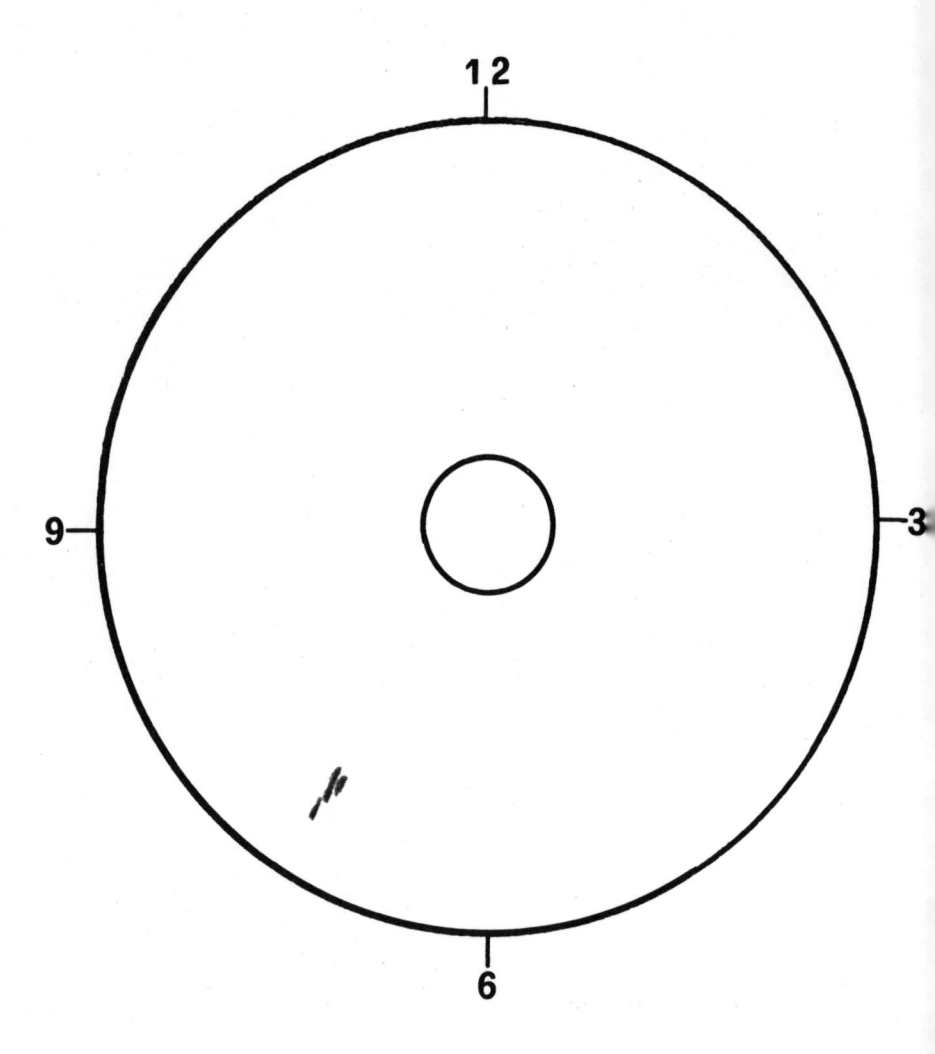

Linke Iris: Prostatakrebs; Defektzeichen bei F-G/ nach 7 h (Zeichen treten meist doppelseitig auf).

Hoden 1

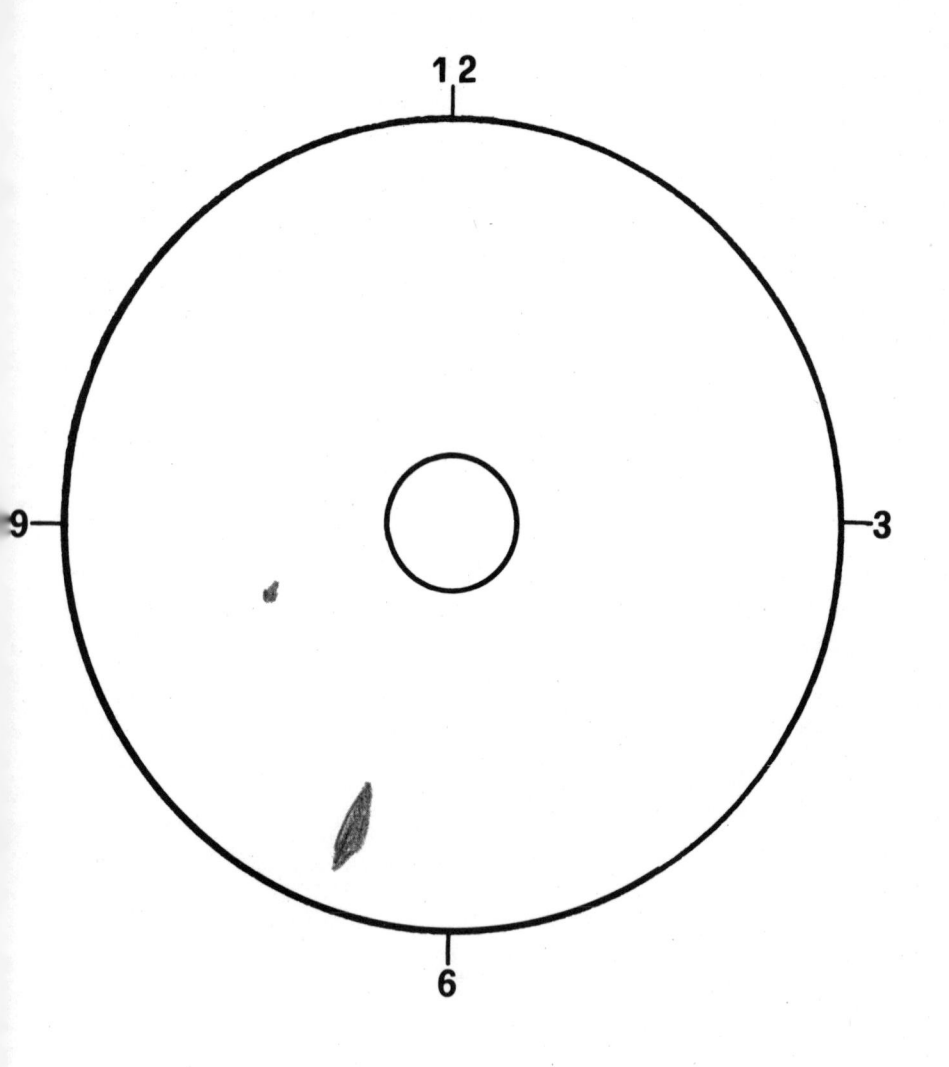

Rechte Iris: Impotenz infolge Zuckerkrankheit; Lakune im Hodenbereich F-H/6 h 40' und Defektzeichen bei der Bauchspeicheldrüse in D/8 h 15'.

80   *Hoden 2*

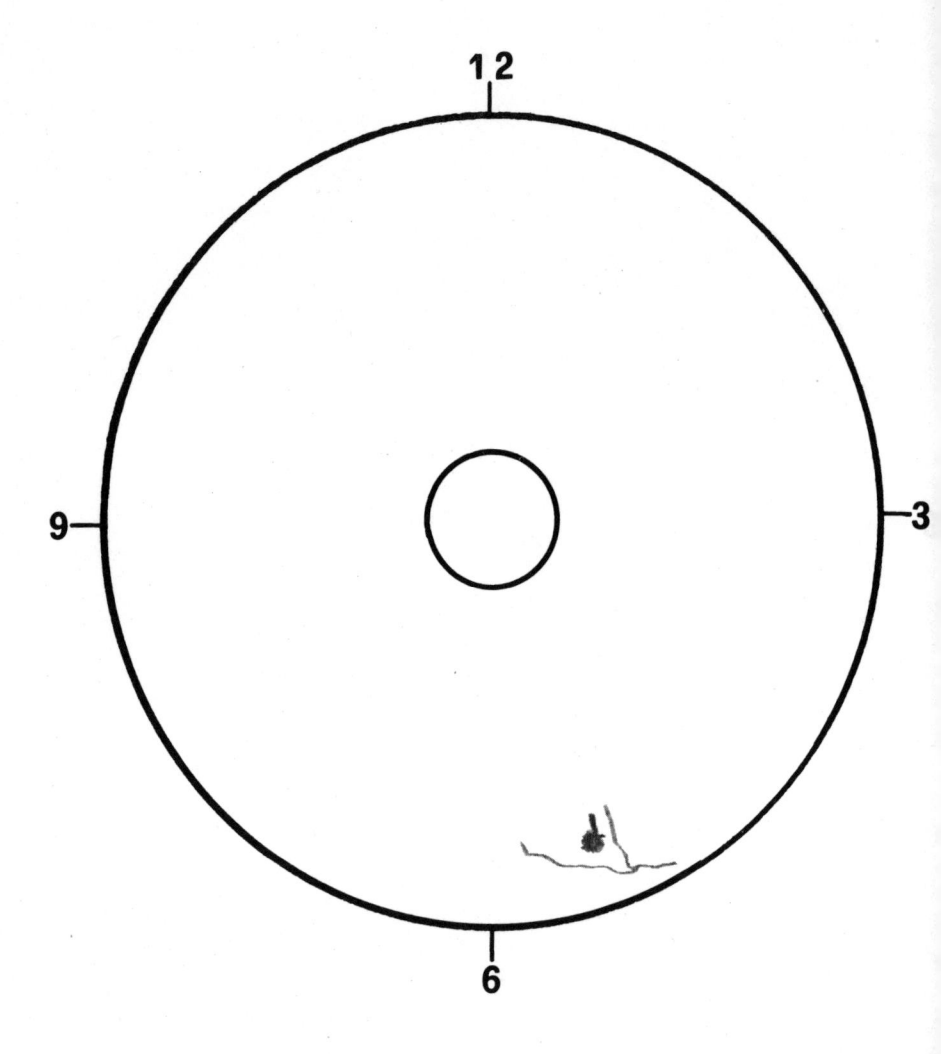

Linke Iris: Krebsverdacht; in G/5 h 25' verstärkte Pigmentation und kleines Defektzeichen mit umlaufender Transversale.

Gebärmutter 1   81

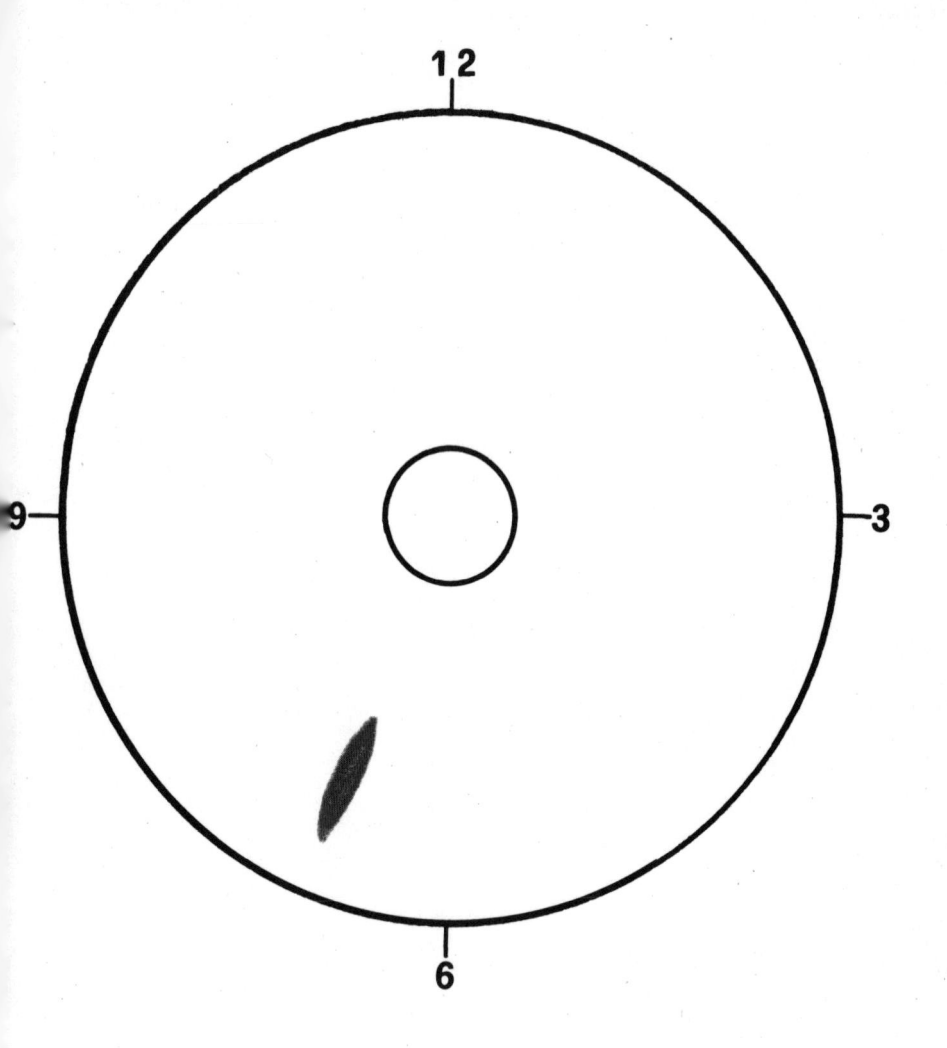

Linke Iris: Schmerzen im Unterleib bei länger andauernden Perioden; größere Lakune bei D-G/6 h 50' im Uterusbereich.

82   *Gebärmutter 2*

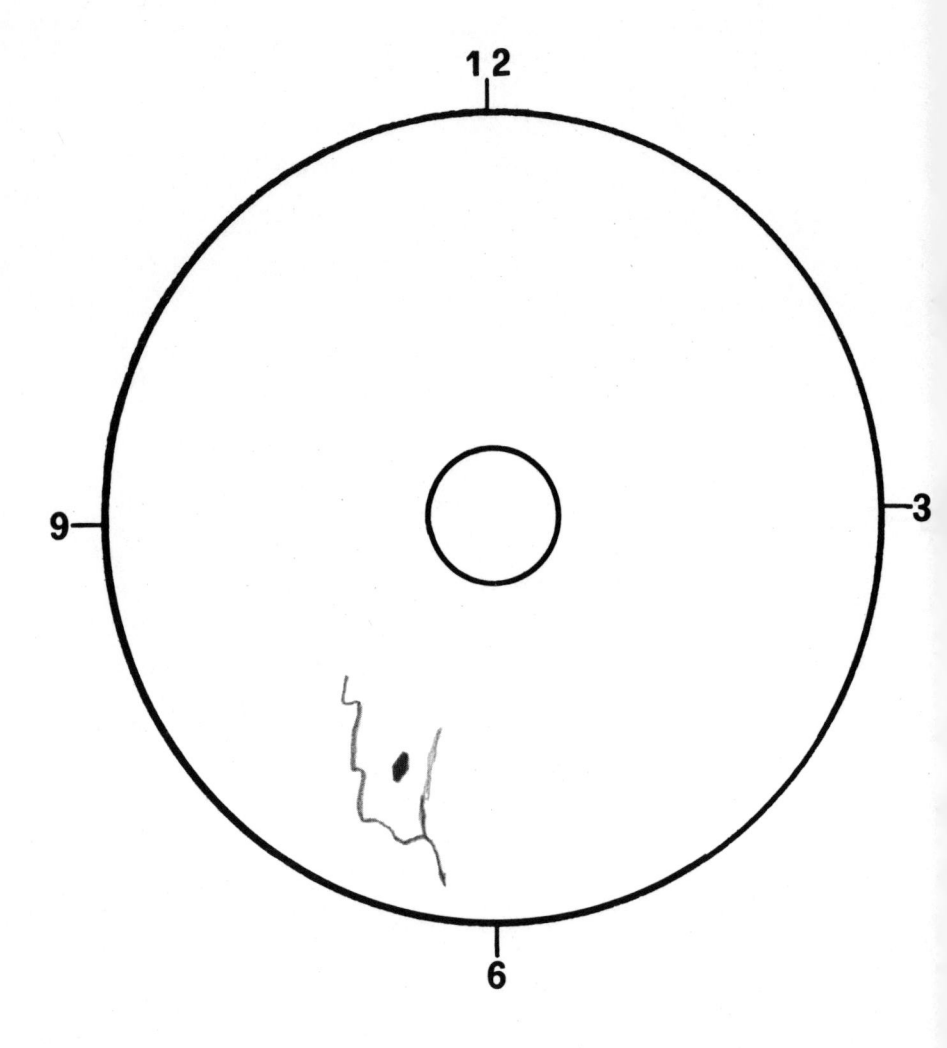

Linke Iris: Rhombenförmiges Defektzeichen bei F/6 h 40' mit einschlie-
ßender Transversale als Zeichen für einen krebshaften Prozeß im Uterusbereich.

Gebärmutter 3   83

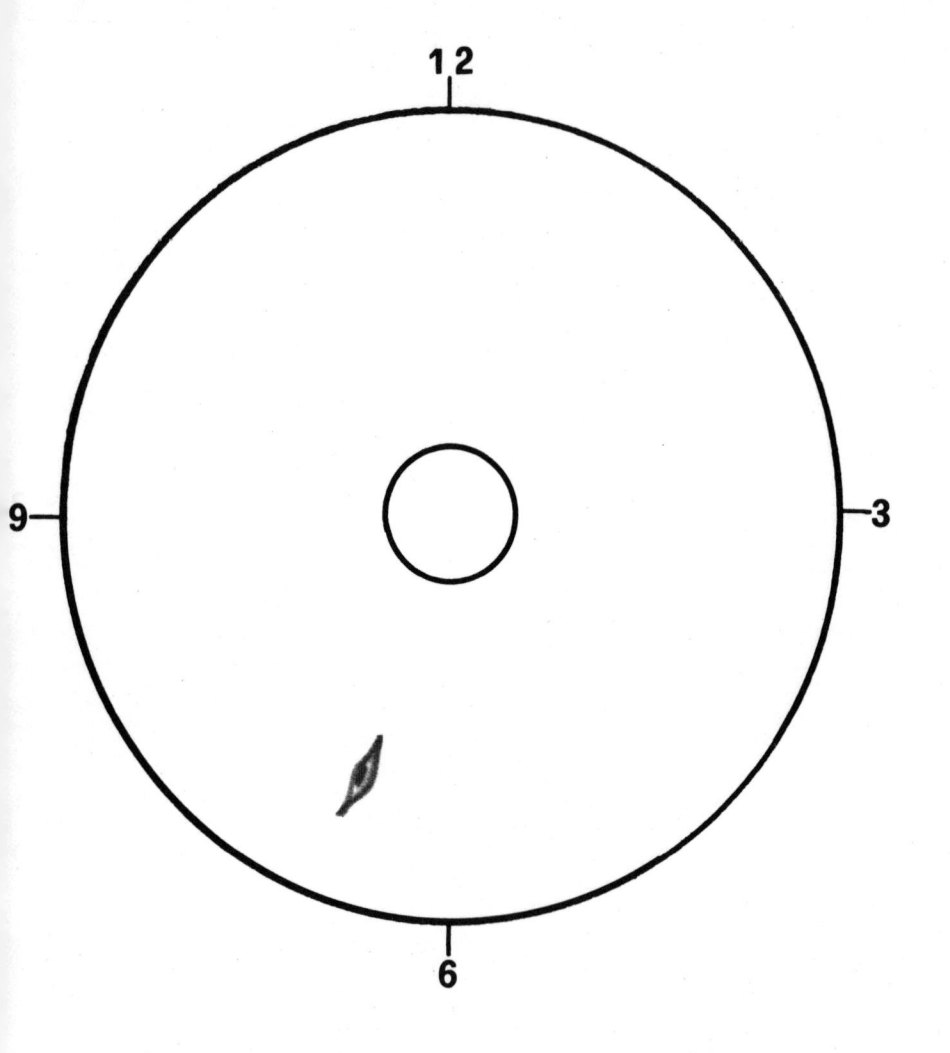

Linke Iris: Stielgeschwulst (Polyp) mit auftretenden Periodenstörungen; Lakune mit eingeschlossenem schwarzen Defektzeichen bei E-F/6 h 40'.

84

Gebärmutter 4

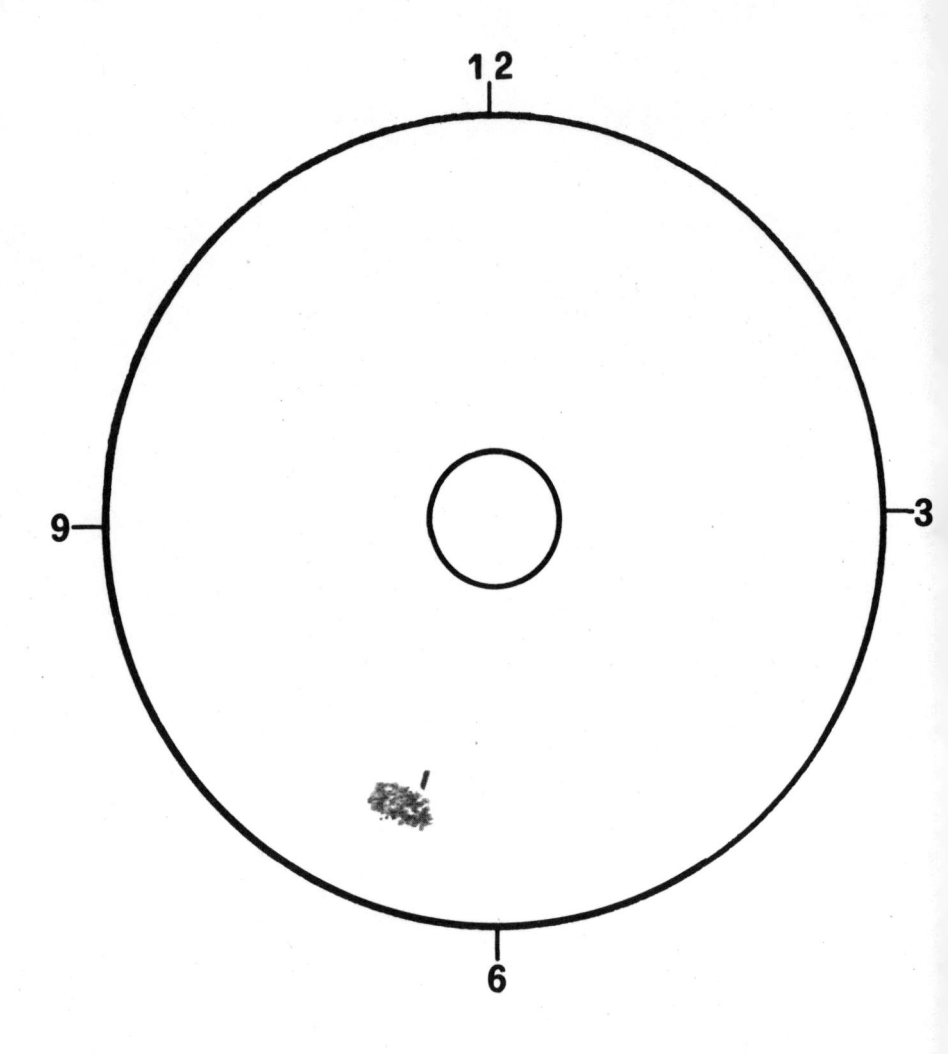

Linke Iris: Gebärmutterkrebs; Defektzeichen im Uterusbereich bei F/
6 h 30' mit umgebender verstärkter Pigmentation bei F/6 h 25' bis 50'.

Eierstock 1

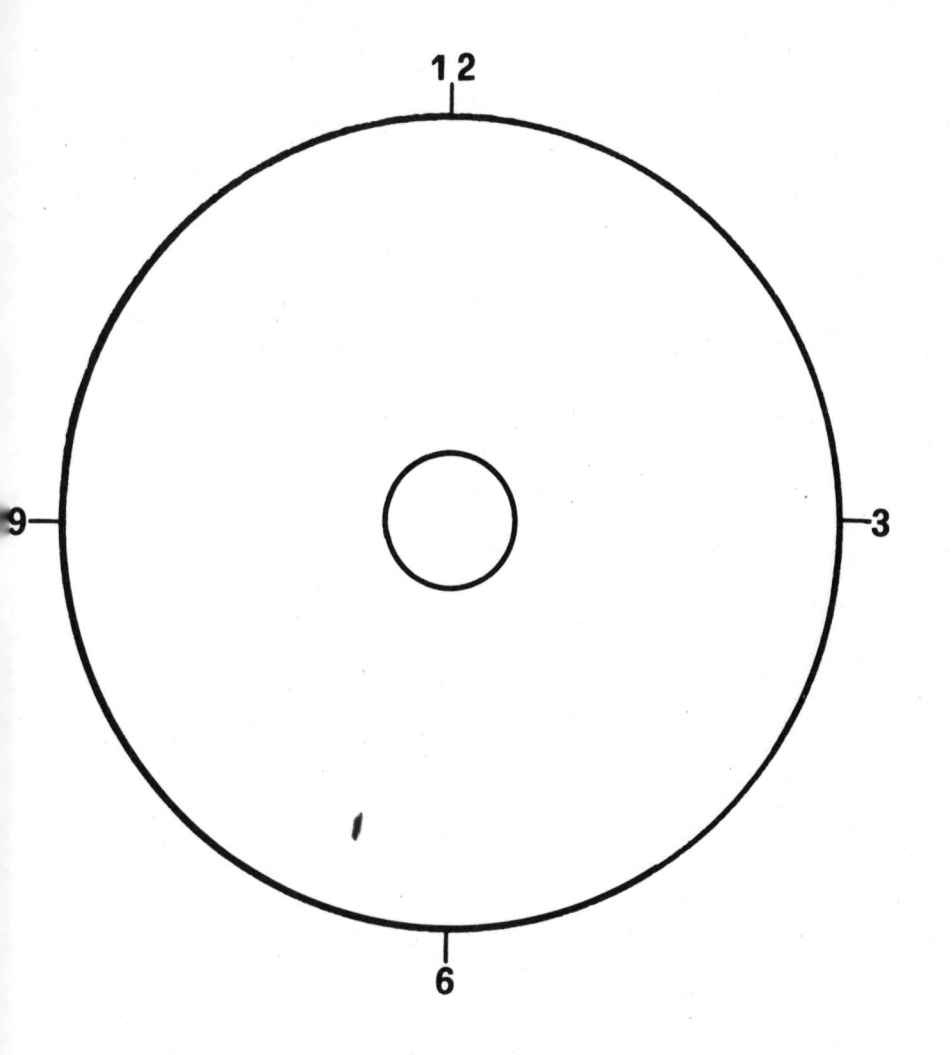

Rechte Iris: Periodenstörungen, Unterleibsbeschwerden, Blutungen; Defektzeichen bei F-G/6 h 35'.

Eierstock 2

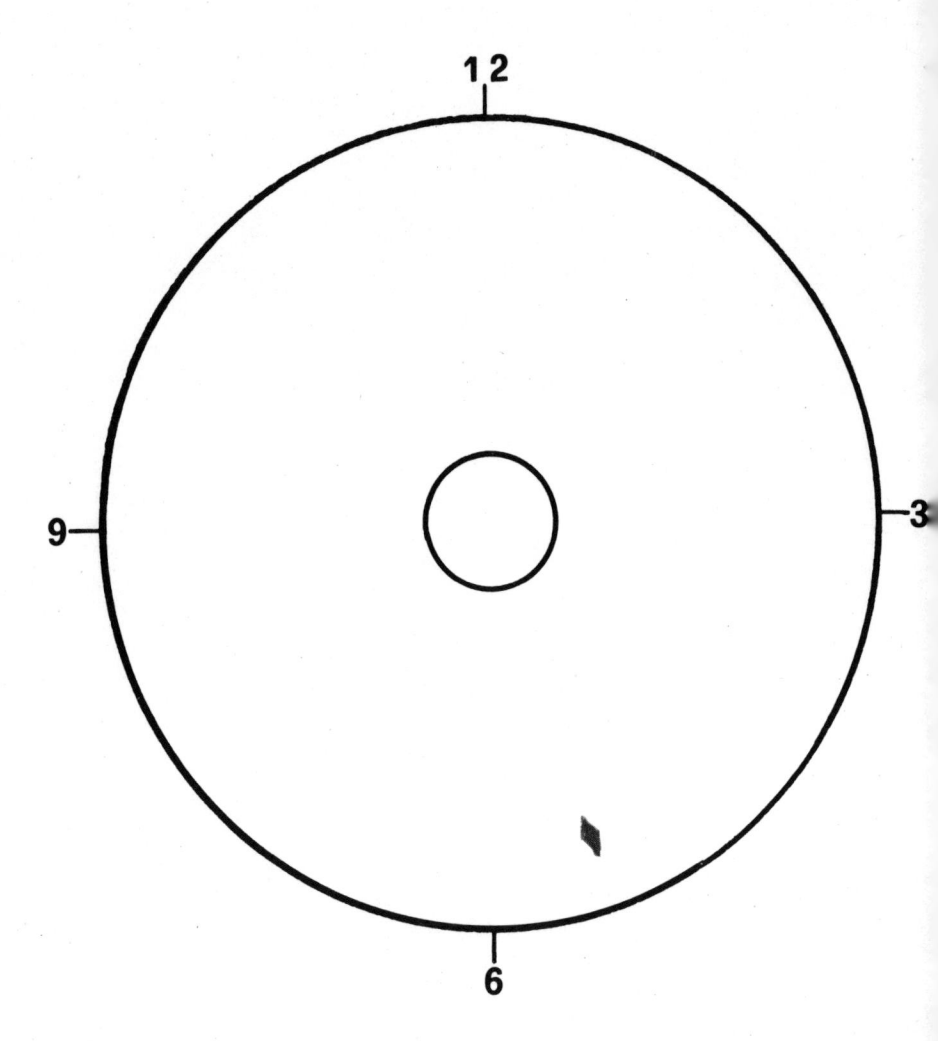

Linke Iris: Tumor im Ovarialbereich; kryptenförmiges Defektzeichen bei F-G/5 h 25'.

Eierstock 3

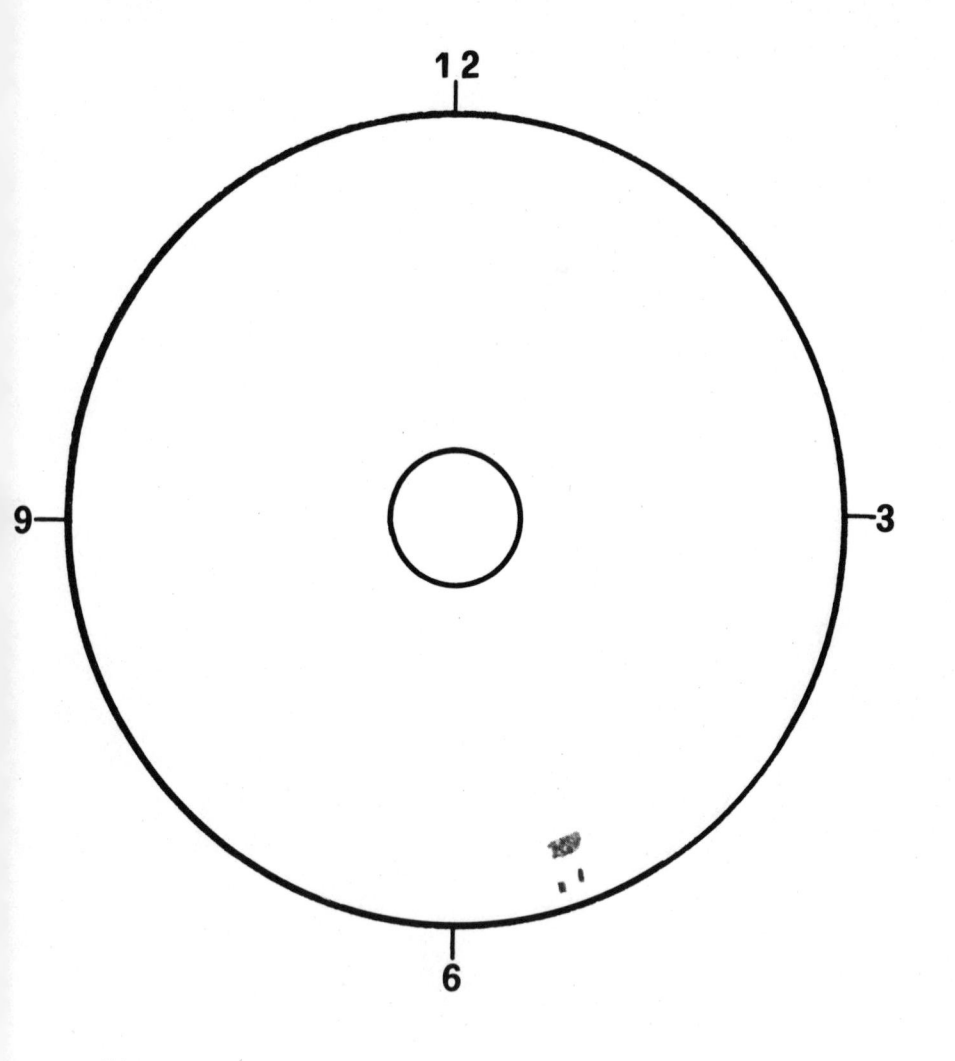

Linke Iris: Zyklusstörungen mit Blutungen; bei 5 h 20' bis 30' zwei Defektzeichen im Weitring H und verstärkte Pigmentation zwischen G-H.

88   *Lunge 1*

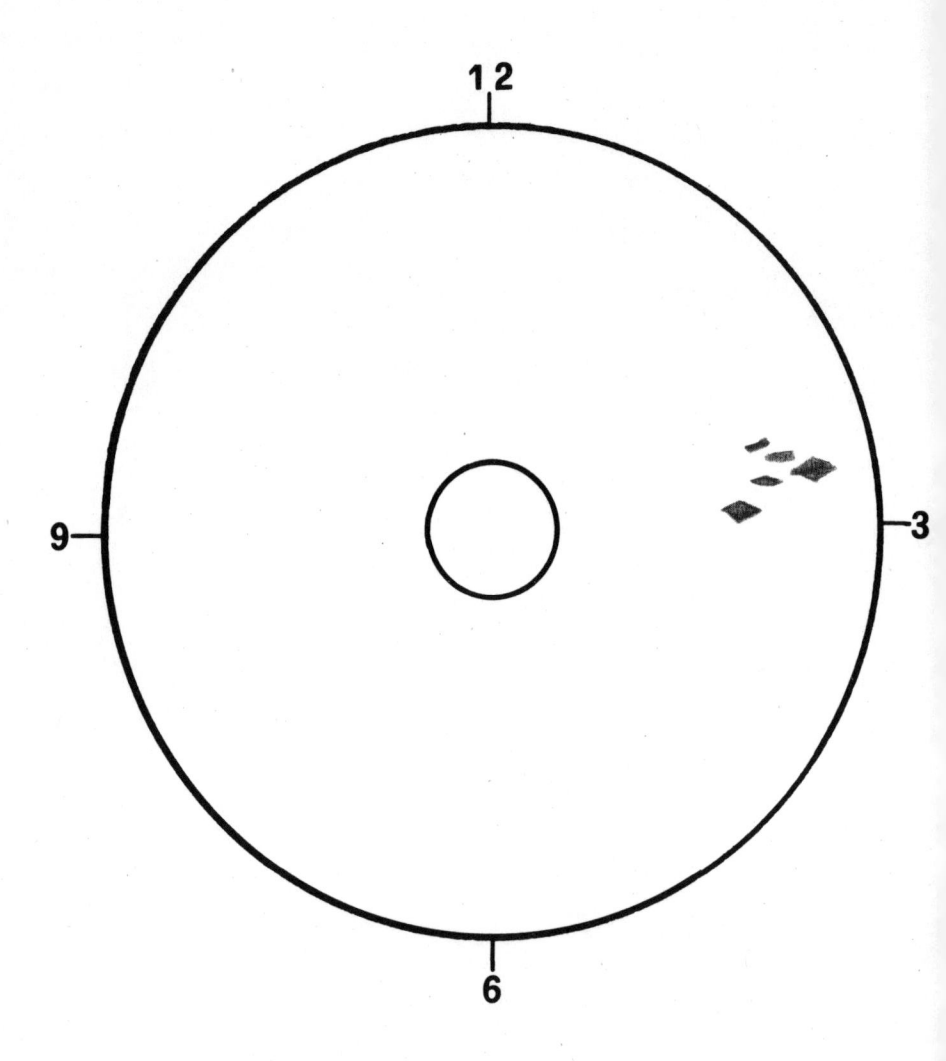

Linke Iris: Tbc der linken Lunge; rhombenförmige Krypten und Defektzeichen bei E-H/2 h 20' bis 3 h.

Lunge 2   89

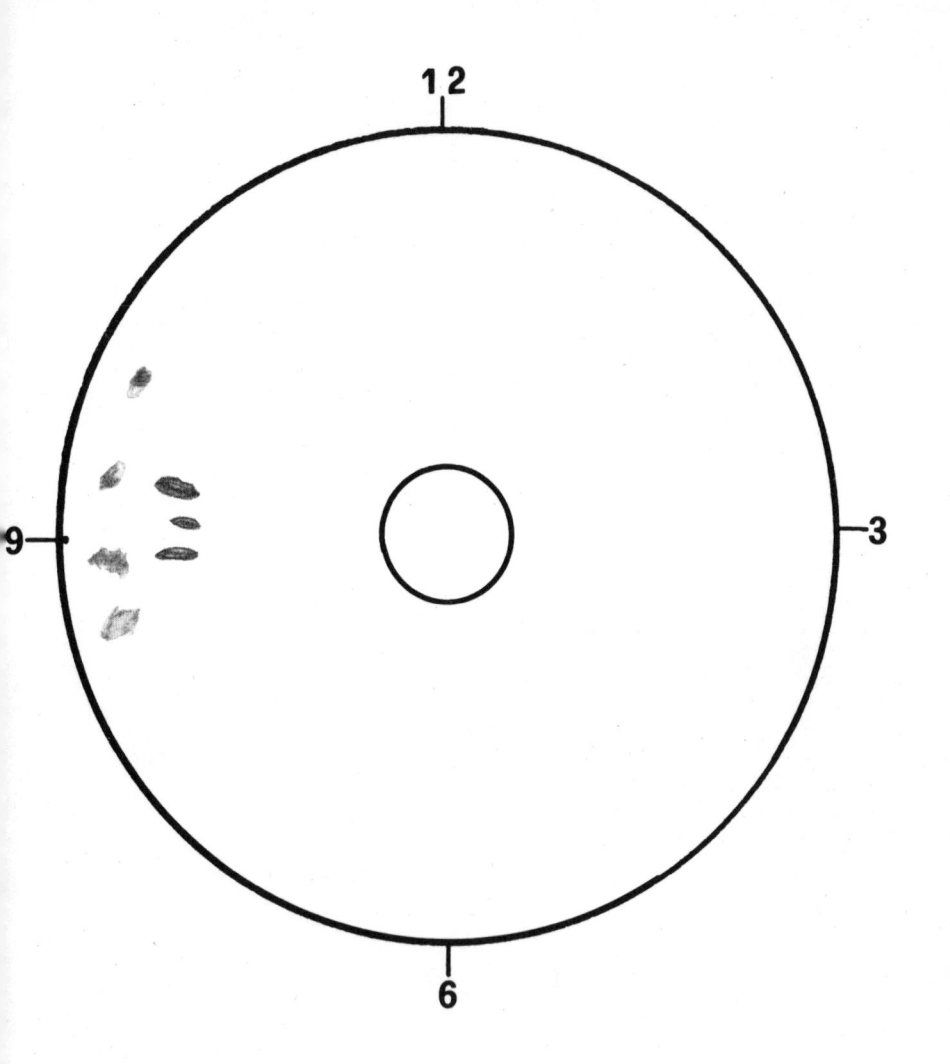

Rechte Iris: Tbc der rechten Lunge; drei Lakunen in F/8 h 50' bis 9 h 20'
und weiße Flecken im äußeren Ciliarfeld (Noxen) bei G-H/8 h 30'
bis 10 h.

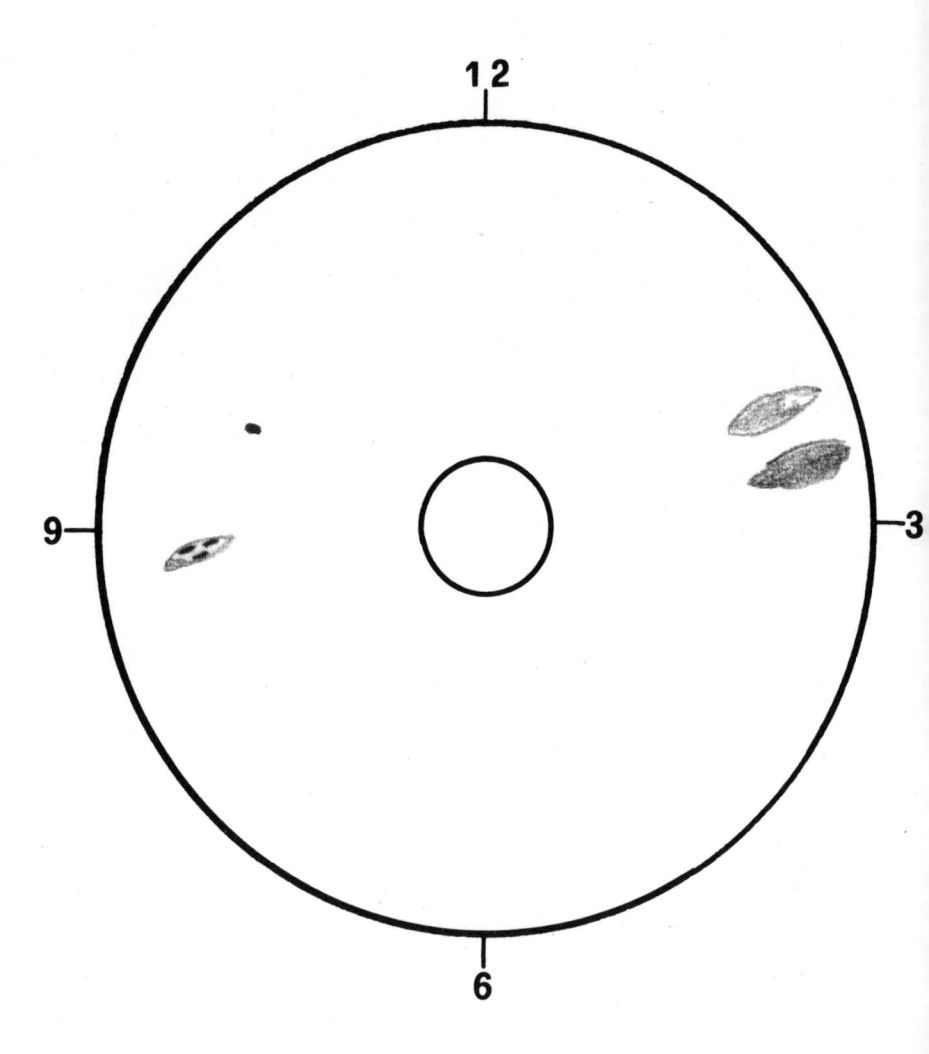

Linke Iris: Asthma-Bronchitis nach früherer Rippenfellentzündung; 2 Lakunen bei F-H/2 h 20' und 2 h 40', ferner ein Lakunenzeichen mit drei Defektzeichen im Bereich der Luftröhre bei F-G/8 h 50' bis 9 h und einem weiteren Defektzeichen im Rachen-Kehlkopfbereich bei E-F/9 h 40'.

Lunge 4   91

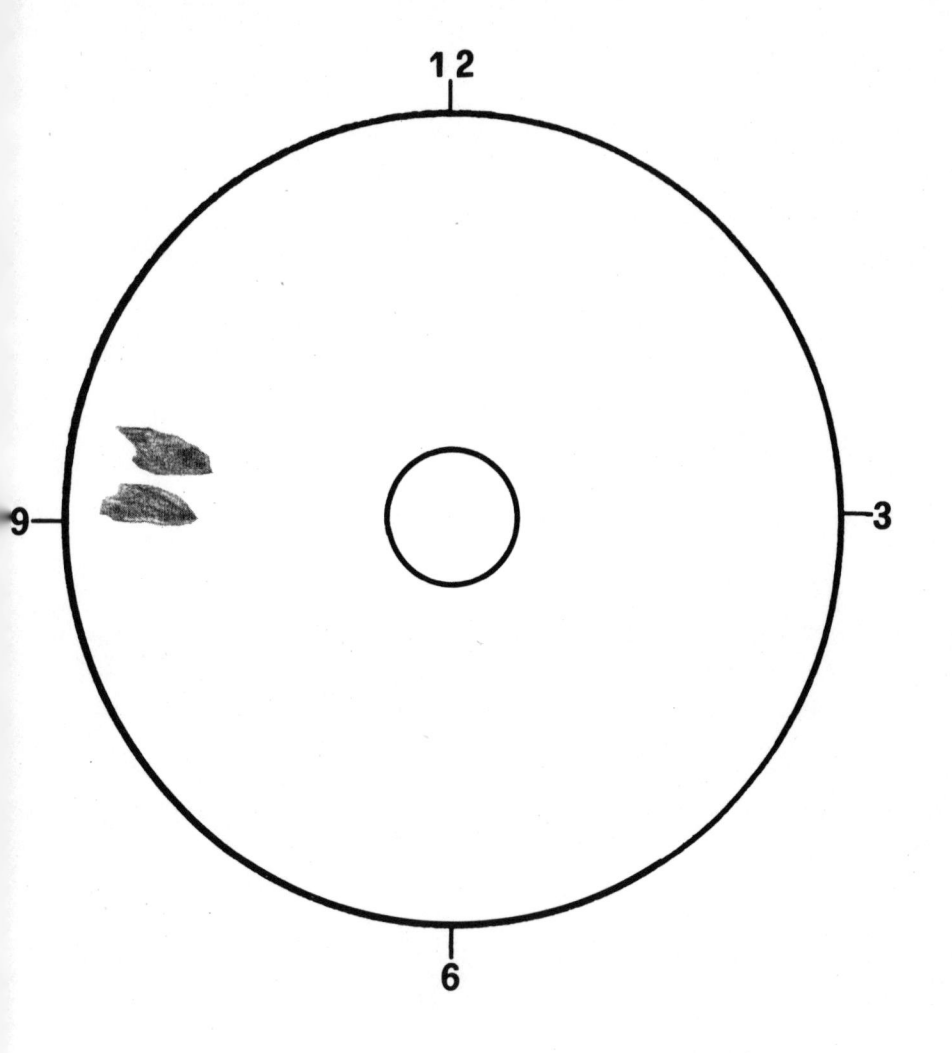

Rechte Iris: Asthmatische Beschwerden; 2 offene Lakunen bei F-H/9 h bis
9 h 30'.

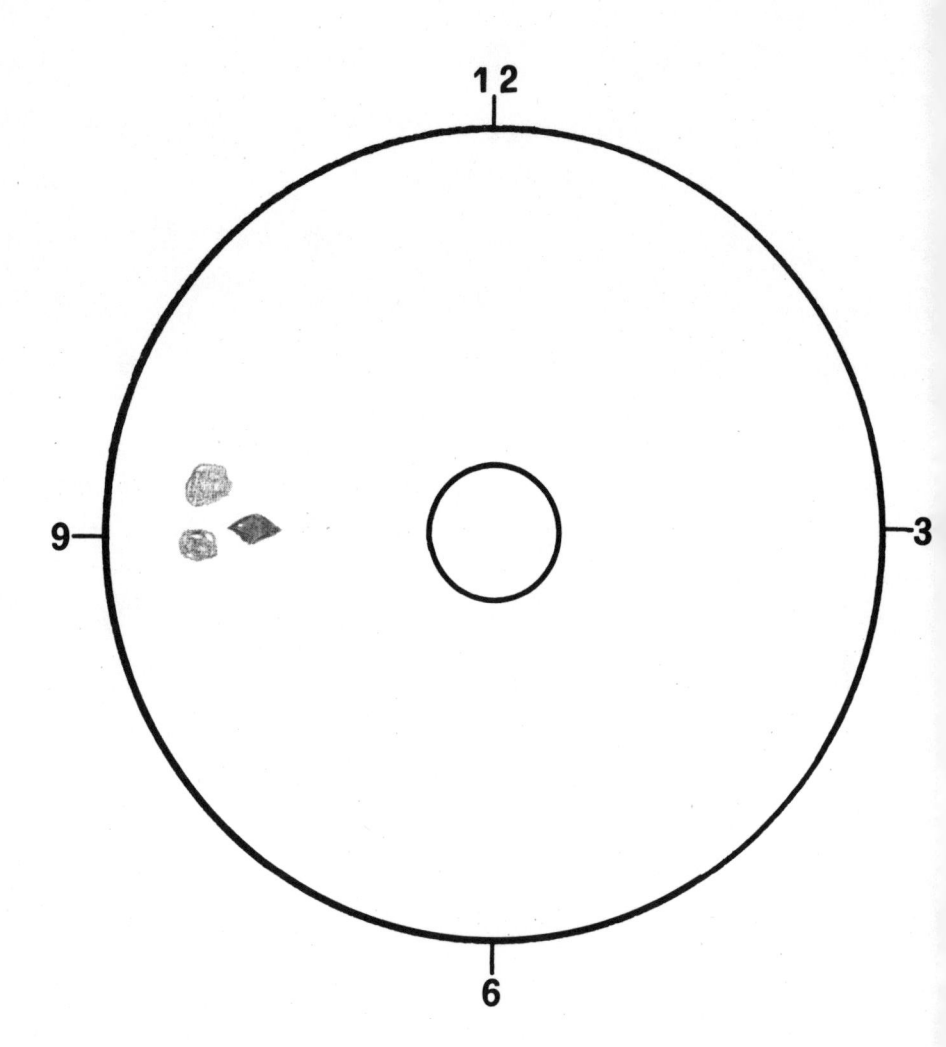

Rechte Iris: Rechtsseitige Lungentuberkulose; kryptenförmige Lakune bei E-F/9 h und 2 geschlossene Verschattungen bei F/8 h 50' bis 9 h 20'.

Lunge 6

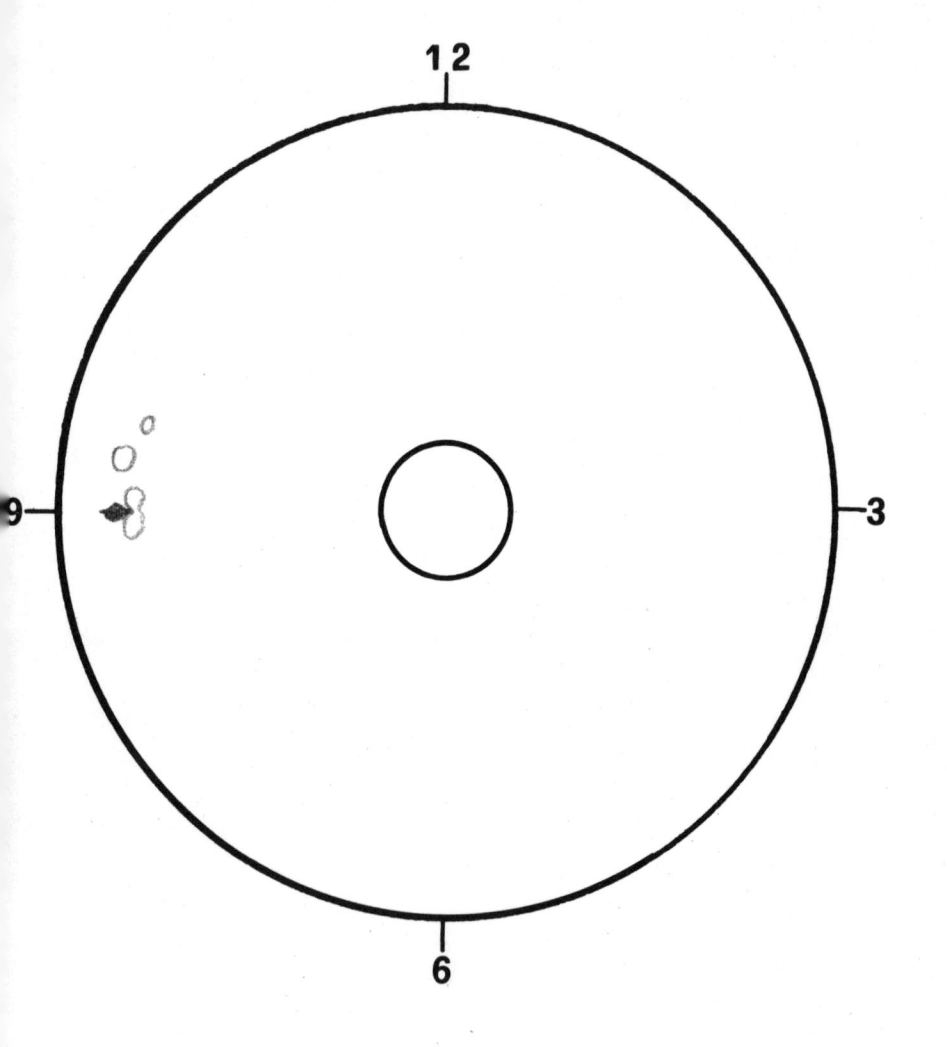

Rechte Iris: Bronchialasthma (allergisch); kleine helle Aufflockungen (Wattebäuschchen) bei G/8 h 50' bis 9 h 30' mit einem rhombischen kleinen Defektzeichen bei 9 h.

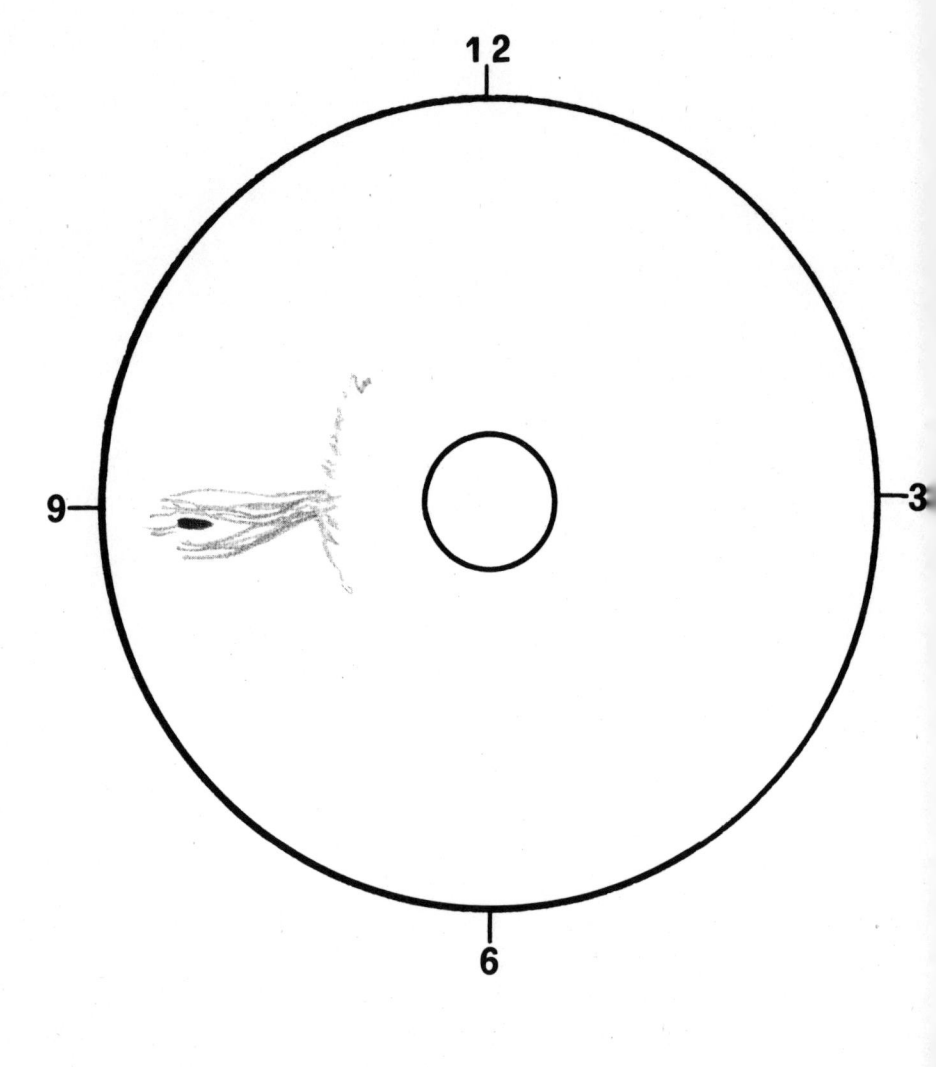

Rechte Iris: Silikose (Staublunge); Defektzeichen bei F/8 h 55' im rechten unteren Lungenfeld mit ungewöhnlicher Farbzeichnung über die Iriskrause hinaus (D-G).

Lunge 8

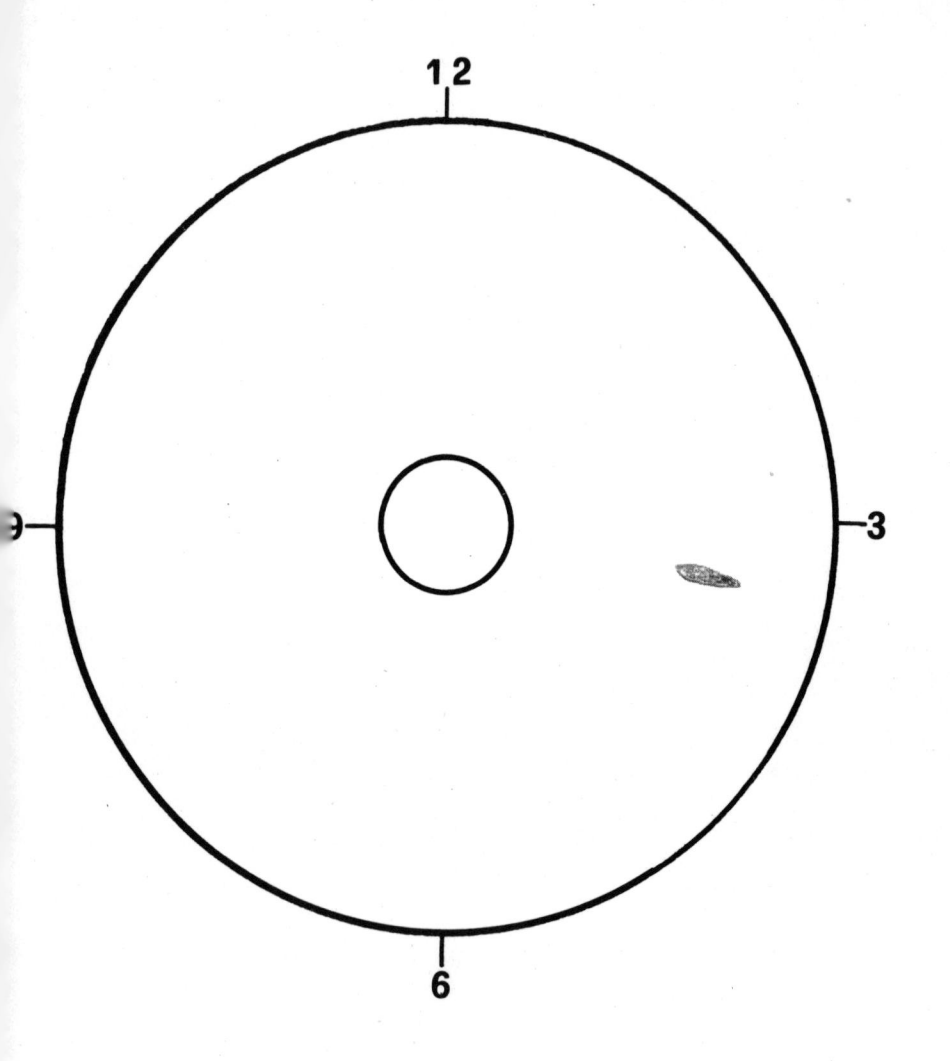

Linke Iris: Rippenfellentzündung; Lakune bei E-F/3 h 20'.

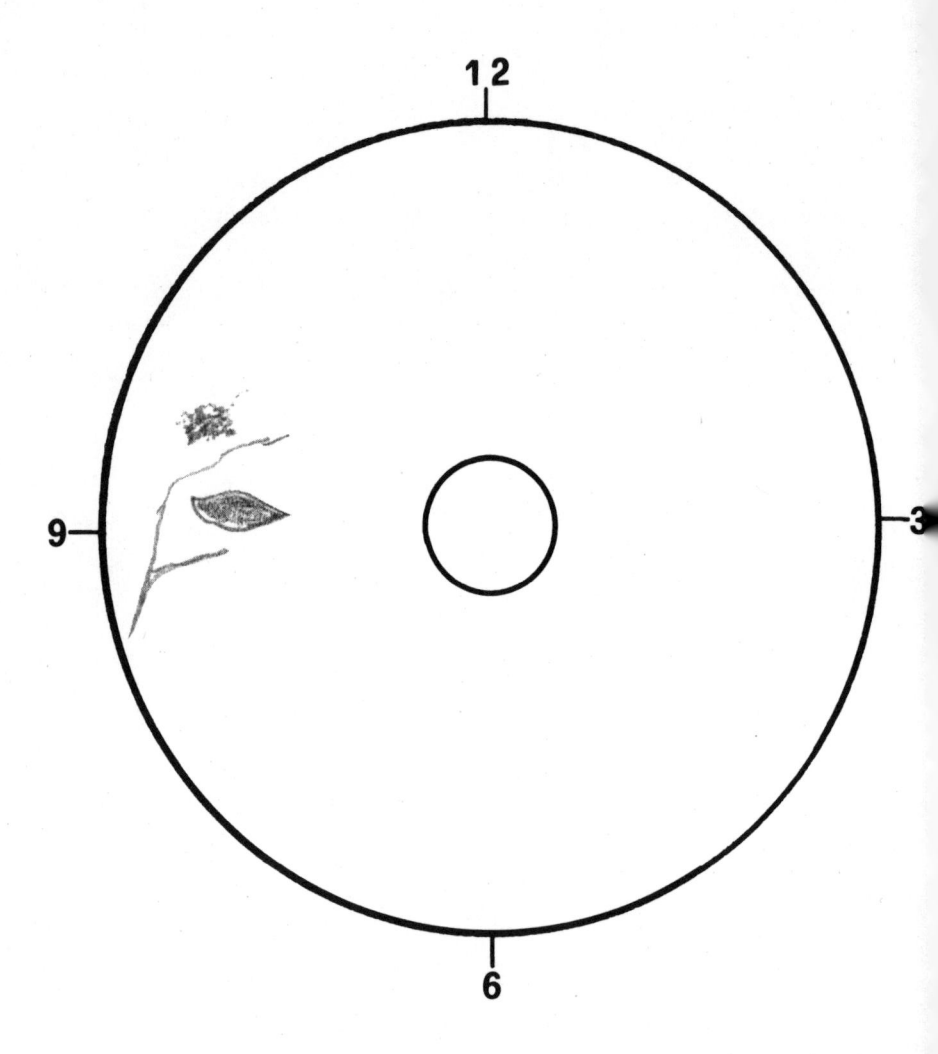

Rechte Iris: Lungentumor; größere Lakune bei D-F/9 h mit umfassenden Transversalen und starker Pigmentation bei F-G/9 h 30' bis 50'.

Lunge 10

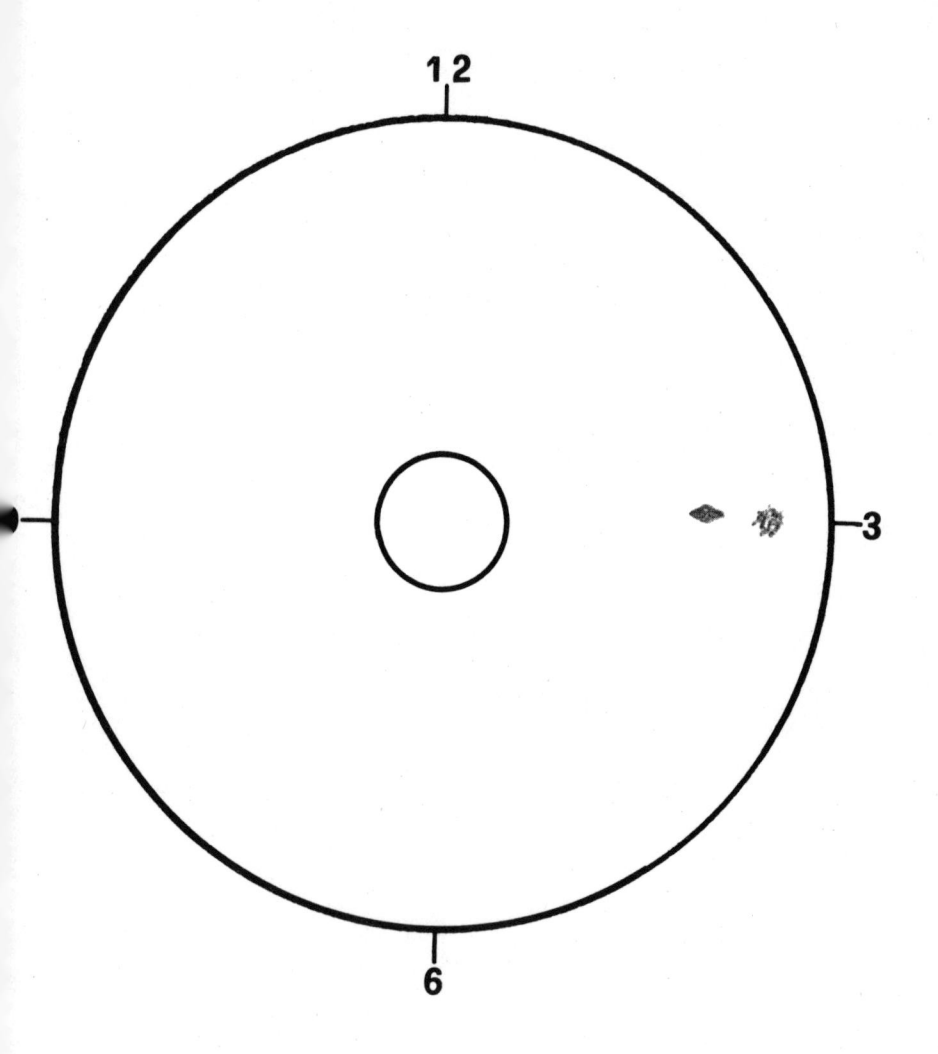

Linke Iris: Drüsengeschwulst im linken unteren Vorderlappen; kryptenförmiges Defektzeichen bei F/2 h 55' mit vorgelagertem Pigmentfeld bei
G/3 h.

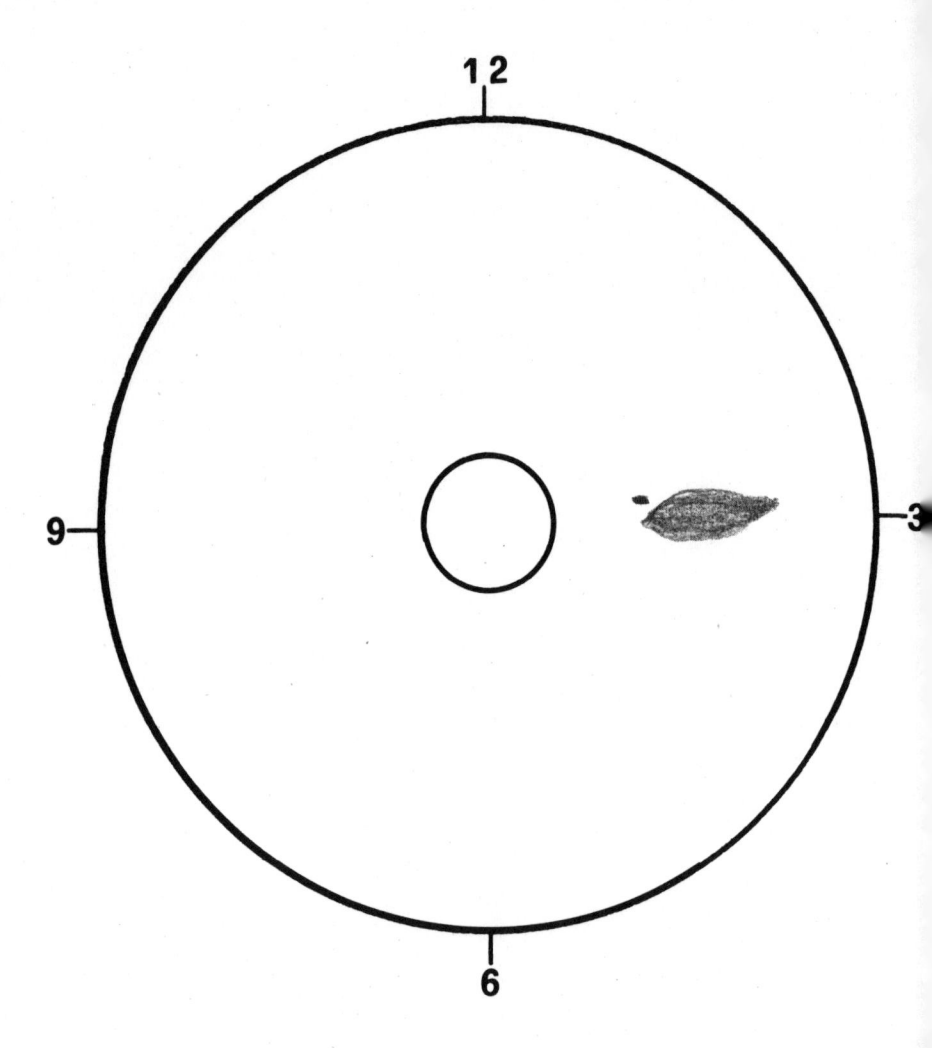

Linke Iris: Herzgrubenschmerz mit Atemnot als Schwächezeichen; große Lakune bei C-F/3 h und stumpfes Defektzeichen bei C/2 h 55'.

Herz 2

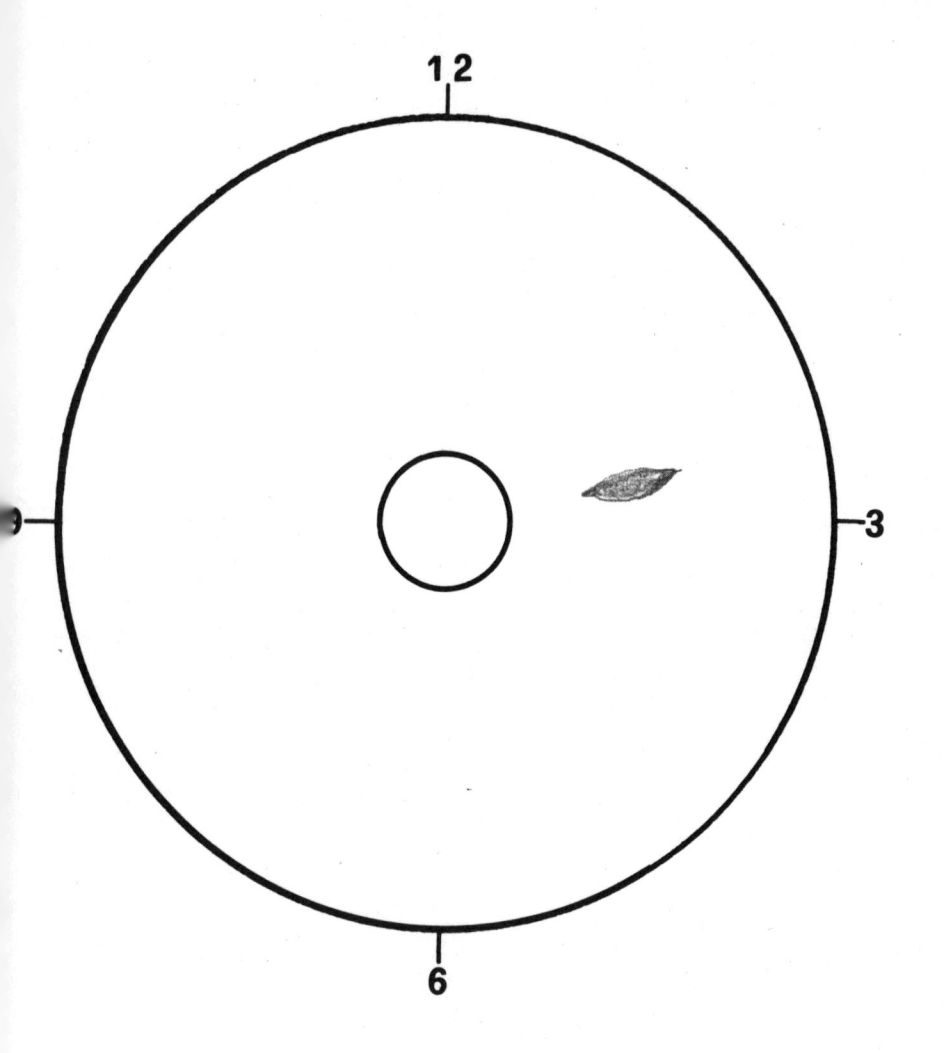

Linke Iris: Nervöse Herzbeschwerden mit Ausstrahlung in den linken Brustraum; geschlossene Herzlakune bei C-E/2 h 40'.

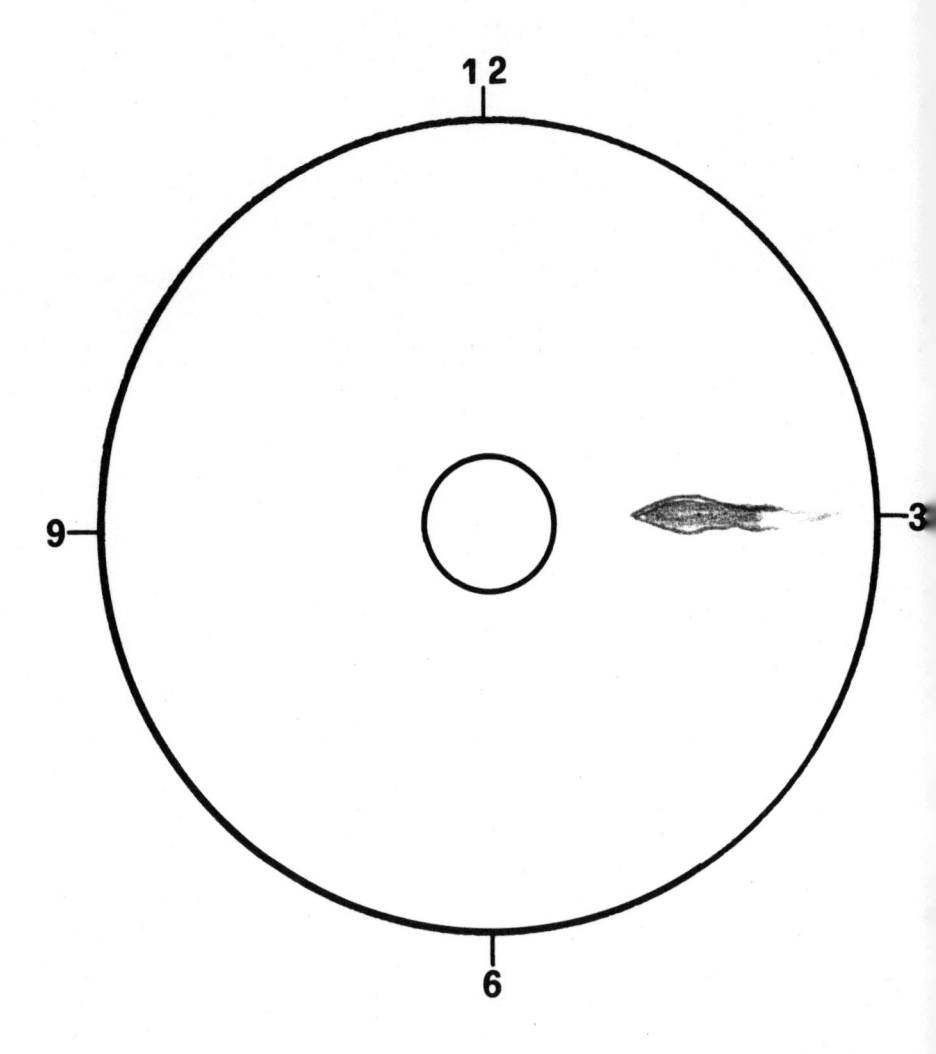

Linke Iris: Plötzlicher Herzanfall mit eingetretener Bewußtlosigkeit nach großer Aufregung; offene Spitzlakune bei C-F/3 h.

Herz 4   101

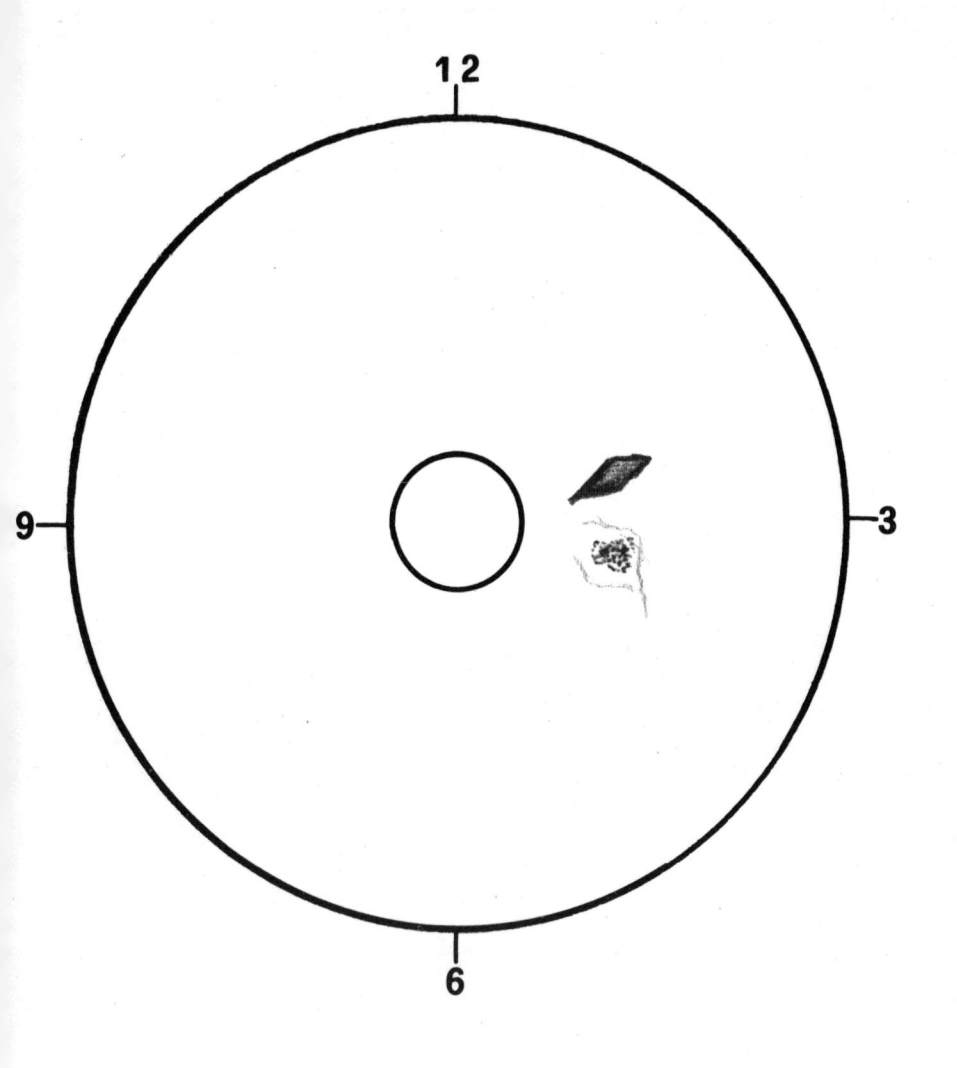

Linke Iris: Herzklappenfehler, Herzmuskelschwäche links; kryptenförmige Lakune bei B-D/2 h 30' und Pigmentation bei 3 h 30', einschließende
Transversale.

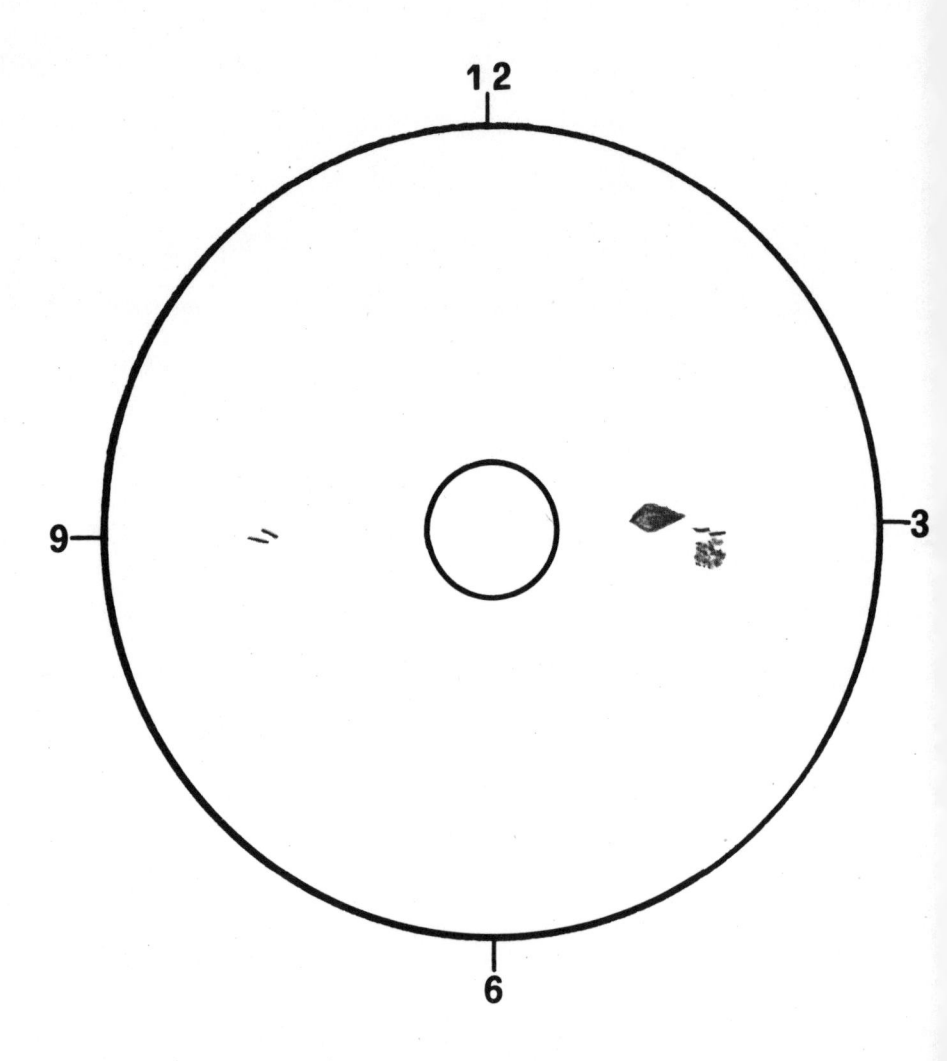

Linke Iris: Herzbeschwerden mit Herzjagen nach Anstrengungen bei Atemnot und leicht bläulich gefärbten Lippen; kryptenförmige Lakune bei C-D/2 h 55', Defektzeichen bei D-E/3 h und verstärkte Pigmentation bei D-E/3 h 10'; Beeinflussung durch die Schilddrüse mit Defektzeichen bei E/9 h.

Herz 6

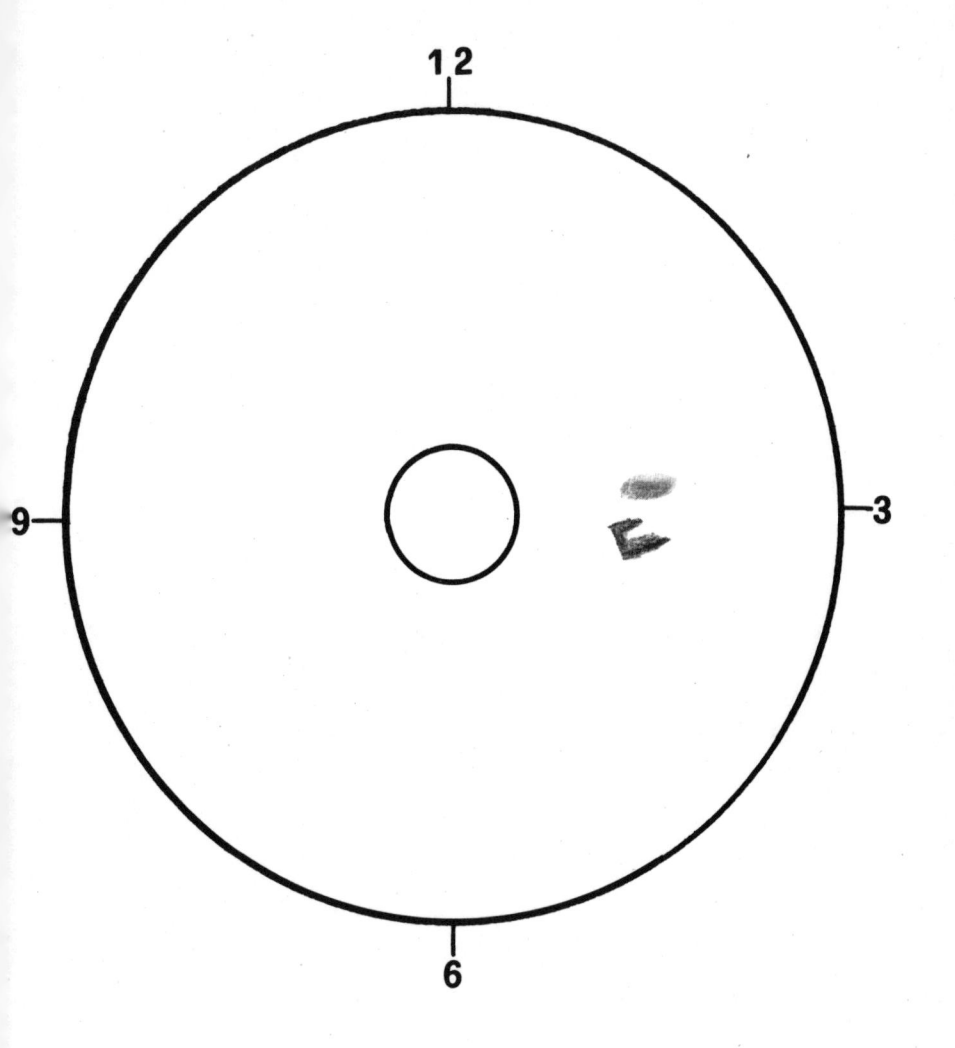

Linke Iris: Heftige Schmerzen bei erhöhtem Blutdruck; graue Schliere bei
2 h 55' spricht für eine Schädigung des Herzmuskels; die defekte kryptenförmige Lakune bei D/3 h bis 3 h 20' zeigt eine alte Hinterwand-Infarkt-
narbe.

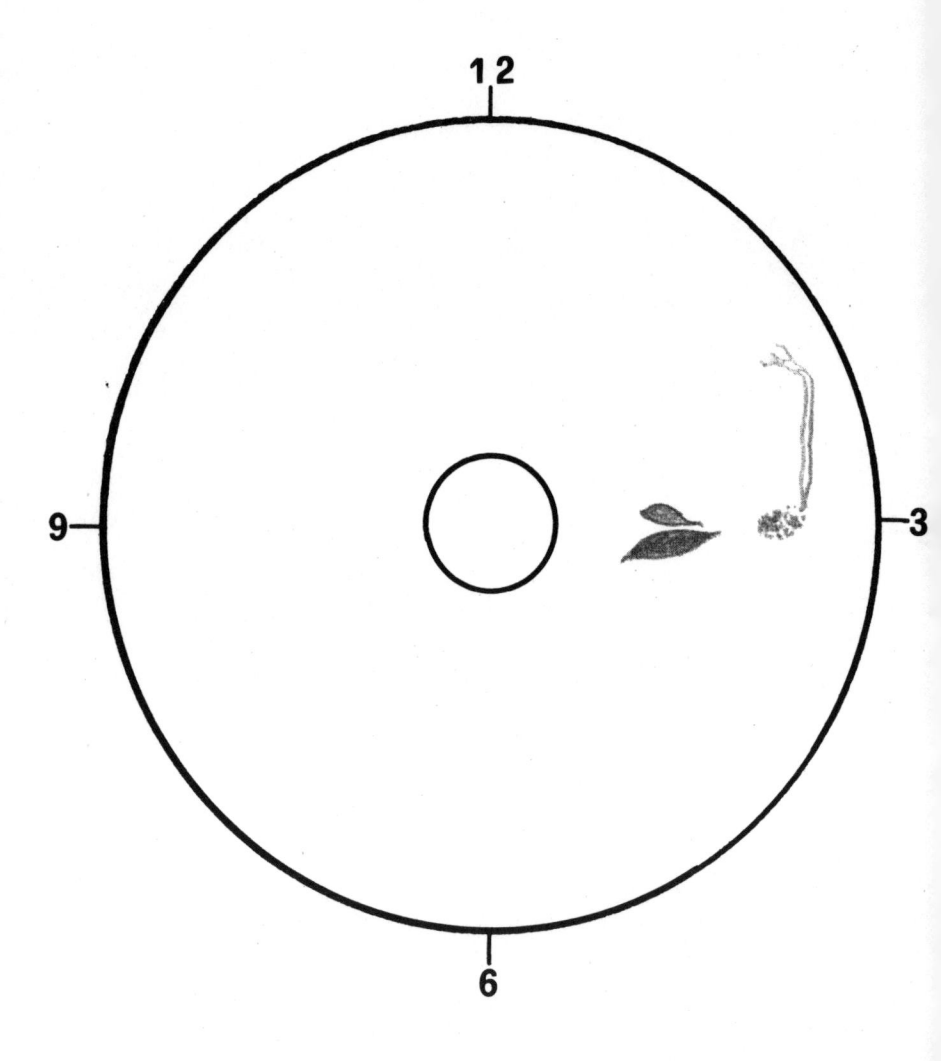

Linke Iris: Herzschmerzen und Kreislaufbeschwerden; 2 Lakunen bei C-D/2 h 55' bis 3 h 20' mit vorgelagertem Pigmentfeld bei F/3 h. Eine Transversale verläuft zu diesem Herd.

Herz 8

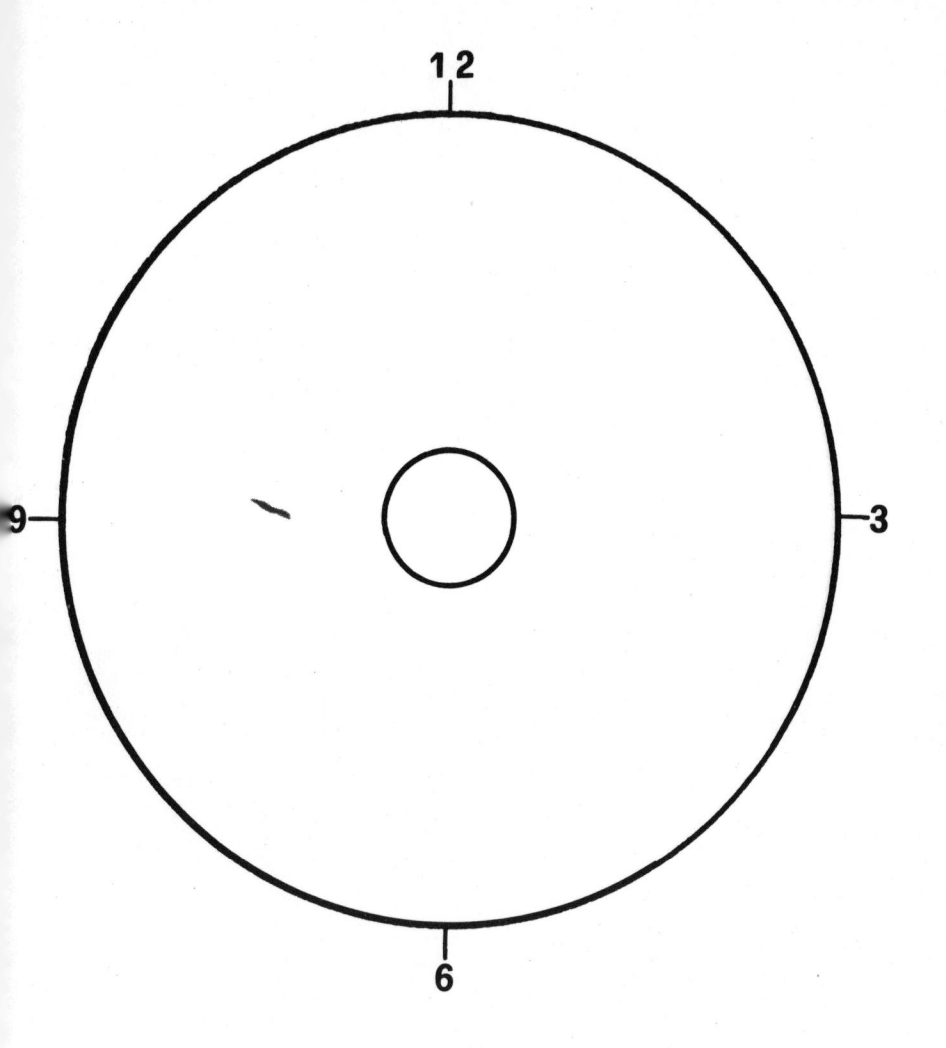

Rechte Iris: Defektzeichen im Aortenbogen bei D/9 h bis 9 h 10'.

106   *Zähne 1*

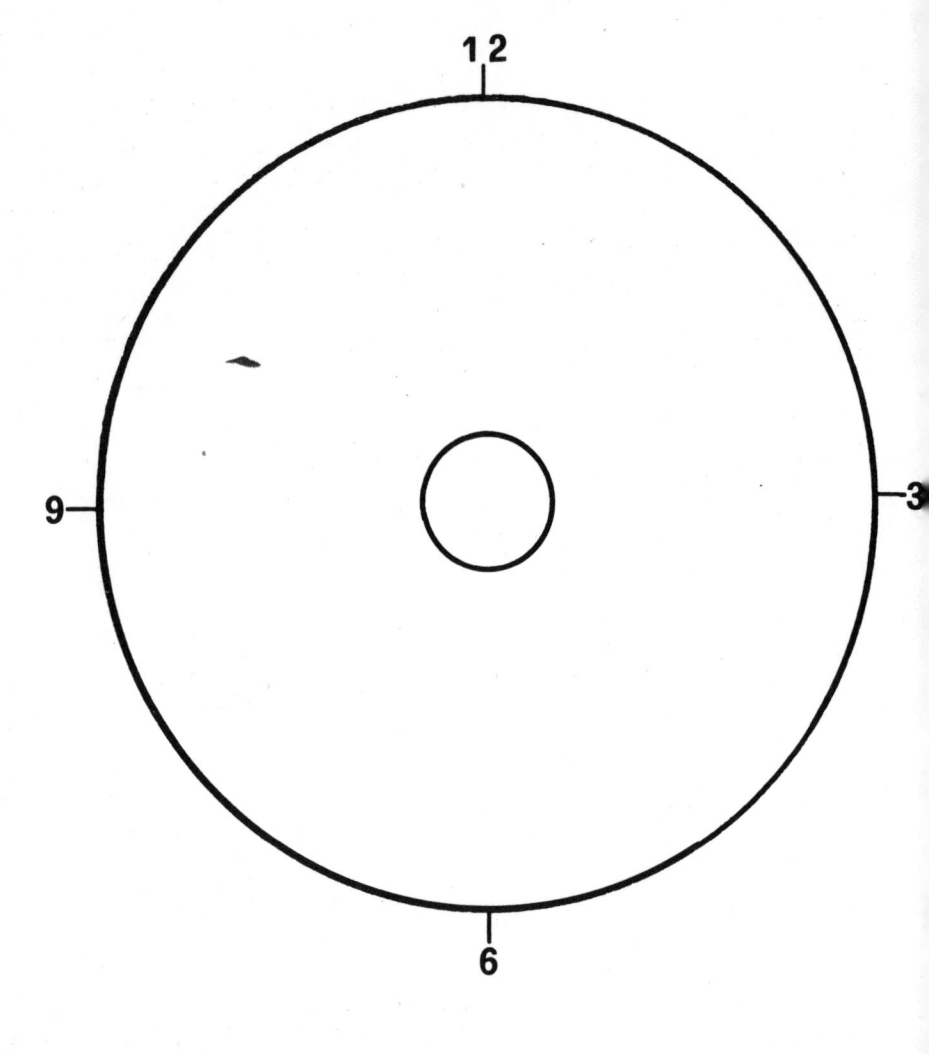

Rechte Iris: Kopfschmerzen bei entzündlichem Herd der Backenzähne rechts; Defektzeichen bei F/10 h.

Zähne 2 107

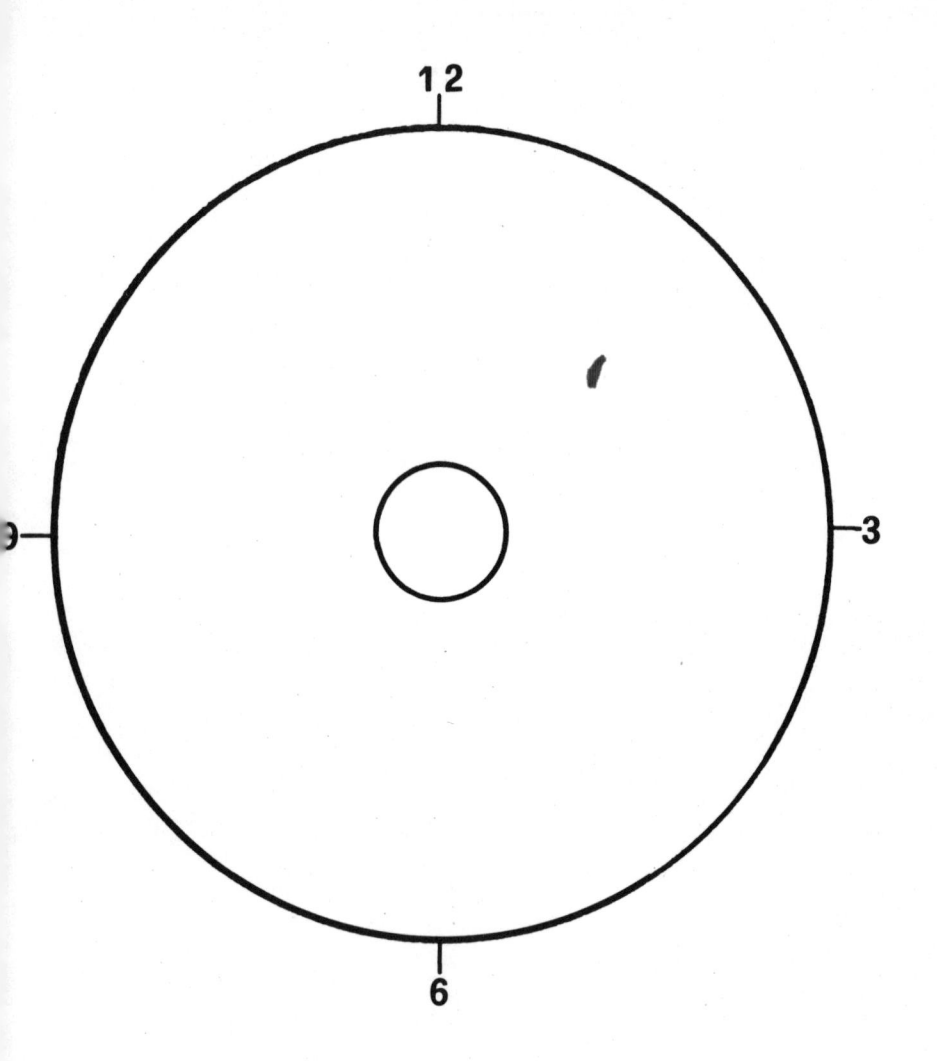

Linke Iris: Geschwür oberhalb der Schneidezähne; Defektzeichen in D-E/1 h 30'.

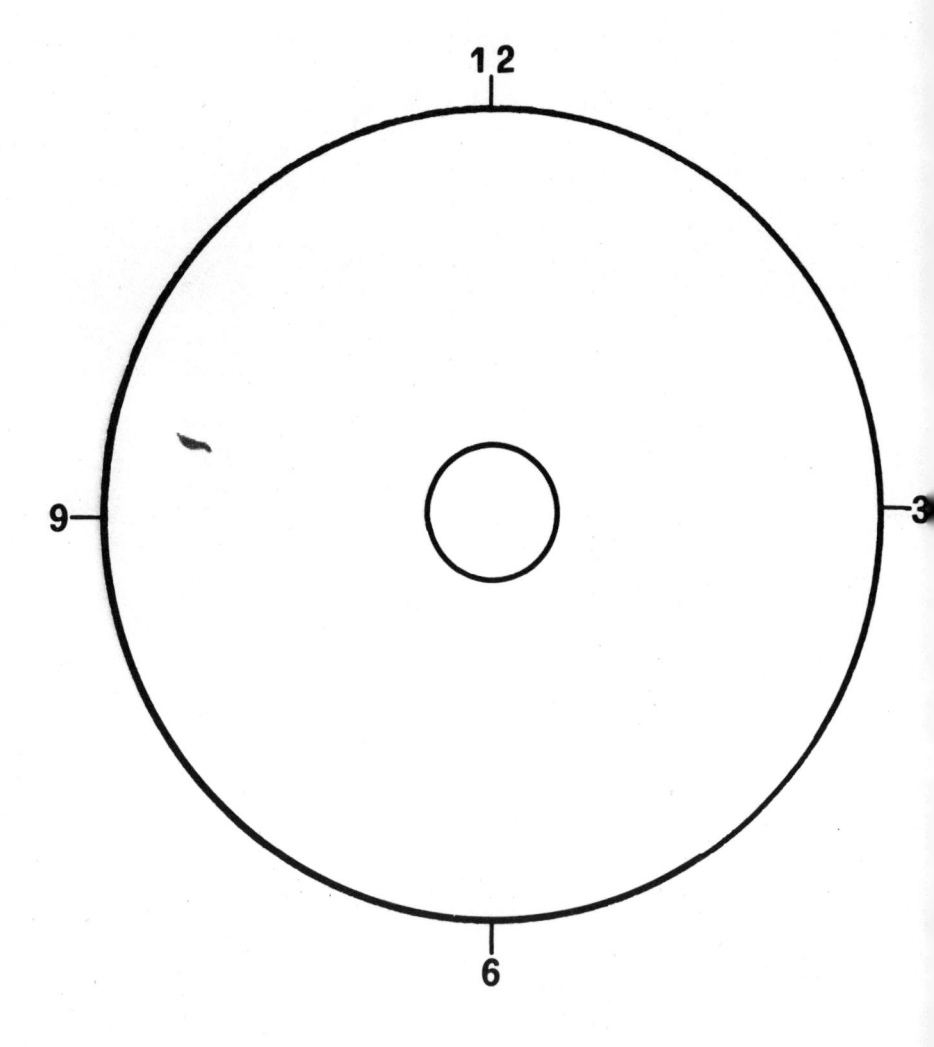

Linke Iris: Parodontose des Unterkiefers; lakunenförmiges Defektzei-chen bei F-G/9 h 25'.

Ohr 1   109

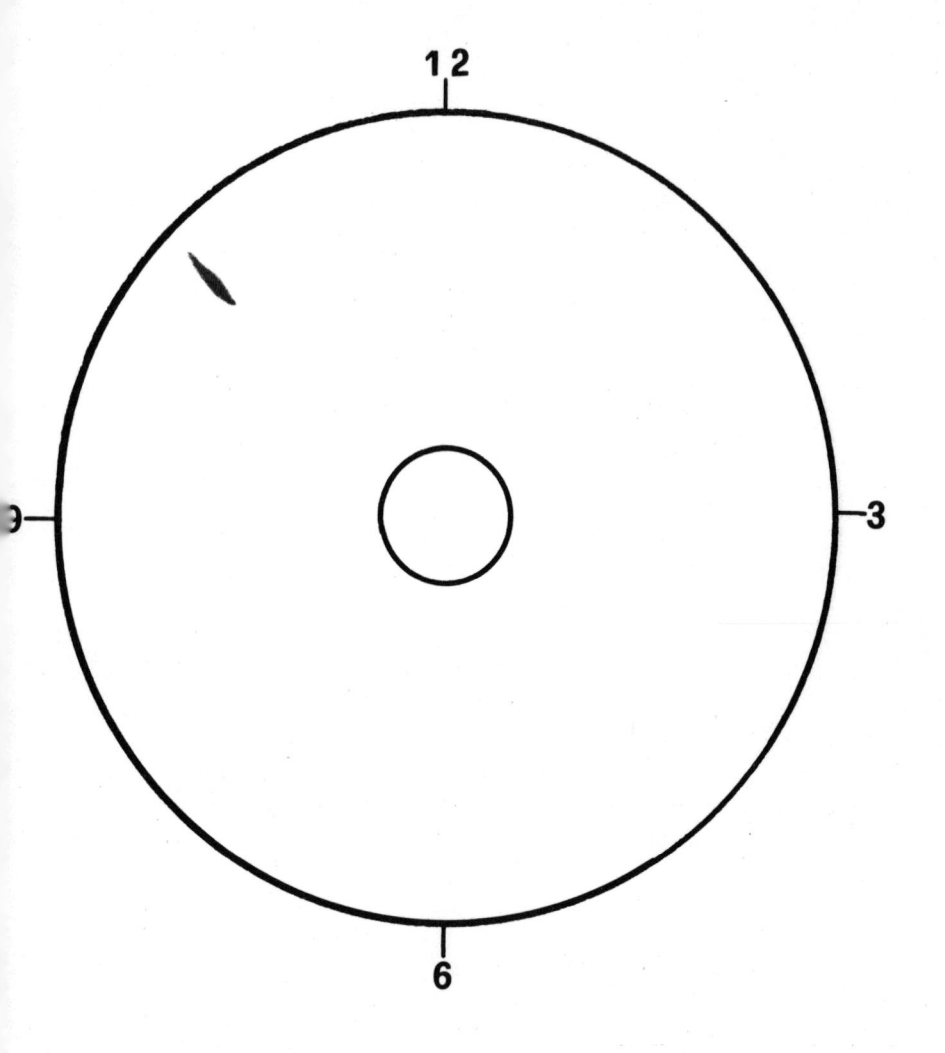

Rechte Iris: Chronische Mittelohrentzündung; lakunenförmiges Defektzeichen bei F-H/10 h 30'.

110   *Ohr 2*

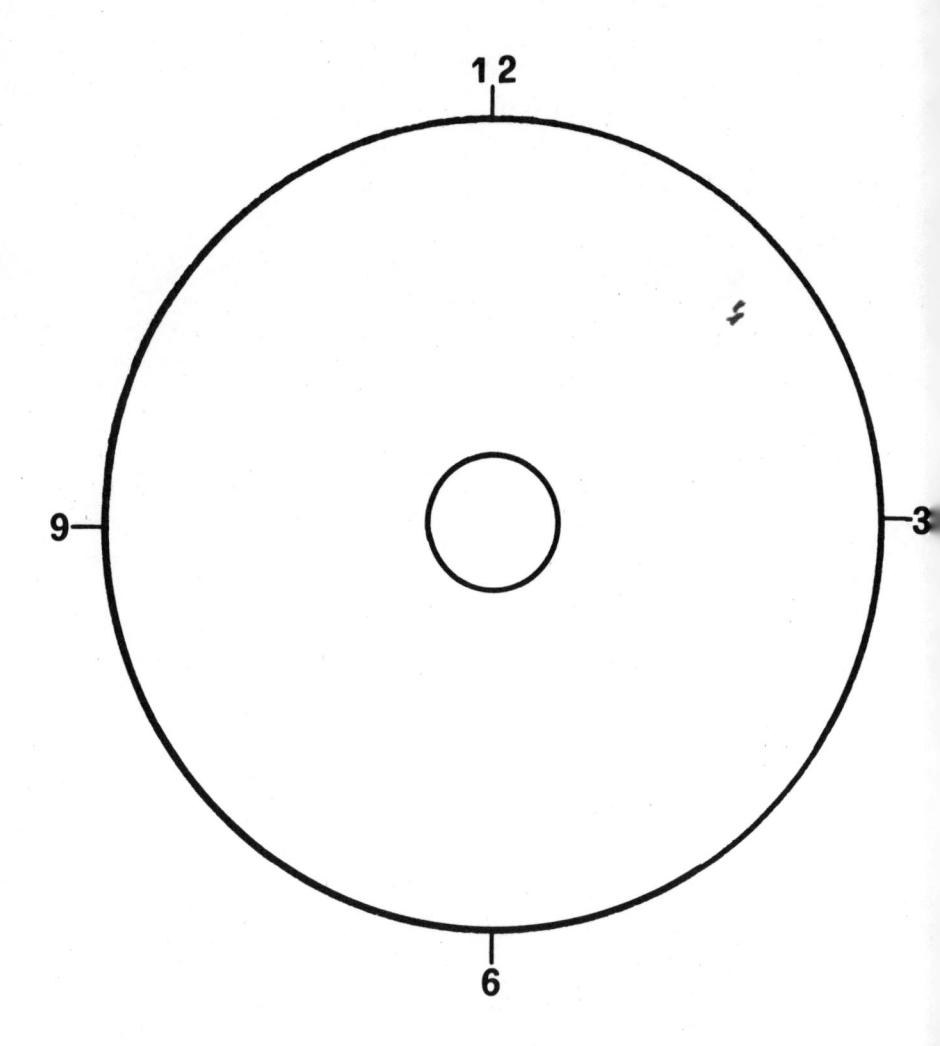

Linke Iris: Entzündlicher Prozeß mit Trommelfellschädigung; 2 kleinere Defektzeichen bei G/1 h 40'.

Gehirn 1

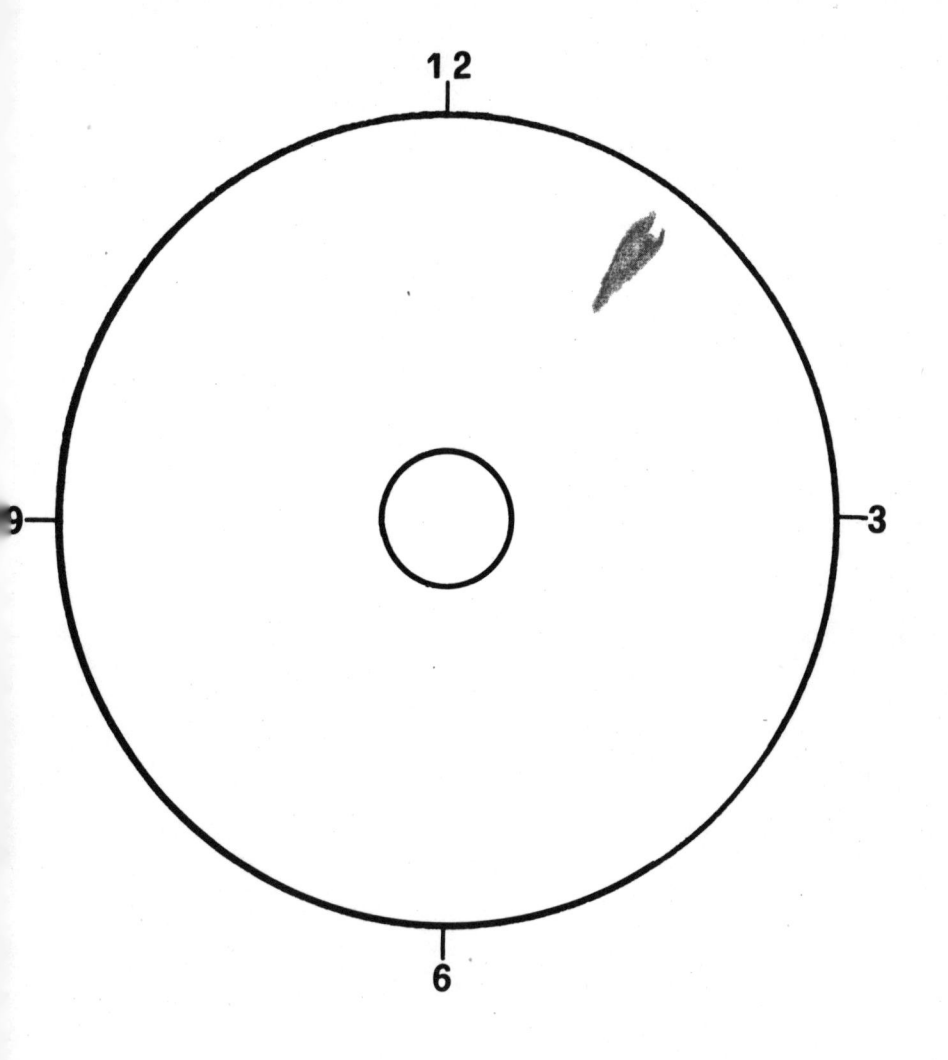

Linke Iris: Linksseitige Kopfschmerzen; offene Lakune bei F-H/1 h 10'
bis 20'; Schlaganfallgefahr.

112   *Gehirn 2*

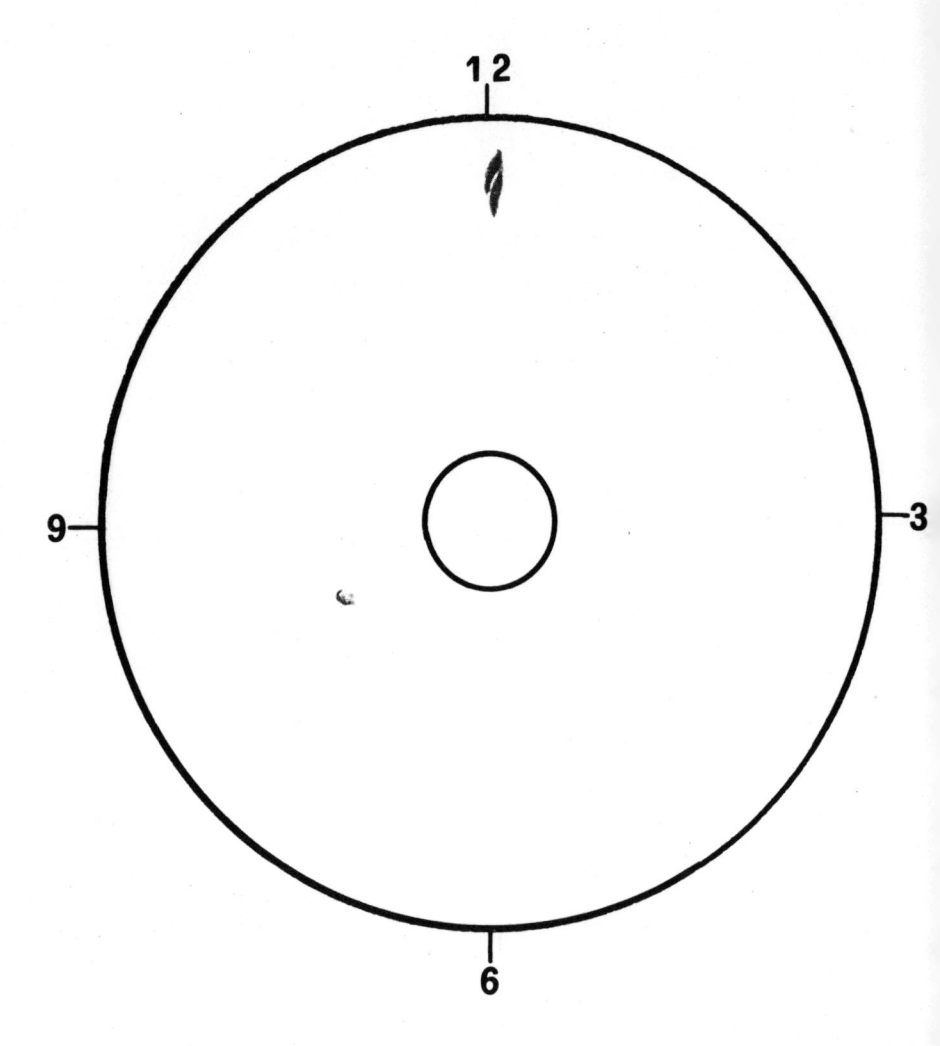

Rechte Iris: Schwindel, Kopfschmerz und Erbrechen eines jungen Menschen; erbbedingte Doppel-Lakune bei G-H/12 h bis 12 h 10'.

Gehirn 3   113

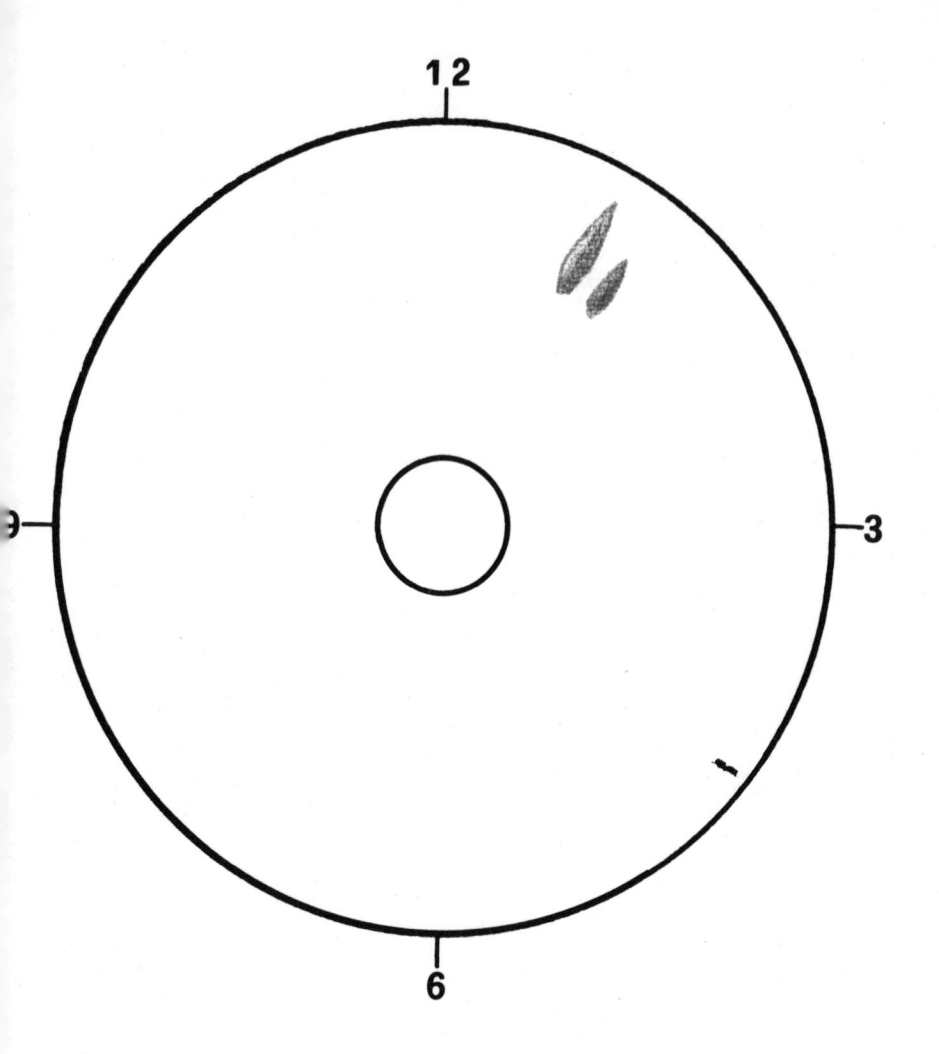

Linke Iris: Kopfschmerzen, Sehstörungen, Kopfdruck; 2 Lakunen bei F-H/1 h und F/1 h 10'.

114   *Gehirn 4*

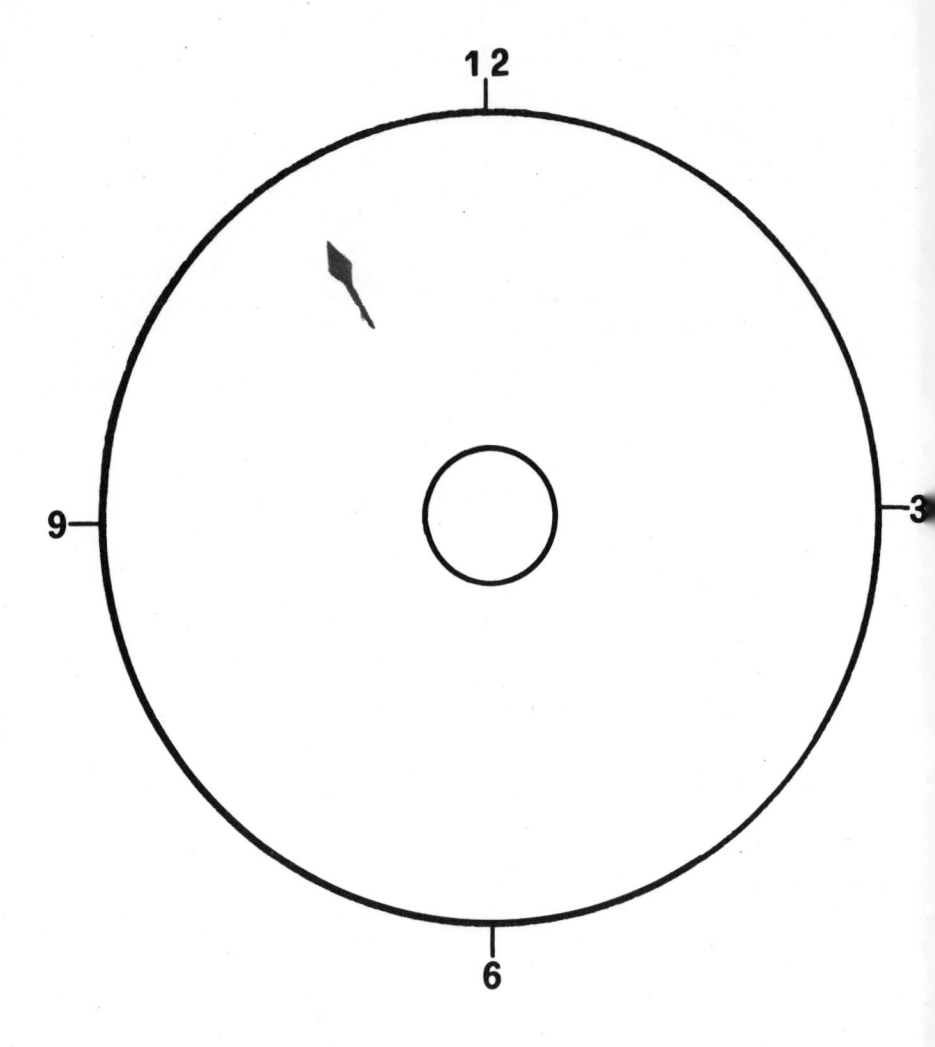

Rechte Iris: Gehbeschwerden und Kräfteverfall; kryptenförmiges Defektzeichen mit Strich zur Iriskrause bei F/11 h.

Gehirn 5

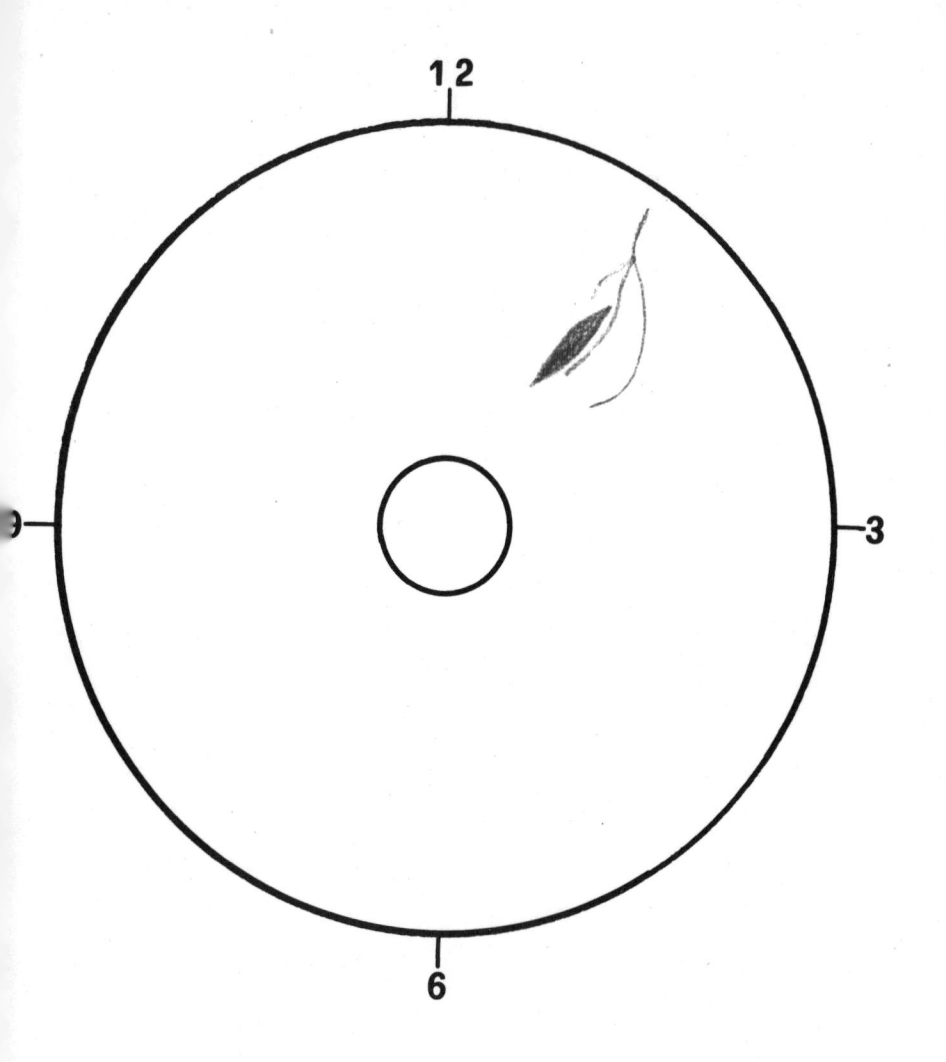

Linke Iris: Linksseitiger Kopfschmerz mit nächtlichem Erwachen; Lakune bei D-F/1 h 15', wobei die eingezeichnete Transversale auf einen bösartigen Verlauf hinweist.

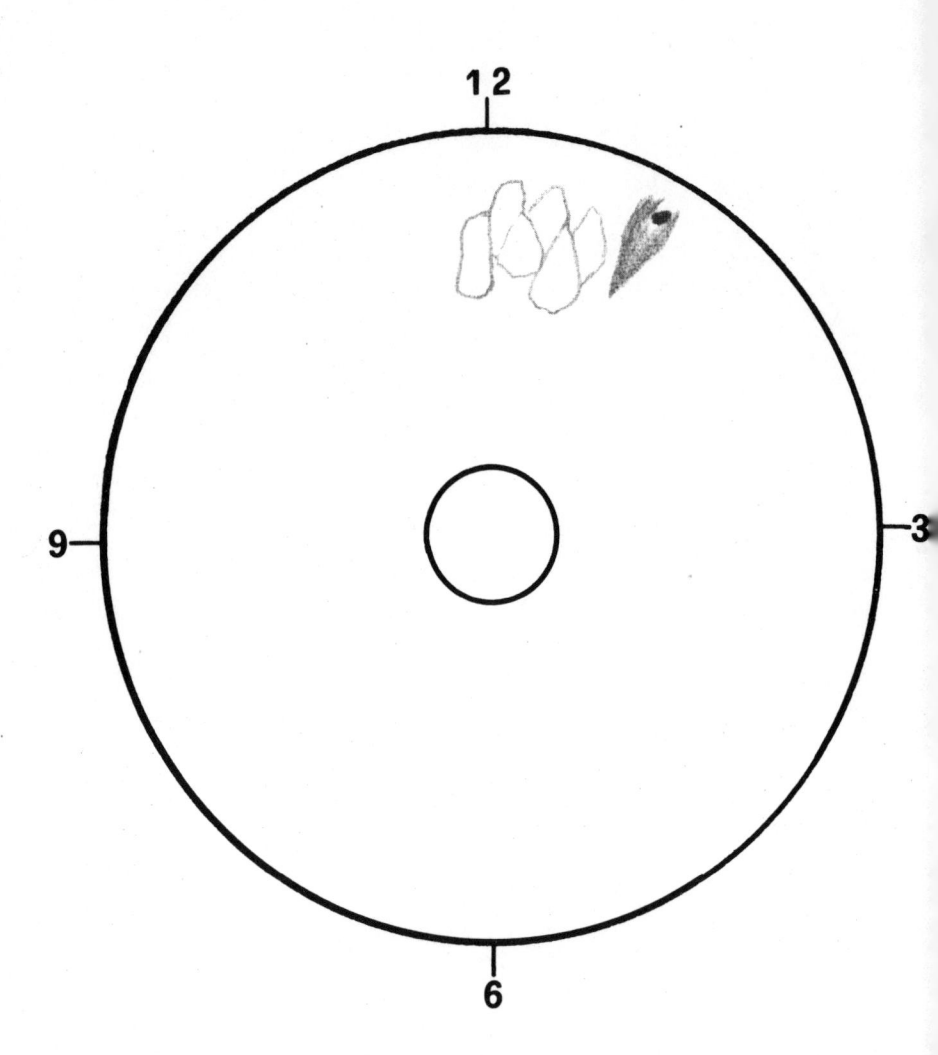

Rechte Iris: Nach früherer Hirnhautreizung auftretende Kopfschmerzen mit Gleichgewichtsstörungen, bzw. Sehstörungen; offene Lakune mit Defektzeichen bei F-H/1 h und wabenförmiger Bindegewebsschwäche.

Gehirn 7   117

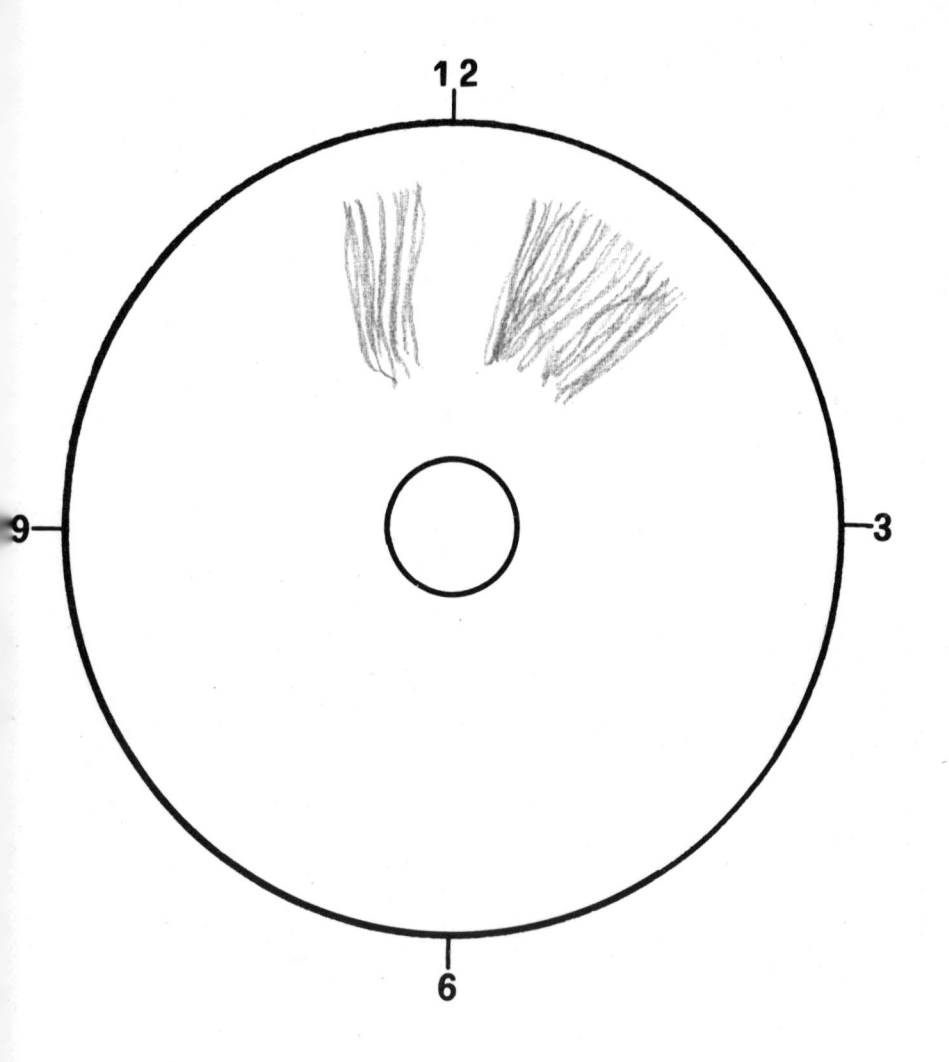

Linke Iris: Verfolgungswahn (in den Wechseljahren zuerst aufgetreten);
Irisverfärbungen im Hirnfeld zwischen D-G/11 h bis 1 h 30'.

118   *Gehirn 8*

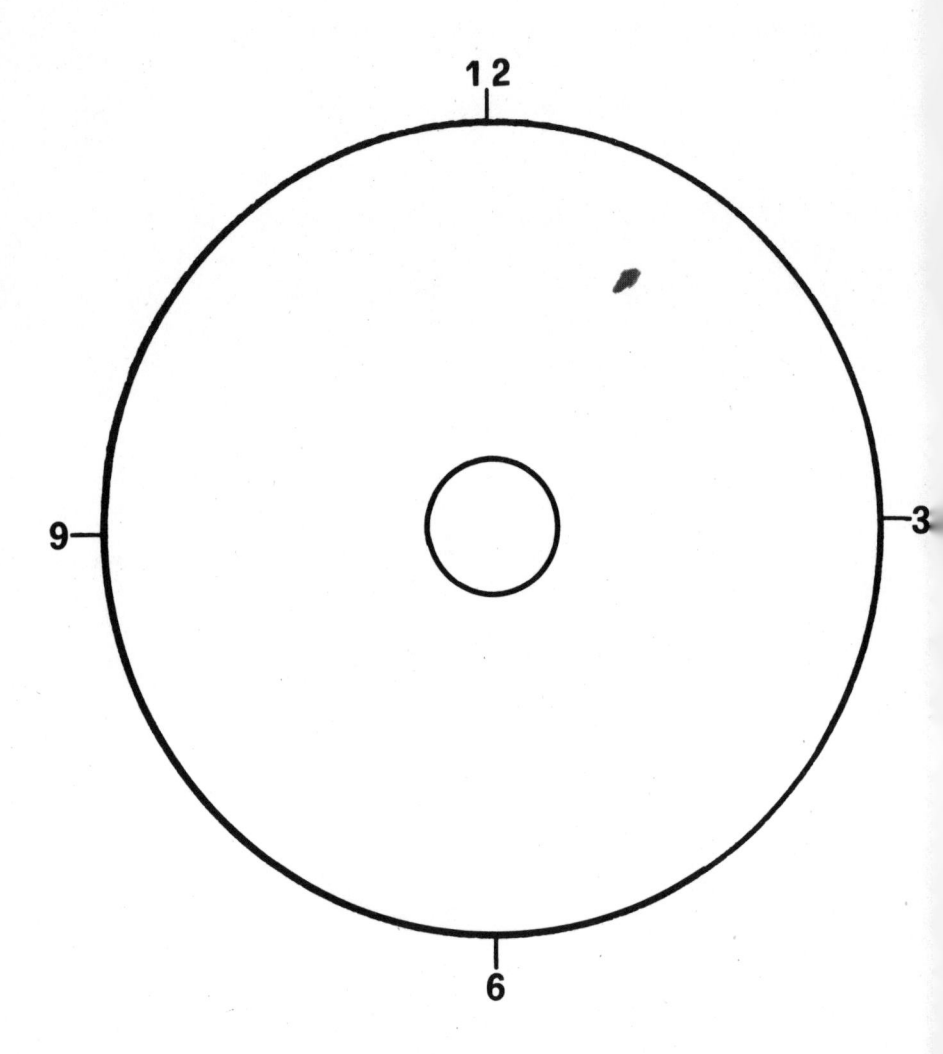

Linke Iris: Epilepsie; lochförmiges Defektzeichen im Kleinhirnbereich
bei F/1 h.

III. Fälle aus meiner Praxis

120   *1. Tumorverdacht*

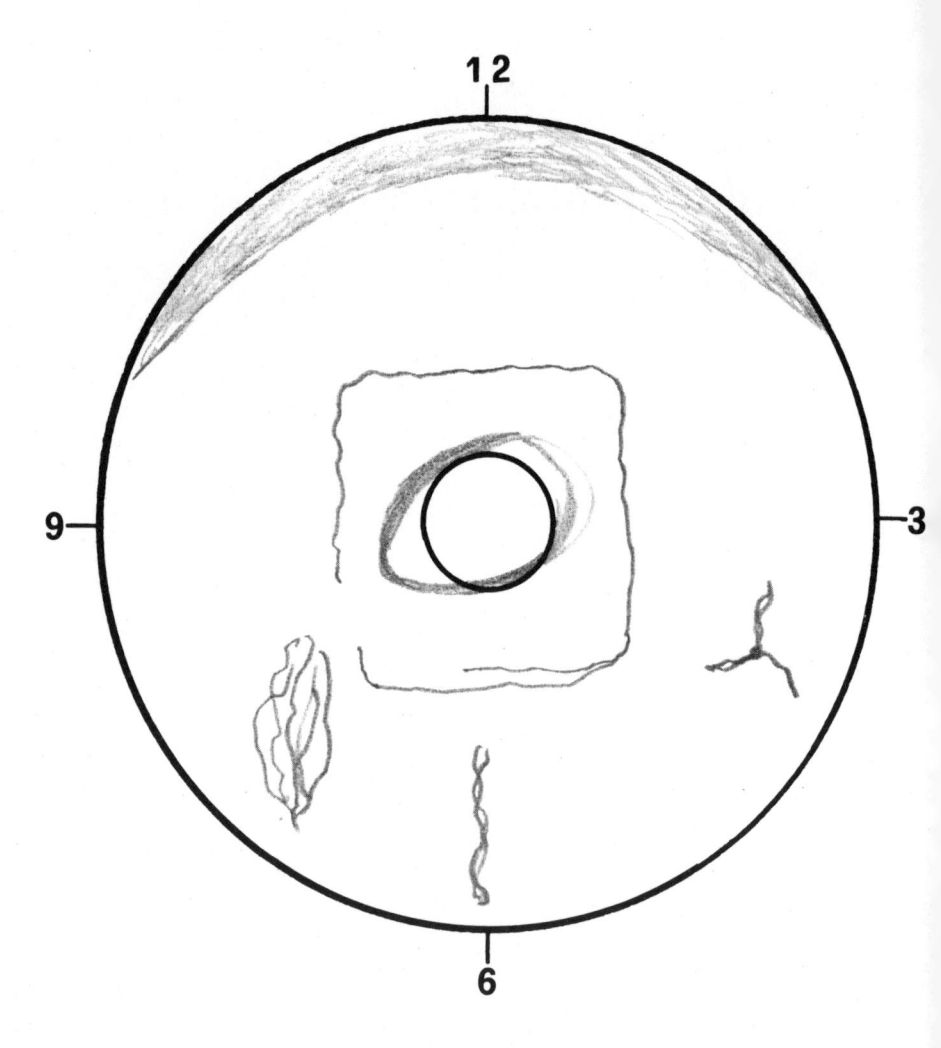

Rechte Iris: Tumor-Zone bei F-H/3 h 20' bis 4 h 05'; Gallenoperations-
zone bei D-H/7 h 10' bis 8 h; Pupillendeformation (Pd) und Cholesterolring; flache gelbliche Flecken an den Augenlidern (nicht vollständig aus-
geheilte Leberentzündung).

1. Tumorverdacht 121

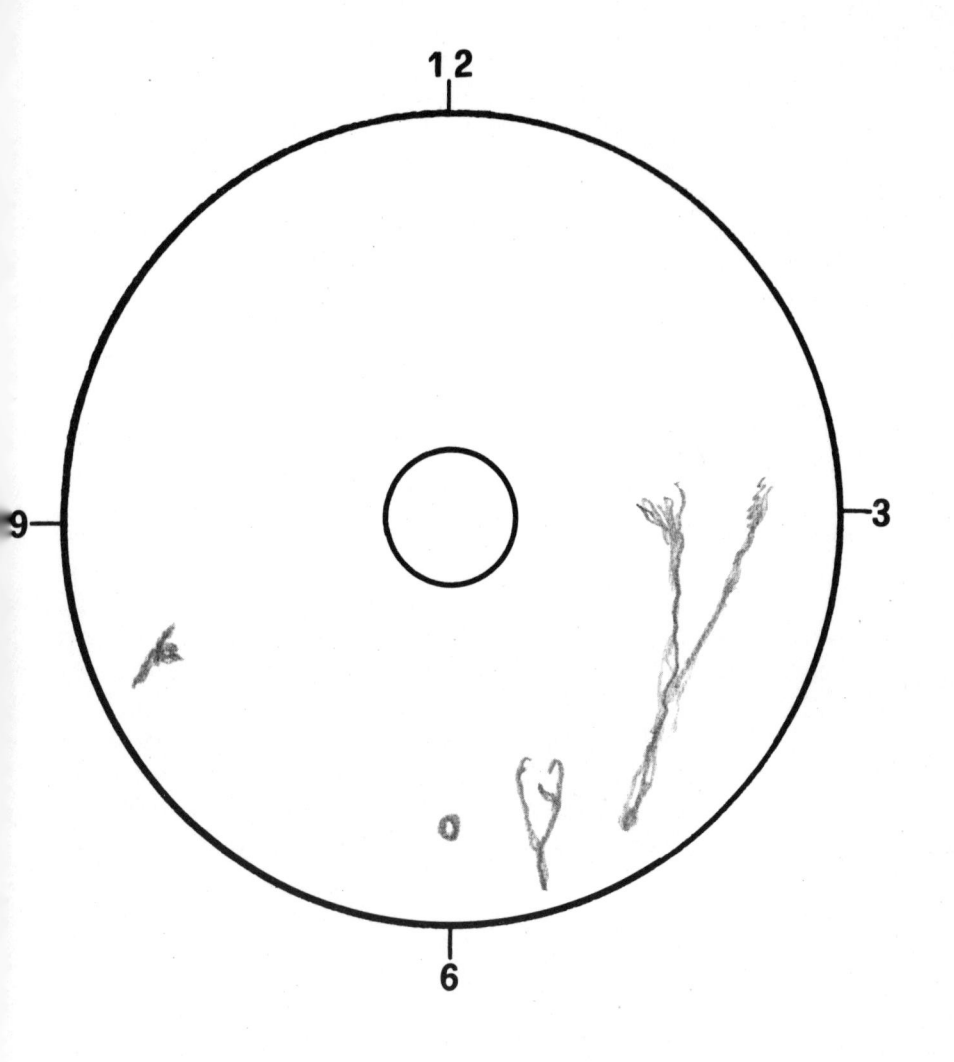

Linke Iris: Ovar links bei F-H/5 h 20' bis 30'.

1. Tumorverdacht

Frau Friedel M. aus Homberg am Niederrhein erschien im Frühjahr 1970 in meiner Uedemer Praxis. Die Untersuchung begann wie immer mit der Harnanalyse, deren Ergebnis nicht sehr gut war. Das spezifische Gewicht lag bei 1.032. Dazu kam eine intensive Farbtönung des Urobilinogens. Die PH-Wertmessung ergab einen alkalischen Wert von 7. Das Harnsediment war sehr stark. Die Ausflockung, das Ziegelmehlsediment, gab mir sofort den Hinweis auf eine Gallen-Funktionsstörung. Schon aus der Harnanalyse konnte ich sagen, daß Gallensteine vorliegen mußten. Die anschließende Augendiagnose ergab, daß tatsächlich Gallensteine – als kleine gestochene schwarze Punkte sichtbar – vorhanden waren.

Was mich damals aber beunruhigte, war ein Zeichen im rechten Beinfeld. Danach hätte die Patientin Beschwerden beim Gehen oder Treppensteigen haben oder eine gewisse Taubheit bemerken müssen. Frau M. verneinte jedoch und sah mich erstaunt an. Dennoch konnte ich in der Iris zwischen dem 4. und 5. Lendenwirbel deutlich zwei flügelartige Transversalen, das sind kleine weiße Linien, erkennen, die eine beginnende Krankheit anzeigten. Ich machte deshalb die Patientin darauf aufmerksam, daß es eines Tages hier zu einer unliebsamen Störung kommen könnte.

Ich empfahl Frau M., sich doch von einem Facharzt röntgenologisch untersuchen zu lassen. Tatsächlich bestätigte sich mein Verdacht auf Gallensteine, während das Ergebnis einer Wirbelsäulenaufnahme negativ verlief. Wie ich vier Jahre später erfuhr, war die Gallenoperation erfolgreich verlaufen.

1974 sah ich Frau M. in meiner Praxis wieder – sie ging an Krücken. Ich erschrak und dachte natürlich sofort an das verdächtige Iriszeichen, das ich damals im Segment der Wirbelsäule festgestellt hatte. Die Patientin bat dringend, von mir sofort untersucht zu werden, da sie bald nicht mehr gehen könne. Wieder ergab die Irisdiagnose das gleiche Bild: ein kleines schwarzes Pünktchen im Segment zwischen dem 4. und 5. Lendenwirbel mit Verdacht auf einen Tumor, der eine Querschnittslähmung verursachen konnte.

Ein Neuro-Chirurg, zu dem ich Frau M. überwiesen hatte, bestätigte meinen Befund. In einer Klinik in Essen wurde dann der Tumor erfolgreich operativ entfernt.

2. Leberzirrhose

Malermeister Anton S., der aus dem Niederrhein-Gebiet zu mir kam, war Mitte vierzig. Das Ergebnis der Harnanalyse war sehr schlecht, wie auch der starke Gallenfarbstoff bewies. Im Vorgespräch klagte der Patient darüber, daß es ihm sehr schlecht gehe, da er eine Leberschrumpfung habe. Diese sei auch jahrelang behandelt worden, wobei man ihm jedoch prognostisch nicht viel Gutes vorausgesagt habe.

Die Antlitzdiagnose zeigte das typische Gesicht eines Zirrhotikers mit angeschwollenen Oberlidern. Schlechte Werte ergab auch die Blutdruckmessung. Die augendiagnostische Untersuchung führte zu überraschenden Entdeckungen.

Durch die Anamnese, die Krankheitsvorgeschichte, konnte ich in der erbgenetischen Forschung zur Mutter feststellen, daß er von dieser Seite her erblich belastet war, da seine mütterlichen Vorfahren schon leberkrank gewesen waren. Dazu kam, daß Herr S. mit vierzehn Jahren eine Leberentzündung gehabt hatte, die infolge der damaligen Kriegszeiten nicht richtig ausgeheilt war.

Das Augenbild zeigte über dem Gebiet der Hypophyse ein Riesenpigment von bräunlicher Tabakfarbe, wobei im Pupillensaum dieses Zeichen zur Leber zu sehen war. Das Irisbild zeigte ferner die Stauungen mit einem Riesenzeichen im Bereich der Pfortader.

Die anschließende Untersuchung ergab einen aufgetriebenen Leib, wie man ihn so oft bei Zirrhotikern antrifft, wobei der Patient angab, unter schlechter Darmentleerung zu leiden. Auf eindringliches Befragen gab Herr S. auch zu, gelegentlich Alkohol zu trinken und täglich vierzig bis fünfzig Zigaretten zu rauchen. Man kann sich vorstellen, daß die ohnehin kranke Leber mit dieser zusätzlichen Giftbeschickung nicht fertig werden konnte.

Im folgenden Gespräch machte ich Herrn S. darauf aufmerksam, daß er, wenn er so weiterleben würde wie bisher, nicht mehr lange zu leben habe. Er war ein folgsamer Patient, stellte sich in seinen Nahrungs- und Lebensgewohnheiten völlig um, trank keinen Alkohol und rauchte auch keine Zigaretten mehr.

124   2. *Leberzirrhose*

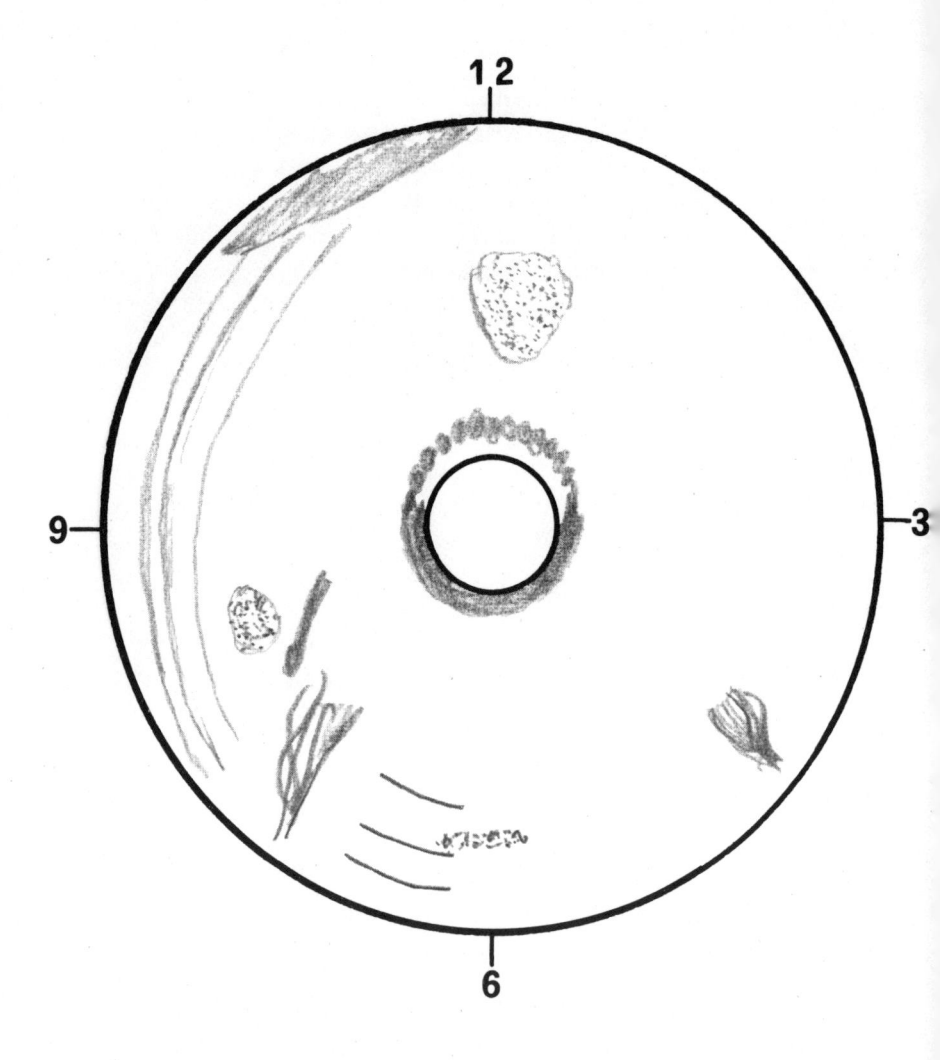

Rechte Iris: Leberzirrhose bei E-H/7 h 10' bis 50'; starkes Pigment im Bereich der Hirnanhangdrüse bei D-F/11 h 50' bis 12 h 40'.

2. Leberzirrhose

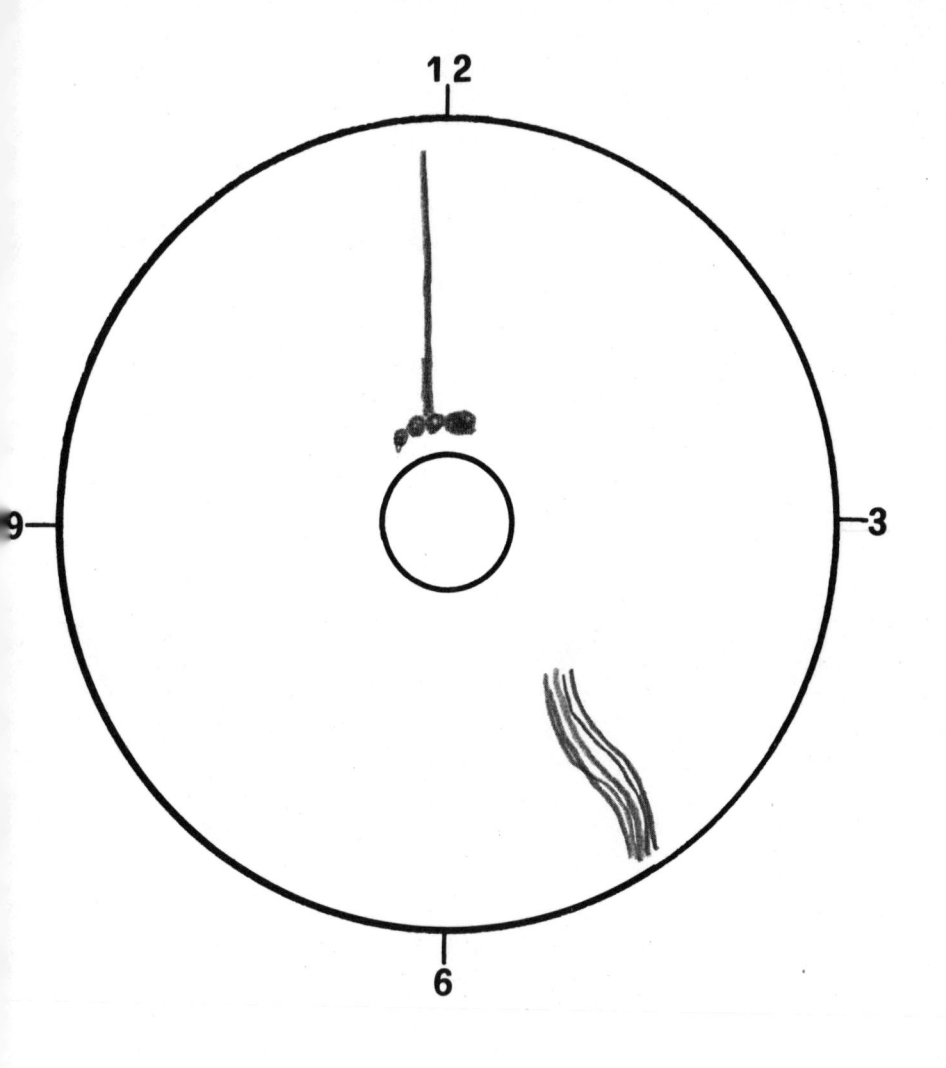

Linke Iris: Schädigung der Bauchspeicheldrüse.

126   3. Fettsucht

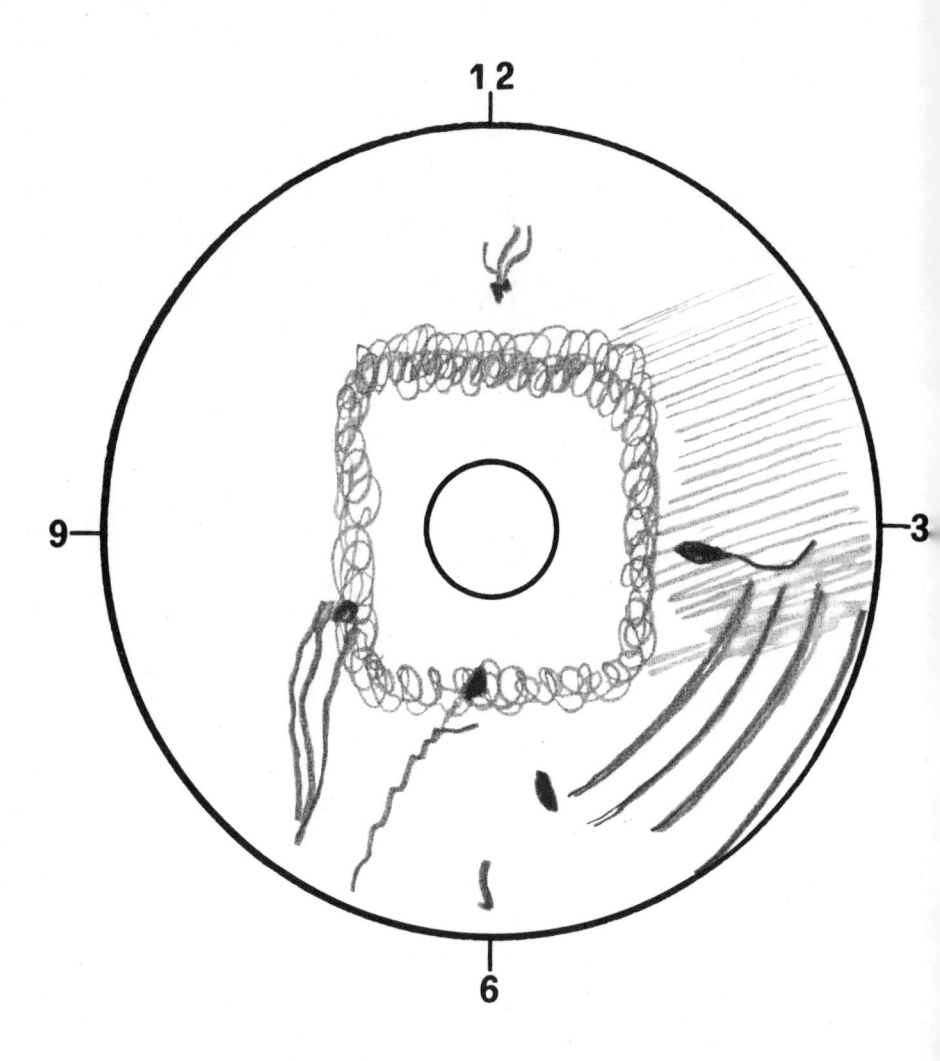

Rechte Iris: Hirnanhangdrüse (Hypophyse) bei E-F/12 h bis 12 h 10'; Leber- und Gallenbereich bei C-H/7 h 10' bis 8 h 10'; Bauchspeicheldrüse bei C-D/8 h; Narbe des Zwölffingerdarmgeschwürs bei C/6 h 10'.

3. Fettsucht

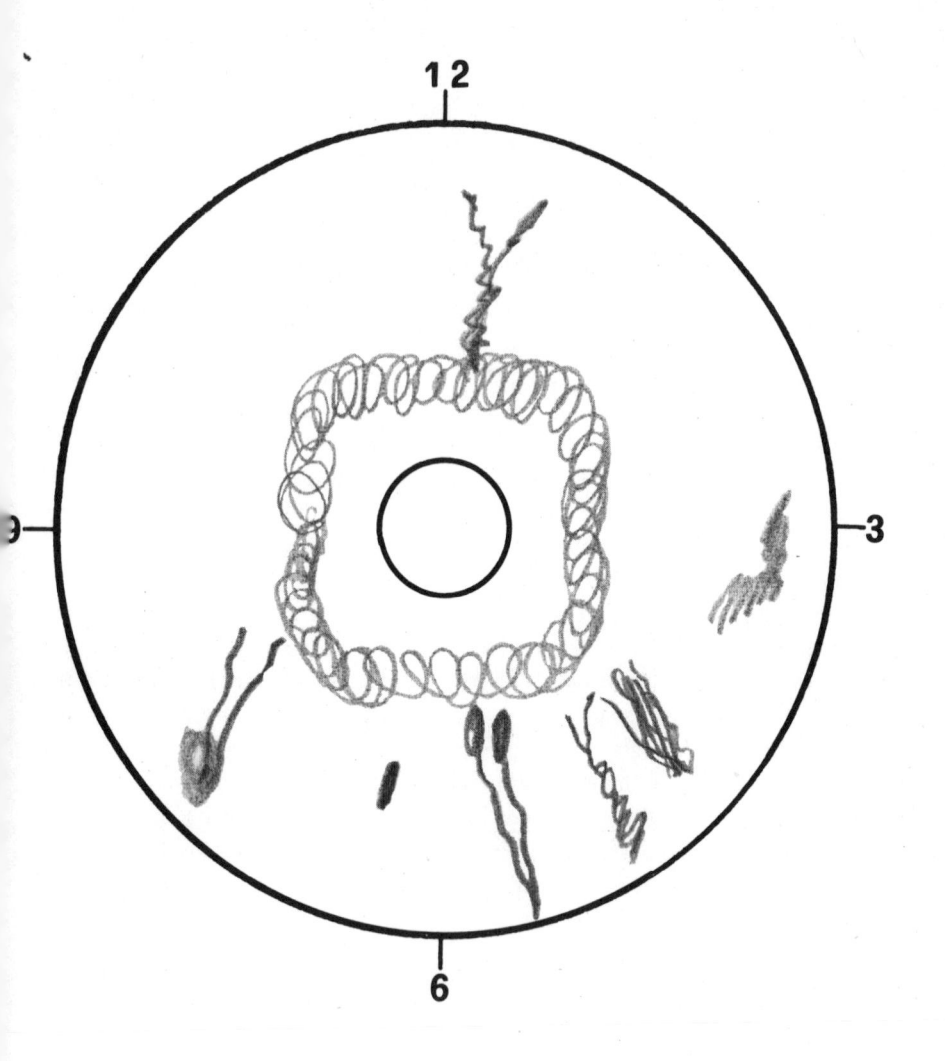

Linke Iris: Milzbereich bei E-G/4 h 30'.

3. Fettsucht

Klaus-Dieter W. aus Krefeld war zwanzig Jahre alt, als er zu mir in die Praxis kam. Der kaufmännische Angestellte litt an Fettsucht (Adipositas), was sich auch bei der Harnanalyse deutlich zeigte. Die Nieren waren gestaut und arbeiteten sehr schlecht. Dazu kam, daß er an einem chronischen Schnupfen litt. Seine Lebensweise war mehr als zu tadeln. Er aß leidenschaftlich gern Kuchen und Schokolade und trank Unmengen von Cola und anderen Flüssigkeiten, weil er ständig unter einem Durstgefühl litt. Dadurch war sein Körper unförmig aufgetrieben. Der Blutdruck des Zwanzigjährigen zeigte 160:100, also einen viel zu hohen Blutdruck (Hypertonie). Die Augendiagnose bestätigte eindeutig die Ergebnisse der Voruntersuchung.

Vier Jahre lang kam Herr W. zu mir regelmäßig in Behandlung. Er lebte nach einem Diätplan, den ich für ihn ausgearbeitet hatte und den er sorgfältig einhielt. Natürlich fiel es ihm schwer, weil er auf alle Dinge verzichten mußte, die er vorher so gern gegessen hatte – aber der Wille, wieder ein normaler und gesunder Mensch zu werden, war bei ihm stärker als die Naschsucht. So verlor er innerhalb von vier Jahren insgesamt 52 Pfund. Auch der hohe Blutdruck ging zurück und stellte sich auf normale Werte ein. Der chronische Schnupfen war ebenfalls verschwunden. Ich konnte ein Schmunzeln nicht unterdrücken, als er sich in neuen modischen Kleidern bei mir vorstellte und voll Freude berichtete, daß er nunmehr wieder Kleider „von der Stange" tragen konnte, während er vorher seine Anzüge von einem Schneider hatte anfertigen lassen müssen. So verabschiedete ich einen jungen und gesunden Menschen.

4. Bettnässen

Ein dreizehnjähriger Junge kam in Begleitung seiner Eltern zu mir in die Praxis. Die Eltern waren verzweifelt, der Junge war traurig: er litt an Bettnässen. Eine klinische Behandlung war erfolglos abgebrochen worden. Bei der routinemäßigen Harnuntersuchung stellte ich fest, daß Eiweiß im Urin vorhanden war, was auch auf eine Erkrankung der Nieren hinwies. Das spezifische Gewicht war sehr niedrig. Die milchige Trübung ließ darauf schließen, daß auch die Blase erkrankt war.

Die augenmikroskopische Untersuchung ergab denn auch eindeutige Hinweise auf eine Nierenbeckenentzündung, die lange Zeit nicht behandelt worden war, mit dem Anzeichen, dazu passend, auch einer Blasenschwäche. Diese schien mir durch die väterliche Linie erblich bedingt zu sein, wie mir dann auch der Vater des Jungen bestätigte, denn auch sein Vater hätte an Blasenschwäche gelitten.

Die Untersuchung war nicht sehr schwierig, weil das Kind sehr brav war und auf meine Fragen auch bereitwillig antwortete. Bereits nach zwei Wochen stellte sich eine wesentliche Besserung ein. Mit Hilfe der verordneten Medizin konnte der Junge schon nach sechs Wochen geheilt werden. Die Nachuntersuchung zeigte deutlich eine Abheilung. Auch die seelische Verfassung des Kindes besserte sich zusehends, denn seine Krankheit hatte ihn doch sehr belastet. Als sich auch nach einem halben Jahr keine Anzeichen eines Rückfalls zeigten, war die Gewißheit einer vollständigen Heilung gegeben.

130   4. Bettnässen

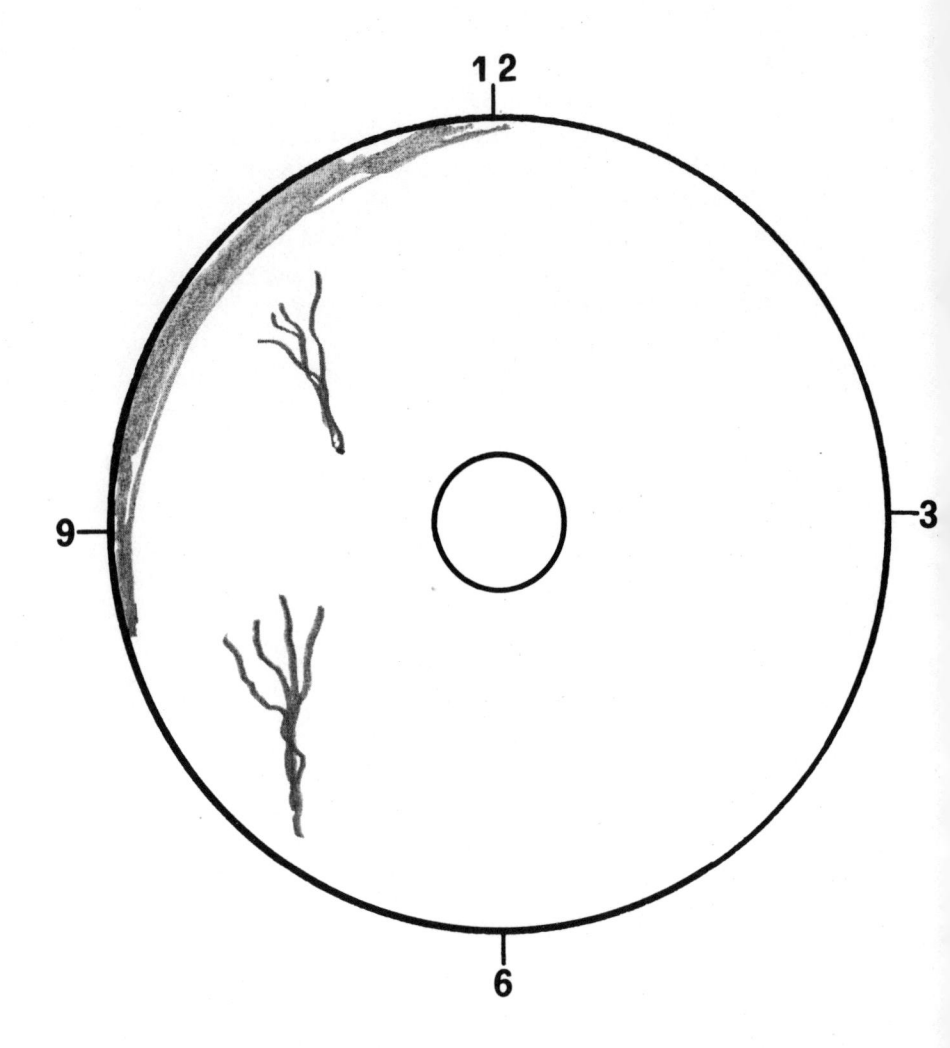

Rechte Iris: Drüsenpatient (lymphatischer Typ).

4. Bettnässen

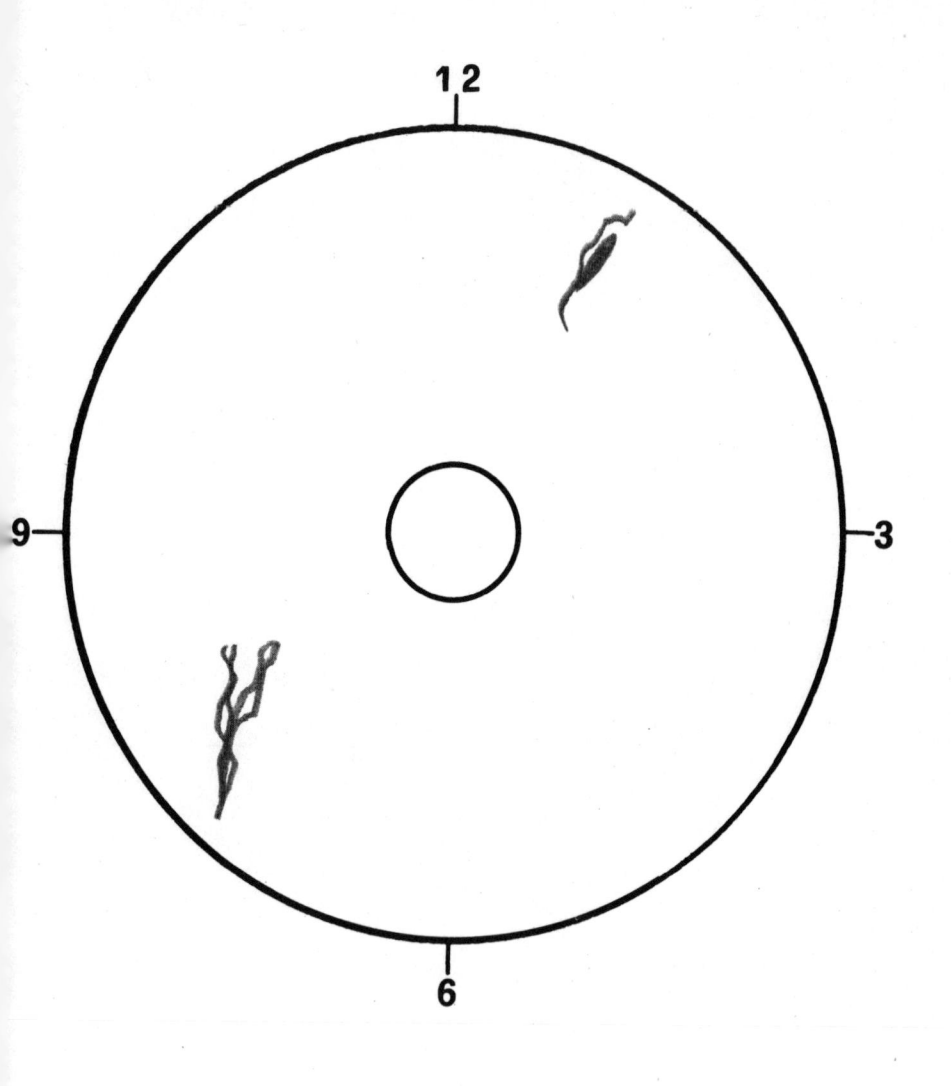

Linke Iris: Blasenschwäche bei D-H/7 h 20' bis 8 h.

132   5. *Schrumpfgalle*

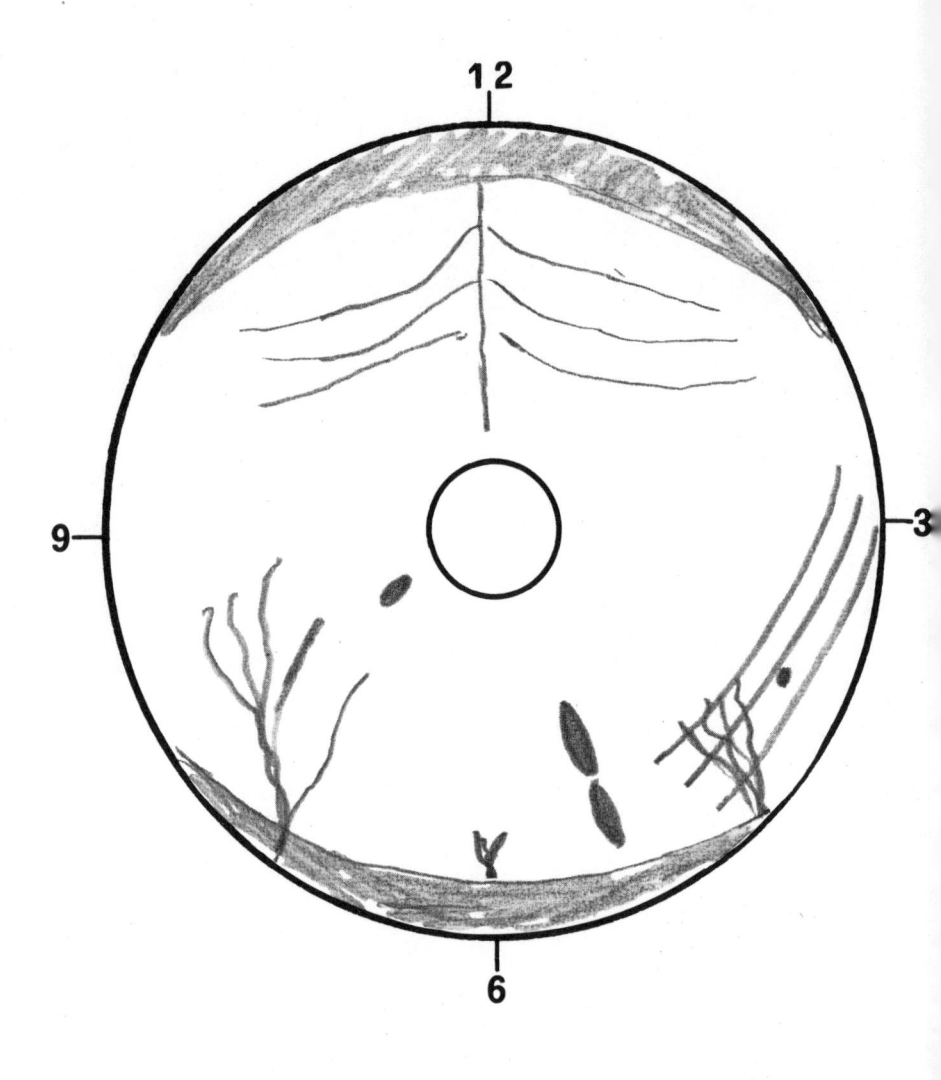

Rechte Iris: Gallenbereich D-I/7 h 10' bis 8 h 40'; Bandscheibenschaden mit Auftreten abnormer Erscheinungen beider Beine bei G/3 h 55' (ausstrahlend).

5. Schrumpfgalle

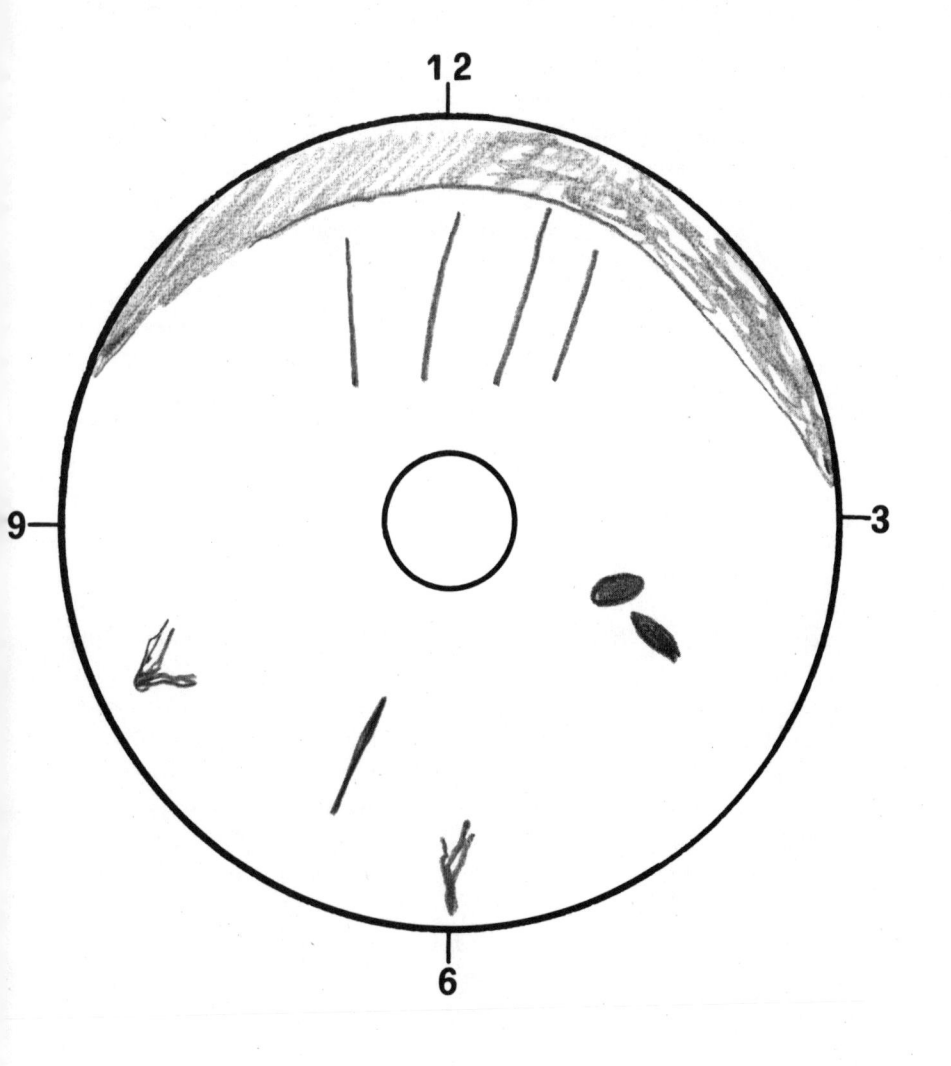

Linke Iris: Bandscheibenschaden bei F-H/8 h 10'; Rechtsherzzeichen bei stark erniedrigtem Blutdruck bei D-F/3 h 20' bis 4 h.

5. Schrumpfgalle

Frau Waltraud J. aus Rheinhausen war auf den Rat ihrer Bekannten, der ich einmal hatte helfen können, zu mir gekommen. Bei der neunundvierzigjährigen Frau war röntgenologisch eine Schrumpfgalle festgestellt worden, wie sie mir im Vorgespräch mitteilte. Nach der klinischen Untersuchung hatte man ihr geraten, sich einer Operation zu unterziehen. So kam sie sehr niedergeschlagen in meine Praxis.

Meine Harnuntersuchung bestätigte eindeutig den vorliegenden Befund. Im Meßzylinder setzte sich braunes Sediment (Satz) ab. Der Gallenfarbstoff zeigte eine starke Opaleszenz, einen starken Farbstoff. Die Blutdruckmessung ergab einen sehr niedrigen Wert von 100:70 (Hypotonie). Auf Befragen gab die Patientin an, an Durchblutungsstörungen, Übelkeit, Schwindel und Bittergeschmack am Morgen, Schlaflosigkeit und Kopfschmerzen zu leiden. Nahrungen, die fetthaltig waren, wurden abgewiesen. Daneben klagte sie über chronisch kalte Füße.

Die Augendiagnose bestätigte dieses Bild in allen Punkten. Hier handelte es sich um einen Fall von Blutarmut, wobei vor allen Dingen Eisen und Mineralstoffe fehlten. Frau J. gab zu, vor allem Kuchen und Süßspeisen zu essen.

Die Therapie wurde festgelegt. Nach sechs Wochen medikamentöser Behandlung kam es zu einem Spontanabgang von Gallengrieß bei gleichzeitiger Darmregulation. Besonders hilfreich war natürlich die Gallen- und Leberdiät, die ich ihr verordnete und die sie auch strikt einhielt.

Nach zweijähriger Behandlung war der Erfolg abgesichert, und Frau J. fühlte sich wieder körperlich sehr wohl. Alle Symptome wie Übelkeit, Schwindel, Schlaflosigkeit, Kopfschmerzen und Durchblutungsstörungen waren verschwunden. An eine Entfernung der Schrumpfgalle ist aus diesem Grunde vorerst nicht zu denken. Allerdings würde ich sofort zu einem operativen Eingriff raten, wenn die alten Beschwerden trotz Beachtung der Diät wieder auftreten sollten.

6. Gürtelrose

Herta F., fünfundfünfzig Jahre, kam mit einem sehr schmerzhaften Leiden zu mir, einer Gürtelrose, im Bereich des rechtenAugensegments zu erkennen. Die Harnanalyse zeigte sehr schlechte Säurewerte und einen Gallenfarbstoff, der auf eine krankhaft funktionierende Leber hinwies. Frau F. klagte über heftige Schmerzen, die sie nachts nicht schlafen ließen.

Das Auge war völlig zugeschwollen. Rund um die bezeichnete Zone ließen sich Bläschen der Gürtelrose feststellen. Das Auge zeigte eine starke Vereiterung. Damit es zu keiner dauerhaften Schädigung des Auges kommen sollte, bat ich Frau F., die in Duisburg wohnte, mich nach acht Tagen wieder zu besuchen. Die eingesetzten Medikamente und Injektionen zeigten schnell ihre Wirkung. Durch eine Spezialbestrahlung auf die Nackenzone und den Hinterkopf kam es zu einer erheblichen Schmerzlinderung. Mit Hilfe einer verordneten Nahrungsdiät, u. a. mit Pflanzeneiweiß, konnte der Heilungsprozeß beschleunigt werden, was bei einer Gürtelrose nicht immer der Fall ist. Innerhalb von vierzehn Tagen war das Schlimmste überstanden.

Die später erfolgte Nachuntersuchung zeigte die endgültige Abheilung mit leichten Pigmenten über den Bläschenzonen.

136   6. *Gürtelrose*

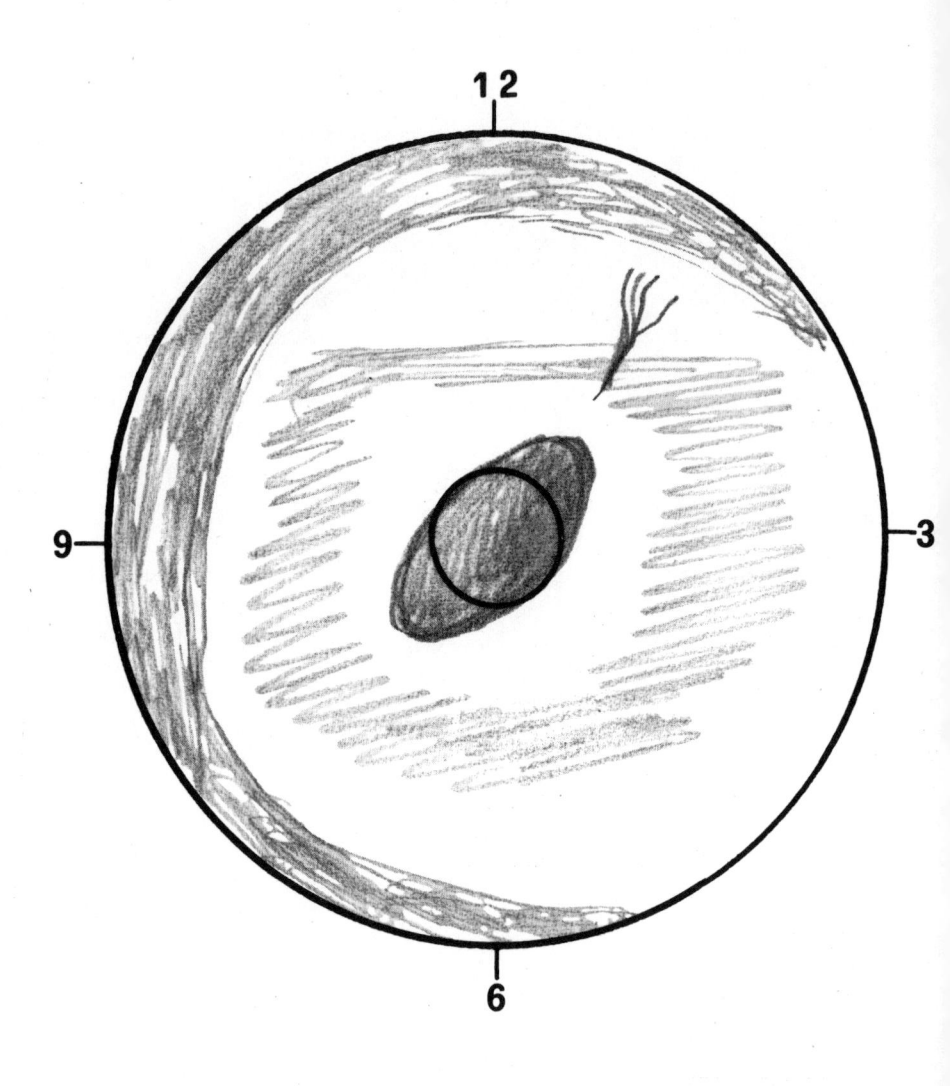

Rechte Iris: Starker Cholesterolring beider Augen und Entzündung der
Regenbogenhaut (Iritis) in den Ringfeldern D-F neben Pupillenentformung (Gürtelrose). Bei D-F/1 h bis 1 h 10' Ader- und Netzhaut gezeich-
net.

6. Gürtelrose 137

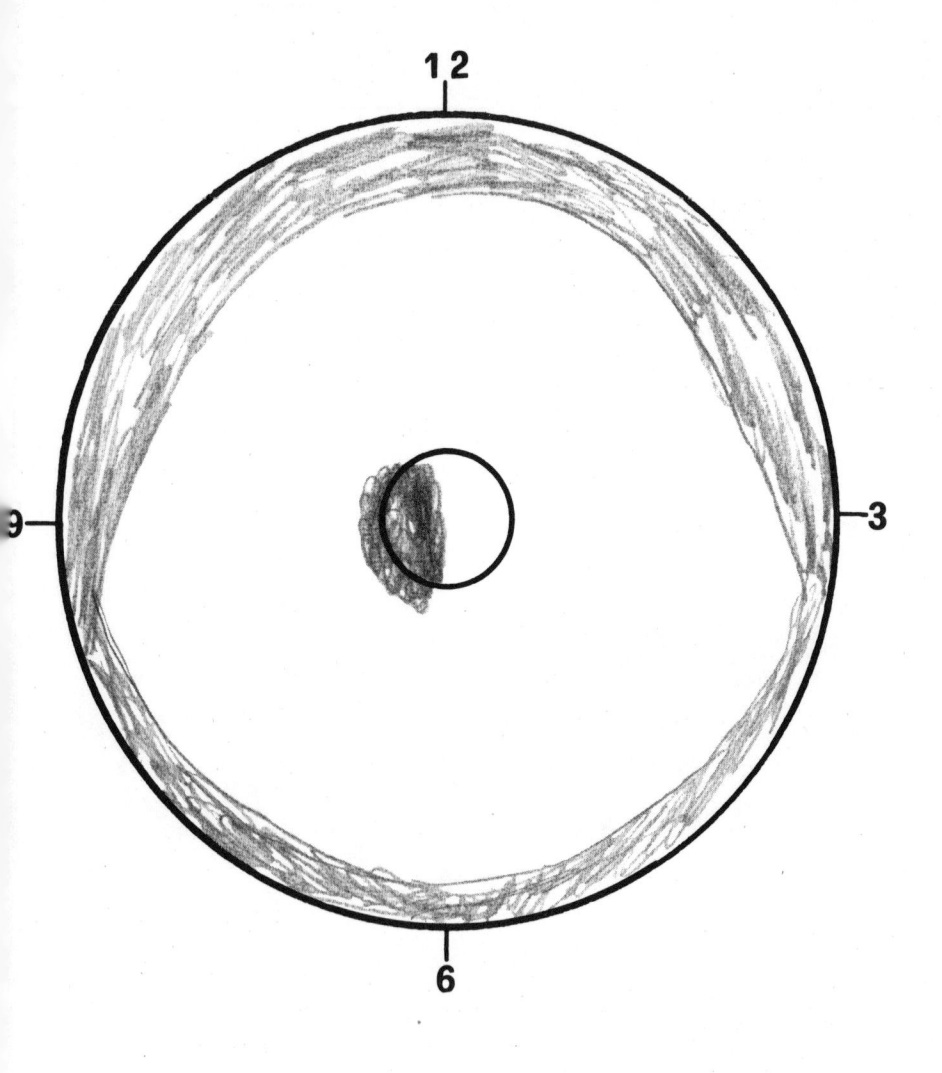

Linke Iris: Starker Cholesterolring und grauer Star links (Pupille).

138

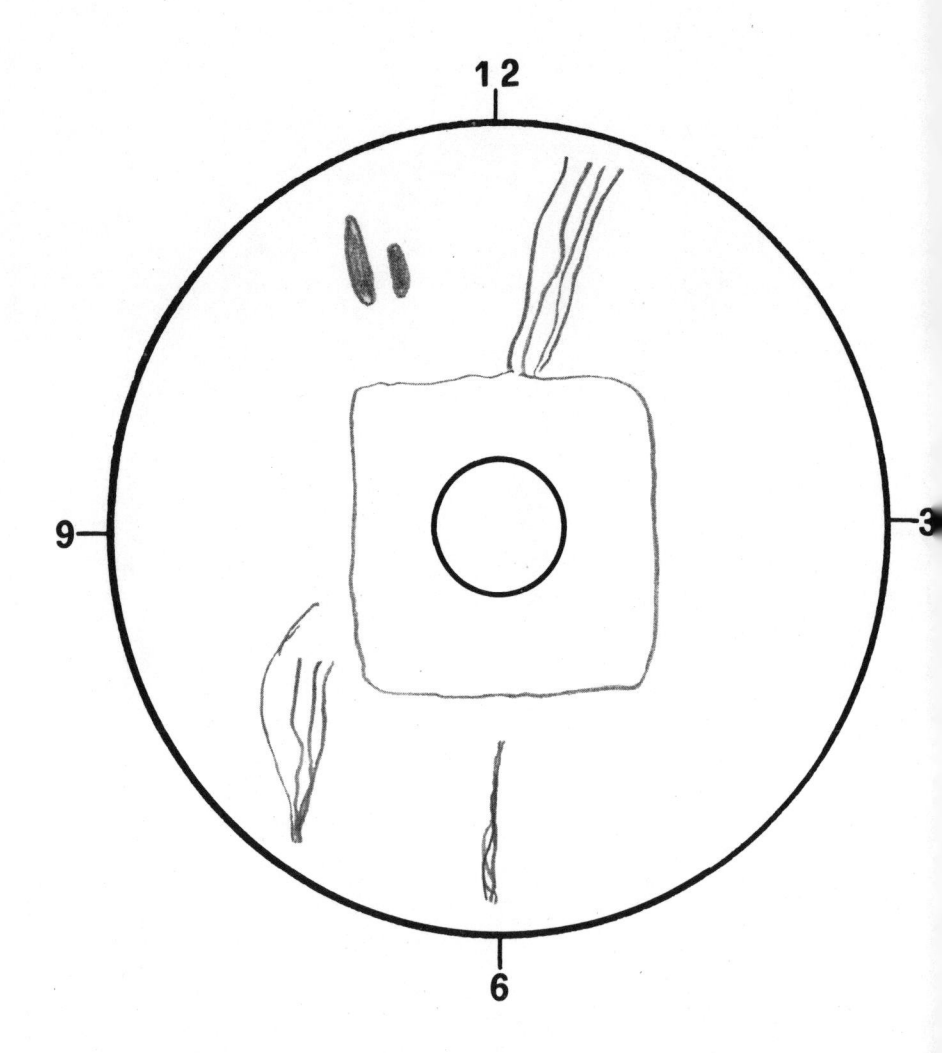

Rechte Iris: Mineralstoffmangel und Zeichung in der Hirnzone bei F-G/11 h bis 11 h 20'.

7. Multiple Sklerose

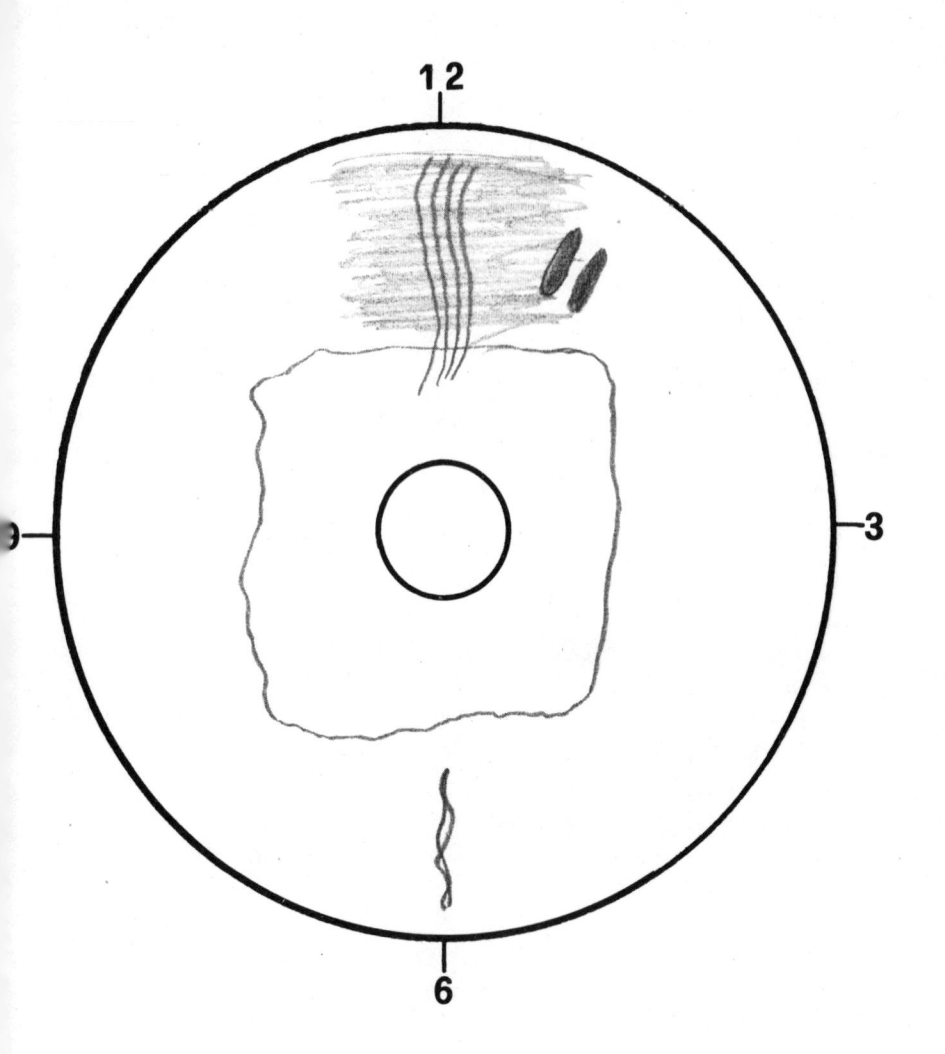

Linke Iris: Starker Mineralstoffmangel und Zeichnung in der Hirnzone bei F-G/12 h 45' bis 1 h 05'.

7. Multiple Sklerose

Willem L. kam aus Leiden/Holland zu mir nach Uedem. Der fünfzig-
jährige Mann bewegte sich mühsam in einem Gestell Schritt für Schritt in
meine Behandlungsräume. Mein erster Gedanke war, daß es sich hier um
einen Unfall handeln müsse. Im Vorgespräch stellte sich dann jedoch heraus, daß er an multipler Sklerose erkrankt war. Eine Behandlung in Hol-
land hatte keine Fortschritte und keine Besserung seines Zustands gebracht. Im Laufe meiner langjährigen Berufsausübung habe ich mehrere
solcher Patienten gehabt, denen ich hatte helfen können. Zwar scheint
eine vollständige Heilung bisher ausgeschlossen, doch habe ich in manchen Fällen den fortschreitenden Verlauf dieser Krankheit aufhalten können, so daß sich die betreffenden Patienten nach einer intensiven Behandlung besser bewegen konnten, als sie es vorher vermochten.

Die Antlitzdiagnose zeigte einen hohen Mangel an Kalzium-Fluora-
tum. Die obligaten Gitterspalten in beiden Augenwinkelzonen bestätig-
ten meinen Untersuchungsbefund. Durch eine falsche Lebensweise,
durch unvernünftigen Zigarettenkonsum und mineralstoffarme Nahrung
ohne Gemüse und Kartoffeln, die den Körper kräftigen, hatte sich Herr L.
seine Krankheit eingehandelt. Schokolade und Kuchen genügen nun einmal nicht, dem Körper alle lebensnotwendigen Stoffe zuzuführen. Die
Augendiagnose entsprach denn auch dem allgemeinen Zustand dieses be-
dauernswerten Menschen.

Dennoch zeigten sich durch die Anwendung einiger vorzüglicher Präparate in den ersten Monaten Anzeichen der Besserung. Vielleicht werde
ich in ein bis zwei Jahren Herrn L. soweit helfen können, daß er sein Geh-
gestell ablegen und wieder selbständig gehen kann. Das hängt nicht zuletzt davon ab, ob er meine Ratschläge befolgt, seine Eßgewohnheiten
umstellt und auch auf das Rauchen verzichten kann.

8. Augentumor

Die vierzigjährige Inge Z. kam aus Düsseldorf zu mir. Ich war ihr von einem dortigen Kollegen empfohlen worden. Bei einer klinischen Untersuchung war ein Augentumor im rechten Auge festgestellt worden.

Harnanalyse und Augendiagnose zeigten interessante Anhaltspunkte. Neben einer falschen Lebensweise von Kindheit an vermutete ich die Ursache des später auftretenden Tumors in einer intrauterinen Tränkung, d. h. einer Fruchtwasservergiftung des ungeborenen Kindes im Mutterleib. Die augendiagnostische Untersuchung ergab eine Bestätigung des klinischen Befundes. Interessant war, daß bei der Irisbetrachtung im Feld des rechten Unterarms im Gebiet des Handgelenks ein dunkelbraunes ausgestanztes Pigment zu sehen war, das auf eine erbgenetische Veranlagung durch die mütterliche Linie hinwies, d. h. auf eine tumorische Veranlagung. Durch diese und die hinzukommende Fruchtwasservergiftung konnte als Spätfolge der Tumor wachsen.

In diesem Fall habe ich unterstützend zur klinischen Beobachtung eine Behandlung durchgeführt, konnte jedoch nicht die Entfernung des rechten Auges verhindern. Als prophylaktische Unterstützung, da eine Operation ohnehin notwendig und nicht zu verhindern war, empfahl ich die Haysche Trennkost.

142   8. Augentumor

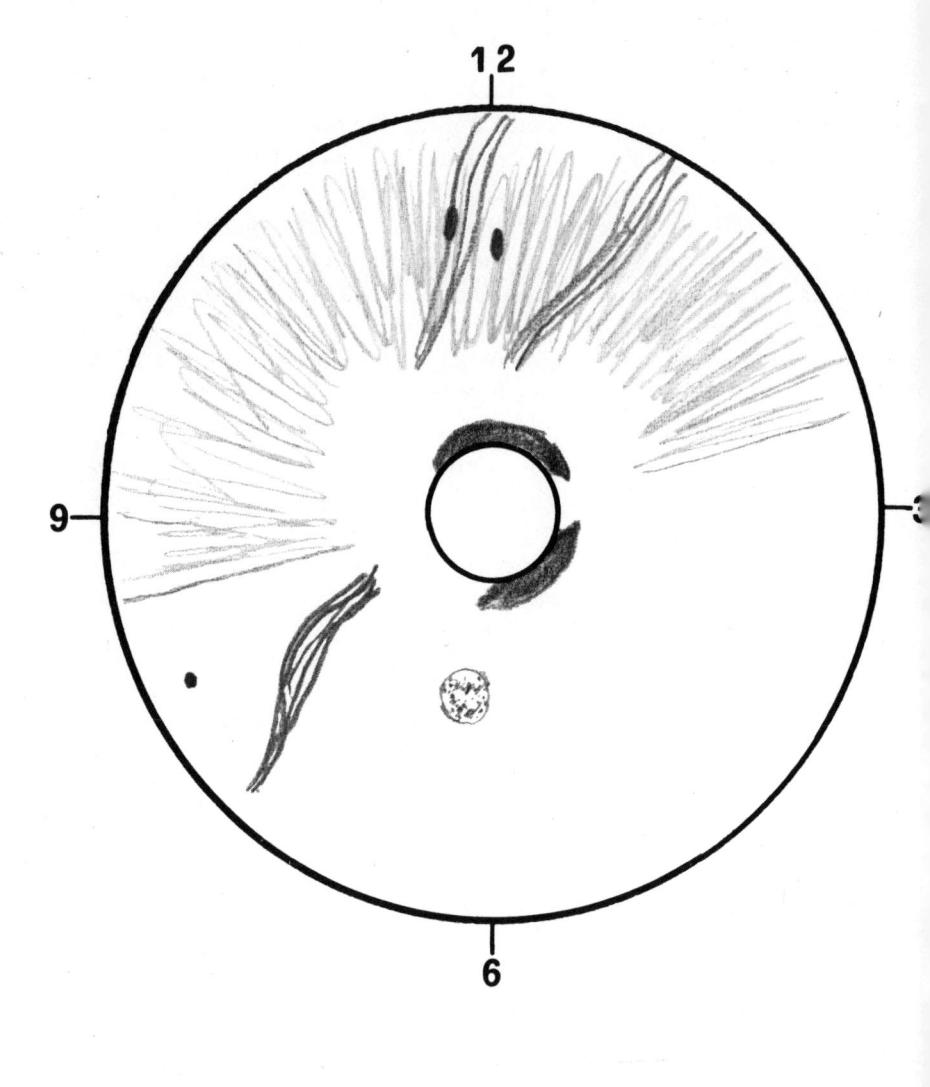

Rechte Iris: Hervortreten des Auges mit verschiedener Färbung der Iris im
Bereich C-I/8 h 40' bis 2 h 30'; Unterarmpigment bei H/8 h 05' (Tumor-
Erbgenese). Pupillenphänomen.

8. Augentumor   143

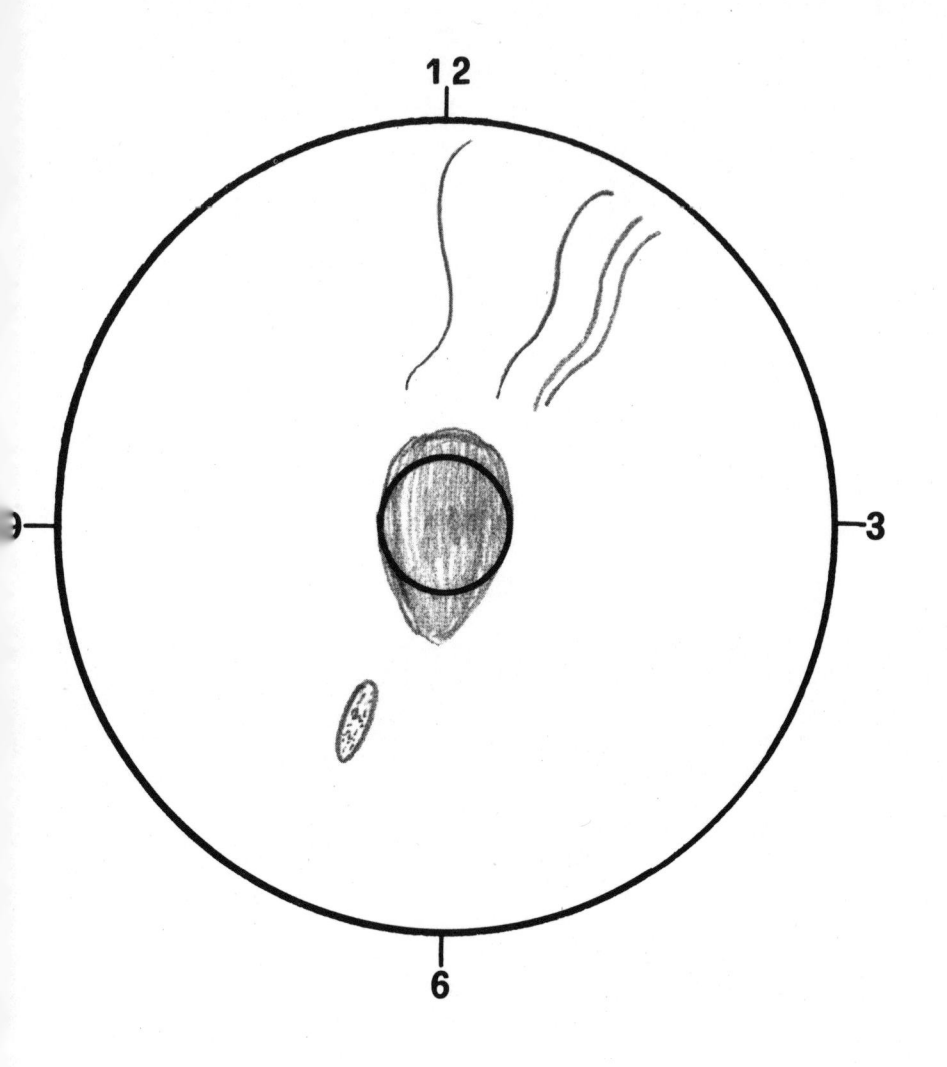

Linke Iris: Pupillenphänomen.

144   9. Störende Warzenbildung

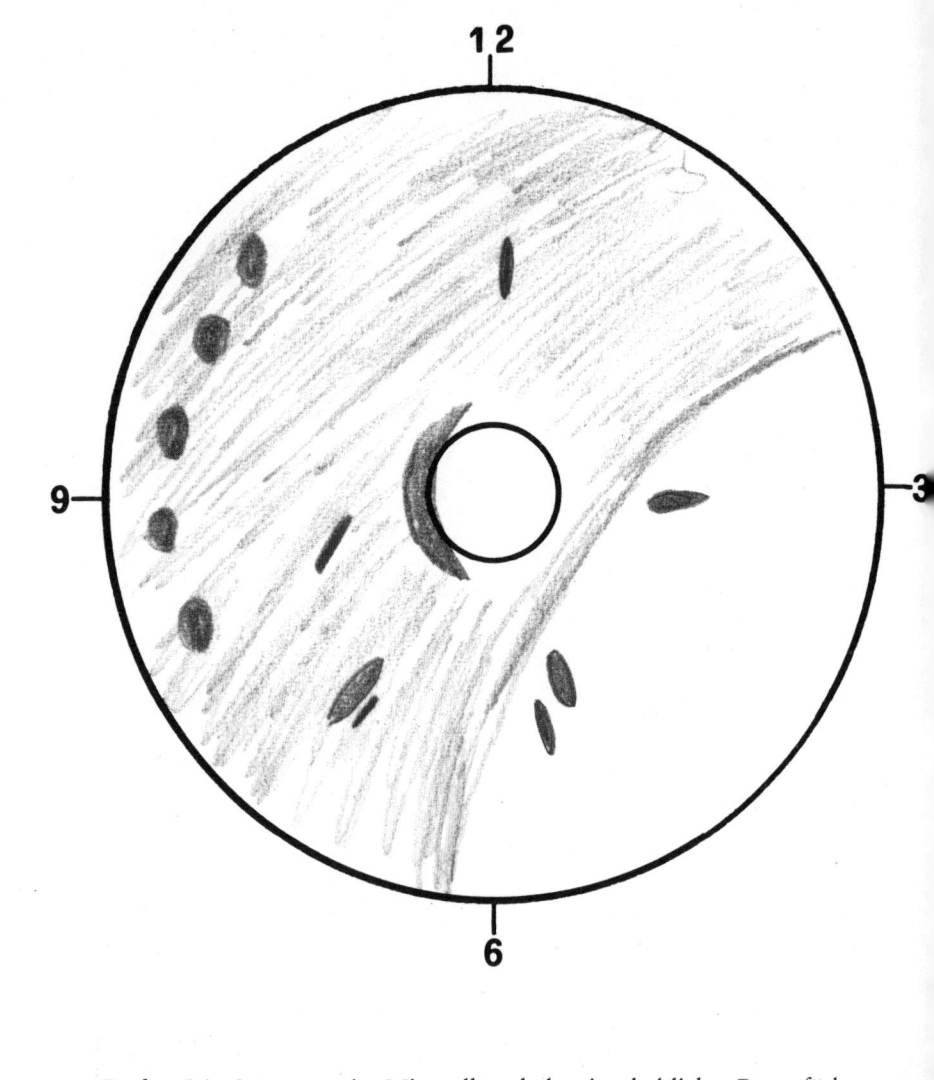

Rechte Iris: Störungen im Mineralhaushalt mit erheblicher Braunfärbung der Iris; Pfortaderstau bei D-F/7 h 15'.

9. Störende Warzenbildung

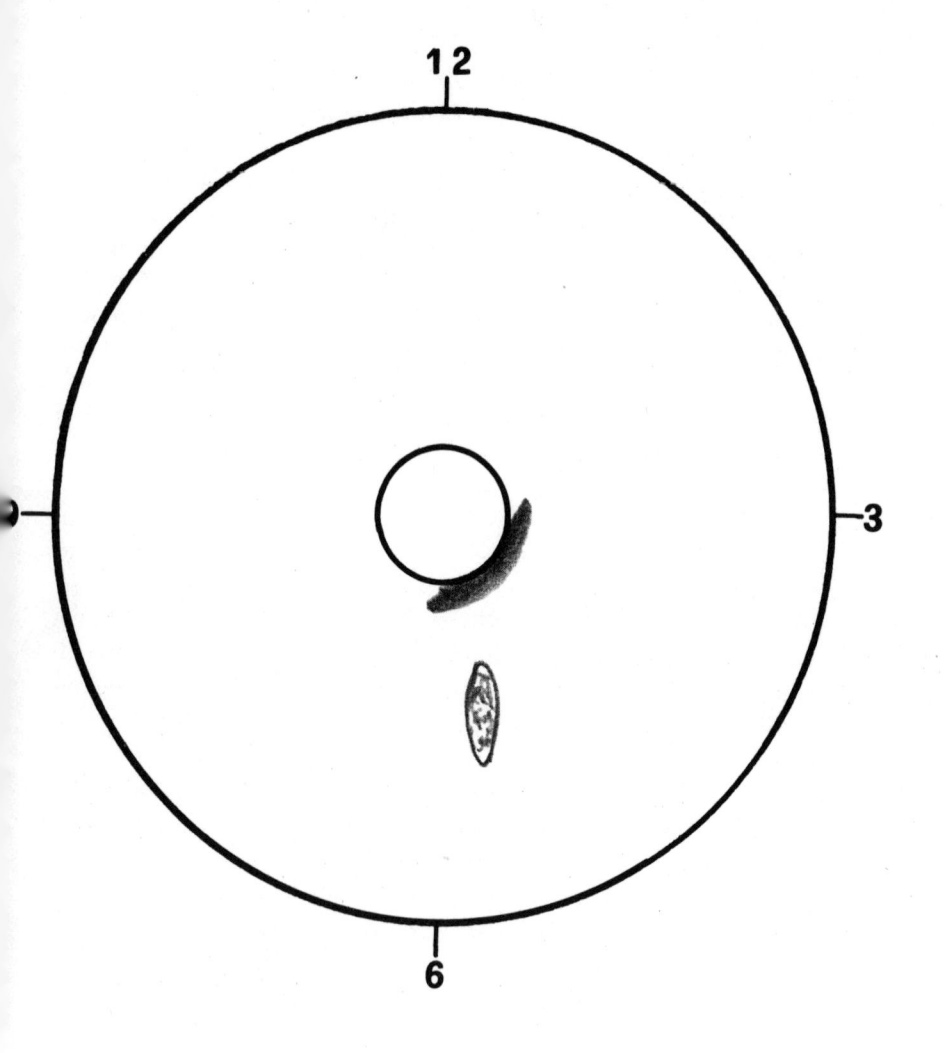

Linke Iris: Zeichen bei C-E/5 h 40' bis 50' mit Abflachung der Pupille.

9. Störende Warzenbildung

Die vierzehnjährige Claudia B. kam mit ihrer Mutter zu mir in die Praxis. Wie ich erfahren konnte, war Claudia eine schlechte Esserin, aber das war nicht der eigentliche Grund, weshalb sie zu mir gebracht worden war. Sie litt vor allem unter einer störenden Warzenbildung, besonders der rechten Hand. Trotz mehrmaliger chirurgischer Entfernung wuchsen sie immer wieder nach und hinderten das Kind unter anderem beim Schreiben. Das Riesenwachstum konnte bisher nicht unterbunden werden. Um einmal zu beweisen, daß die Naturheilkunde wirksame Mittel, insbesondere der Biochemie, zur Verfügung hat, ließ ich ein Farbdia der Hände anfertigen. Wie sich dann später zeigte, konnte das Wachstum nicht nur aufgehalten werden, sondern es kam zu einer vollständigen Heilung.

Bei der Harnuntersuchung konnte ich eine gewisse Leberbelastung feststellen. Die Augendiagnose ergab ein Pfortaderzeichen, was bei diesem Alter eigentlich eine Seltenheit ist. Ferner lag auch hier eine intrauterine Tränkung, eine Fruchtwasservergiftung des ungeborenen Kindes im Mutterleib, des Köpfchens und der Hände durch eine Verzögerung des Geburtsvorganges vor. Hierdurch hatte sich ergeben, daß das Kind in der Schule Lernschwierigkeiten hatte. Um sich zu sättigen, griff Claudia oft zu Süßigkeiten und zu Gebäck. Zu den Mahlzeiten aß sie dann kaum.

Auf meine Fragen gab sie mir bereitwillig Auskunft und betonte, alles zu tun, wenn sie nur ihre häßlichen und störenden Warzen loswerden würde. Die glatten runden Leberwarzen ließen sich sowohl durch die Harnanalyse als auch durch die Augendiagnose bestätigen. Die Behandlung war sehr erfolgreich. Nach einigen Monaten kam das Neuwachstum an den Händen zum Stillstand und nach einem Jahr waren die Warzen vollständig verschwunden. Durch die geänderten Eßgewohnheiten gedieh das Kind prächtig. Auch die schulischen Leistungen besserten sich erheblich. Claudia ist heute ein fröhliches Kind ohne hemmende Beschwerden.

10. Hüftgelenksarthritis

Frau Rosa P. aus Duisburg-Wedau war 77 Jahre alt, als sie auf ihren Sohn und ihre Schwiegertochter gestützt in mein Behandlungszimmer kam. Die aus Ostpreußen stammende Patientin konnte sich kaum mehr bewegen, denn ihr linkes Bein und ihre linke Hüfte machten ihr arg zu schaffen. Das Augenbild ergab eindeutig einen krankhaften Prozeß in der Hüfte und im Kniegelenk links.

Wie ich feststellen konnte, war die Ursache dieser Hüftgelenksgicht in einer falschen Lebensweise zu suchen. Frau P. litt an hochgradigem Mineralstoffmangel. Der Krankheitsverlauf sah hier nicht sehr günstig aus, denn es mußte in Erwägung gezogen werden, daß hier eines Tages eine schwere Operation zwecks Einsatzes eines Kunststoffgelenks durchgeführt werden müßte, damit sie nicht bettlägerig und pflegebedürftig würde. Mir kamen Zweifel, ob ich dieser betagten Frau noch helfen könne.

Dank der günstigen Konstitution dieser robusten Frau und dem Einsatz von Präparaten der biochemischen Heilweise setzte nach einigen Monaten tatsächlich eine Besserung ein. In den drei Jahren der Intensivbehandlung kam es zu einer großartigen Regeneration. Heute ist Frau P. 84 Jahre alt. Kürzlich schickte sie mir ein Bild aus ihrem Urlaubsort im Sauerland: es zeigte sie beim Tanz mit ihrem Sohn. Dieses Bild meiner dankbaren Patientin war für mich eine große Freude.

148   10. *Hüftgelenksarthritis*

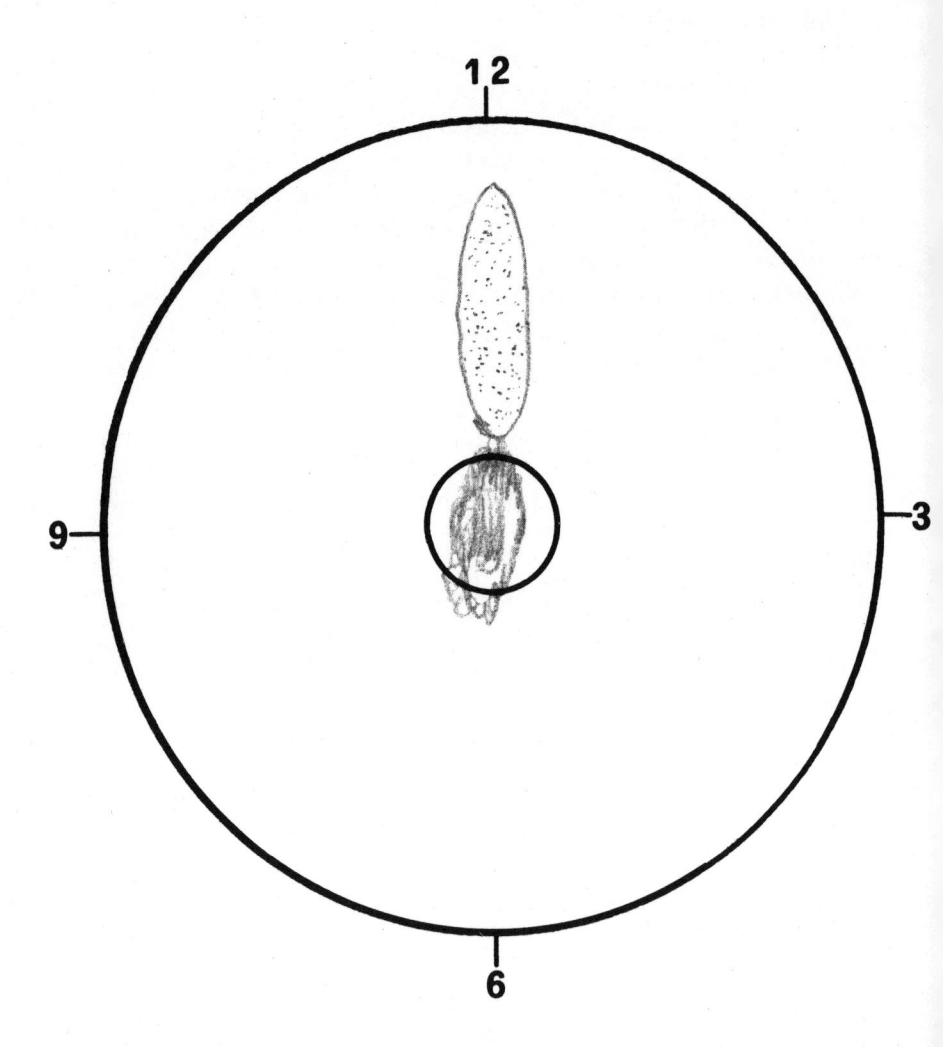

Rechte Iris: Operation grauer Star (Pupille). Operationszone grauer Star
A-G/12 h.

10. Hüftgelenksarthritis

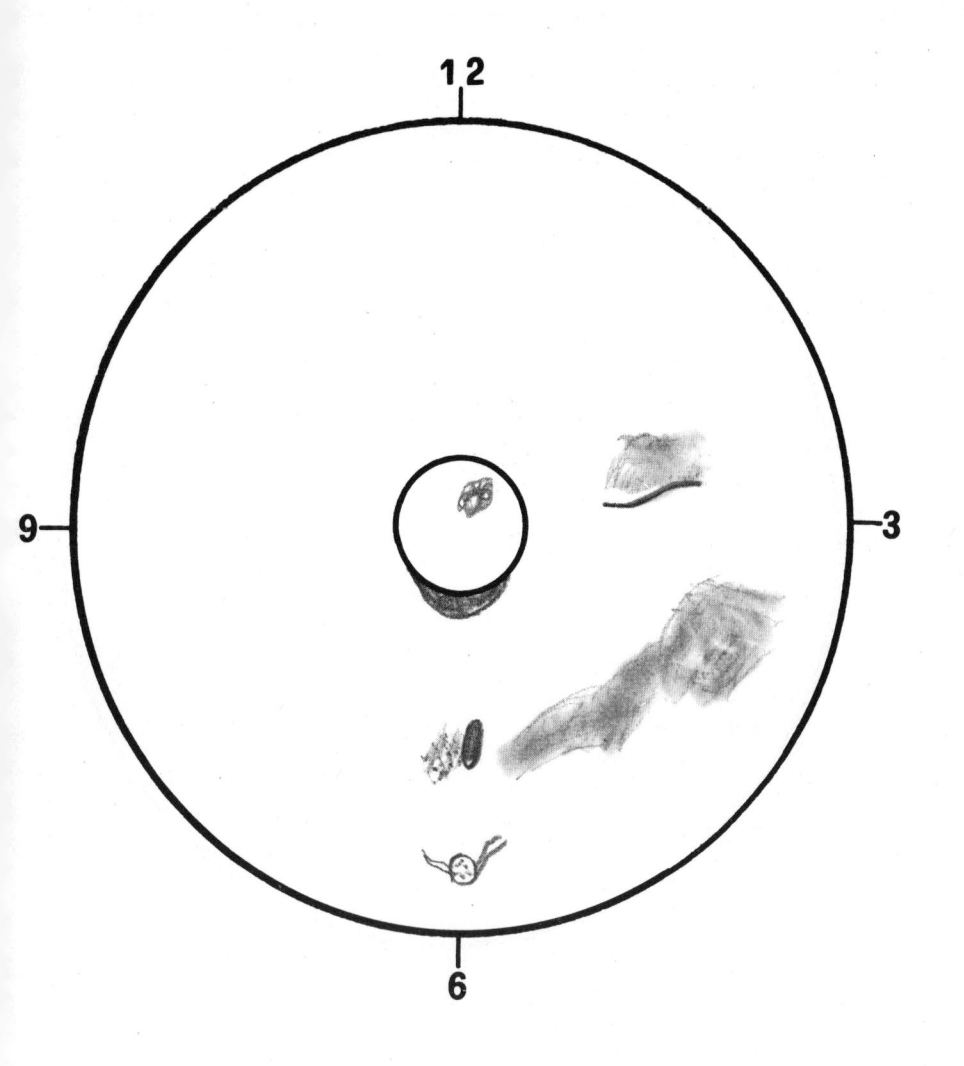

Linke Iris: Absolute Linksbelastung, Gelenkentzündung Hüfte und Knie im Bereich D und G/6 h mit Pupillendeformation.

150   11. Gehirnerschütterung

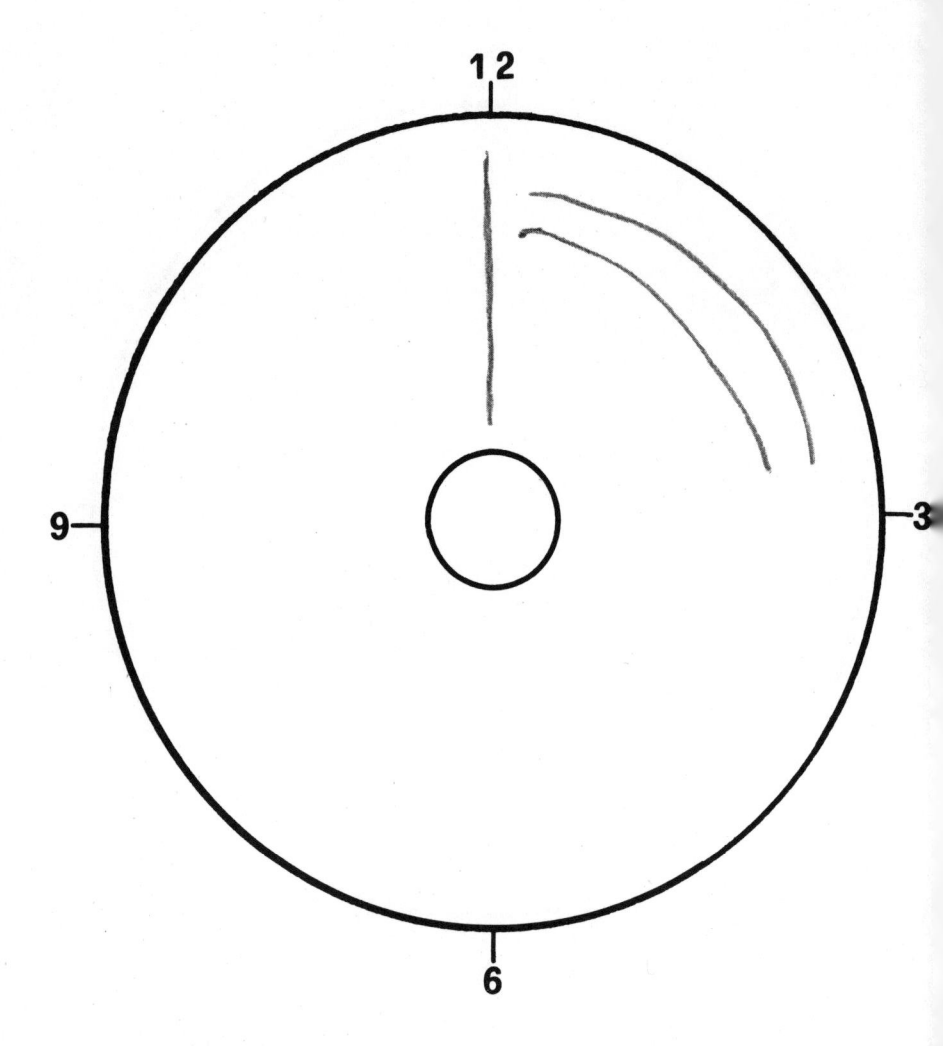

Rechte Iris: Zone der Gehirnerschütterung.

11. Gehirnerschütterung

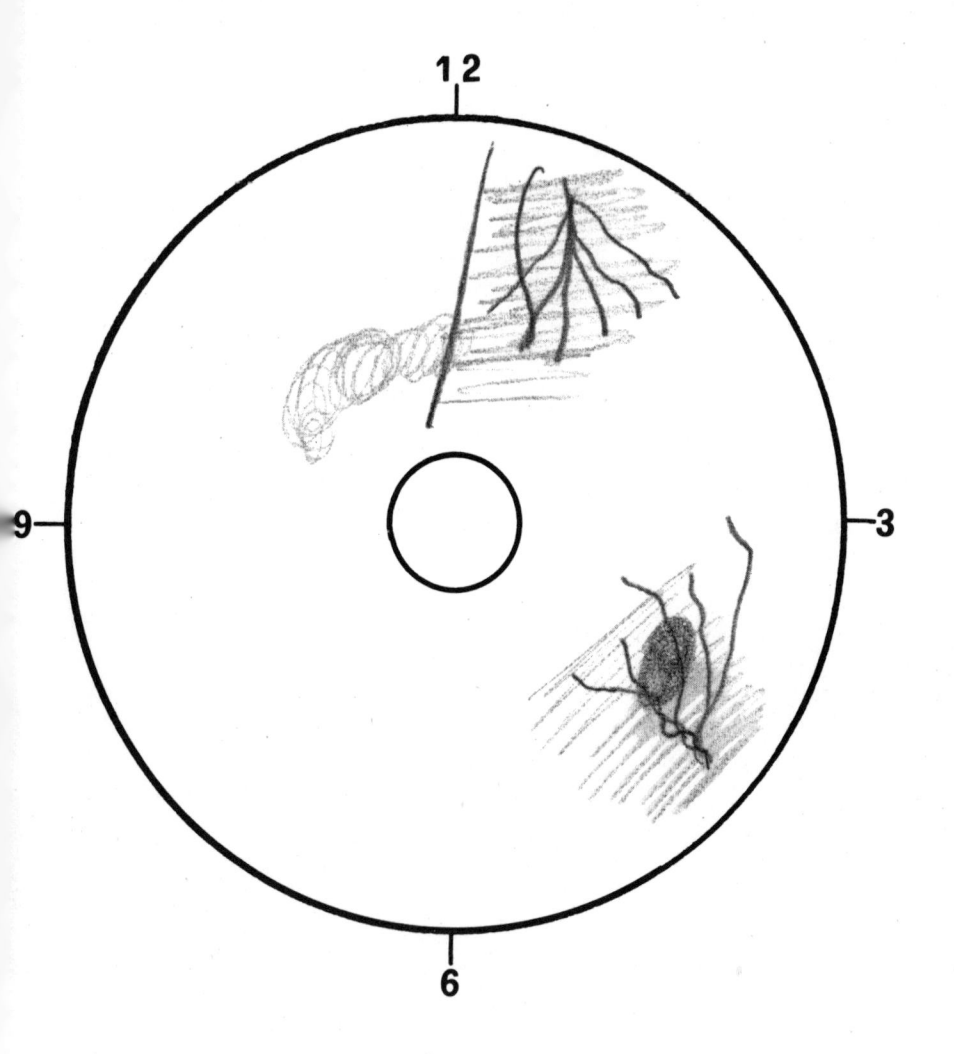

Linke Iris: Zone der Gehirnerschütterung zwischen 12 h bis 1 h 30'; Milz-störungen (viel Durst) um D-G/4 h.

11. Gehirnerschütterung

Die zwölfjährige Petra vom unteren Niederrhein hatte dreimal durch Sturz oder Schlag eine Gehirnerschütterung kurz hintereinander erlebt. Obwohl angeblich auskuriert, litt das Kind unter Schwindel, Übelkeit, Konzentrationsmangel, Kopfschmerz und Druck auf beiden Augen. Natürlich ergaben sich auch Schwierigkeiten im schulischen Bereich.

In meiner Praxis sind mir Fälle von Gehirnerschütterungen mit kurzer Bewußtlosigkeit vorgekommen, die zwar keinen physischen Schaden hinterließen, aber bis zu drei Monaten danach die intellektuellen Funktionen stark beeinträchtigten. Zu einem gleichen Ergebnis kamen die Psychologin Dr. Dorothy Gronwell und der Neuro-Chirurg Dr. Philipp Wrightson vom Oakland-Hospital in Neuseeland. Die vorübergehende Minderleistung des Gehirns kann Konzentrationsmangel bedingen, der wiederum dazu führt, daß der Betroffene angespannt, besorgt und gereizt ist, wobei der daraus resultierende Streß starke Kopfschmerzen verursacht. Deshalb rate ich meinen Patienten, nach einer Gehirnerschütterung das Arbeitsvolumen erst ganz langsam wieder zu steigern. Das gilt natürlich auch für Kinder im schulischen Bereich.

Bei Petra hatte man keinerlei Rücksicht darauf genommen und dem Kind einfach zuviel zugemutet. Da man bei einer Gehirnstrommessung (EEG) keine negativen Ergebnisse vorgefunden hatte, glaubte man annehmen zu dürfen, das Kind sei völlig gesund. Nicht einmal von den Turnstunden wurde es befreit. Solch ein leichtsinniges Verhalten kann zu Dauerschädigungen führen.

Am Oakland-Hospital zum Beispiel werden alle Patienten nach erlittener Gehirnerschütterung auf Aufnahme und Verarbeitung von Informationen getestet. Erst wenn die Versuche eine normale Gehirnleistung erkennen lassen – in allen Fällen 35 bis 54 Tage nach der Gehirnerschütterung – wird dem Patienten erlaubt, seine übliche Arbeit wieder aufzunehmen.

Petras Beschwerden konnte ich in verhältnismäßig kurzer Zeit beheben. Meine Beobachtungen in solchen Fällen führten zu dem Resultat, daß in diesem Zustand keinesfalls Eier oder kohlensäurehaltige Limonade genossen werden sollten, denn das führte bei manchen Patienten zu Verschlimmerungen der Beschwerden. Deshalb rate ich am Morgen nach dem Aufstehen zu meinem Vitalfrühstück (siehe Anhang).

12. Kehlkopfkrebs

Werner F., ein sechzigjähriger Werkmeister aus Düsseldorf, klagte über ständiges Kratzen im Halse, Heiserkeit und „belegte" Stimme. Meine erste Vermutung auf Kehlkopfkatarrh mußte ich bald korrigieren.

Die Harnanalyse ergab einen sehr schlechten Befund. Das festgestellte Eiweiß ließ auf eine Schädigung im Nierenbereich schließen. Dazu kamen bedenkliche Ergebnisse beim Gallenfarbstoff und ein starkes Ziegelmehl-sediment. Auf meine Frage, wie hoch sein täglicher Zigarettenkonsum sei, gab er mir zwanzig an. Nach seinen dunkelbraun verfärbten Fingern zu urteilen, mußte es täglich sicher die doppelte Menge sein. Aber der Mensch neigt nun einmal dazu, sich selbst etwas vorzumachen.

Die Augendiagnose ergab sichere Anzeichen für einen Kehlkopfkrebs. Ich machte Herrn F. darauf aufmerksam, daß er sich durch sein starkes Rauchen eine schlimme Krankheit eingehandelt habe. Sein Kommentar lautete, daß andere Menschen noch mehr rauchen würden als er und auch nicht krank geworden wären, worauf ich ihm begreiflich zu machen such-te, daß jeder Mensch eine andere Konstitution habe und der eine Orga-nismus anfälliger sei als der andere.

Eine fachärztliche Untersuchung bei einem Hals-Nasen-Ohrenarzt in Krefeld bestätigte meine Diagnose. Es kam zur Operation, wobei dieser Mann seine Stimme verloren hat. Das ist in den meisten Fällen so, wenn die Krankheit fortgeschritten ist. Ich habe Herrn F. nicht mehr wiederge-sehen, hörte jedoch später durch einen seiner Bekannten, daß er sehr unter den Folgen der Operation leiden würde. Trotzdem: er lebt! Aber es sollte eine Warnung für alle die Raucher sein, die eines Tages an Kehlkopf- oder Lungenkrebs erkranken könnten und einen qualvollen Tod erleiden müs-sen. Deshalb: Hände weg vom Nikotin – auch wenn es schwerfällt.

154   *12. Kehlkopfkrebs*

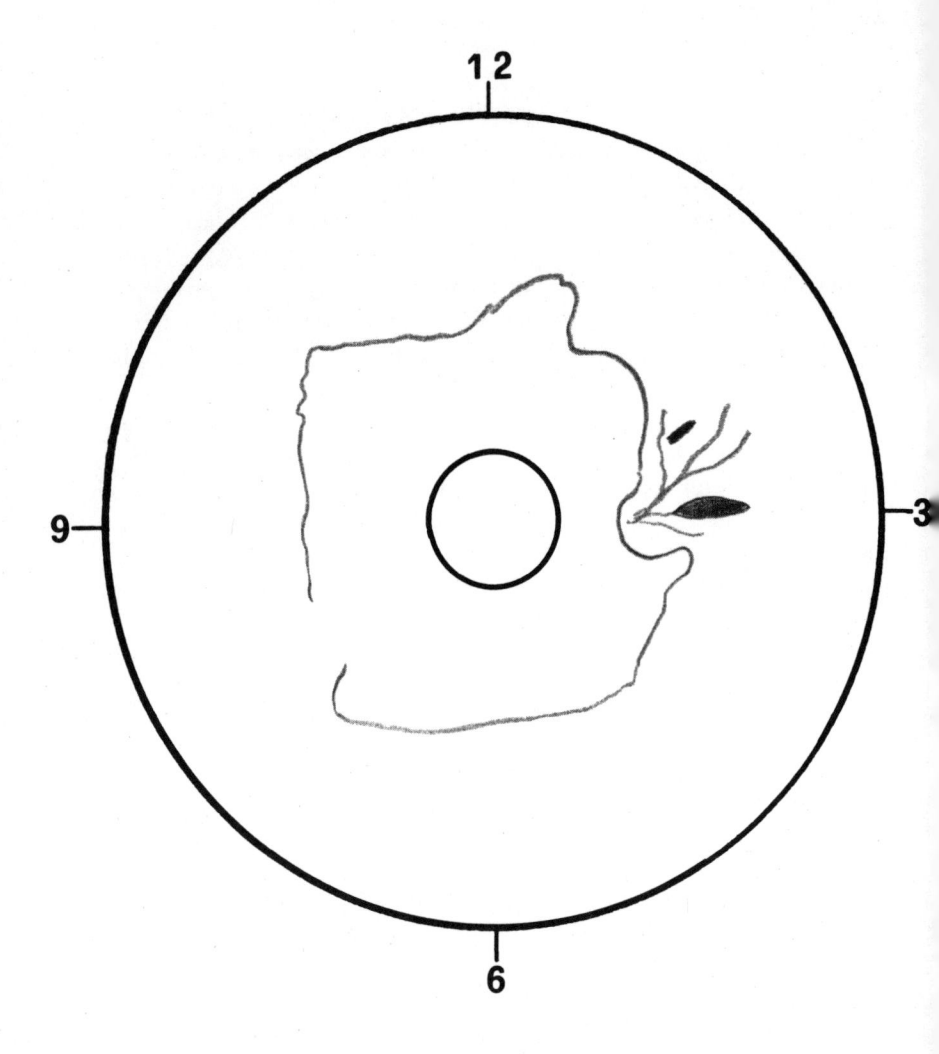

Rechte Iris: Deutliche Zeichen im Kehlkopfbereich bei B-F/2 h bis 3 h.

12. Kehlkopfkrebs   155

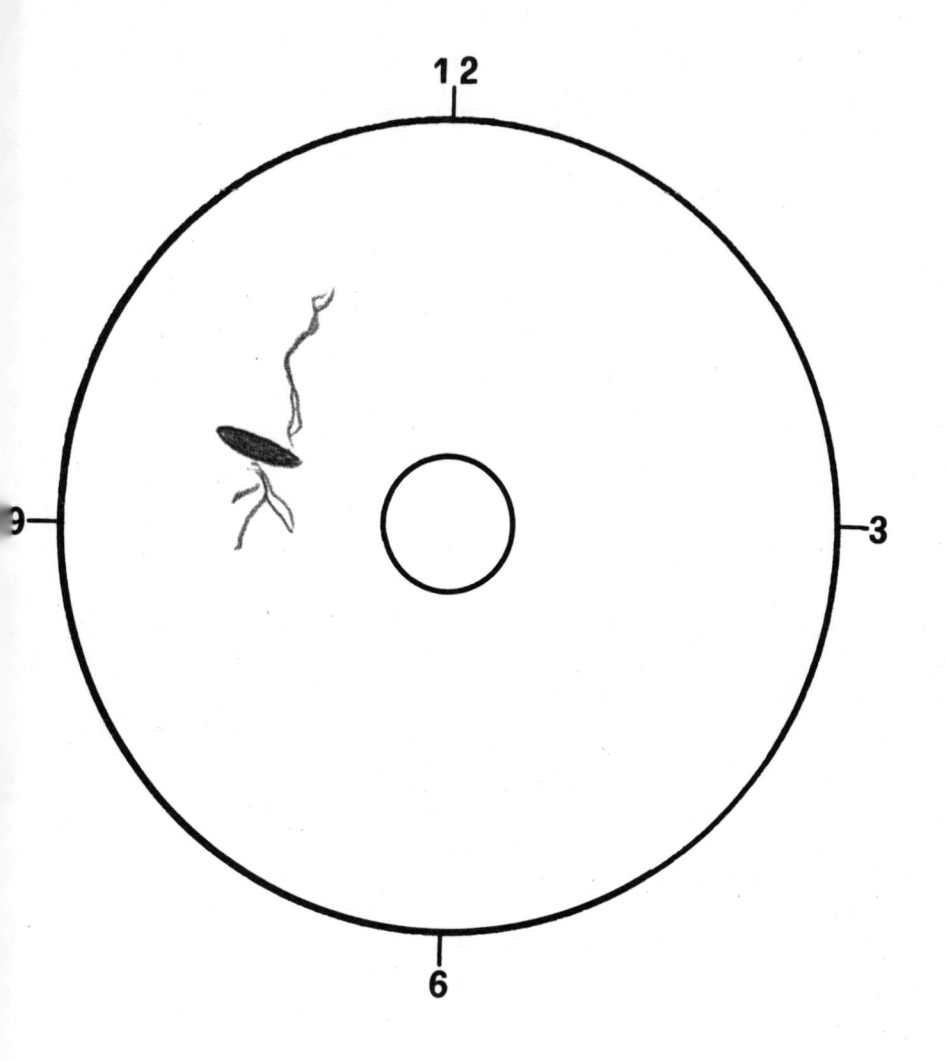

Linke Iris: Deutliche Zeichen im Kehlkopfbereich bei B-E/9 h bis 11 h.

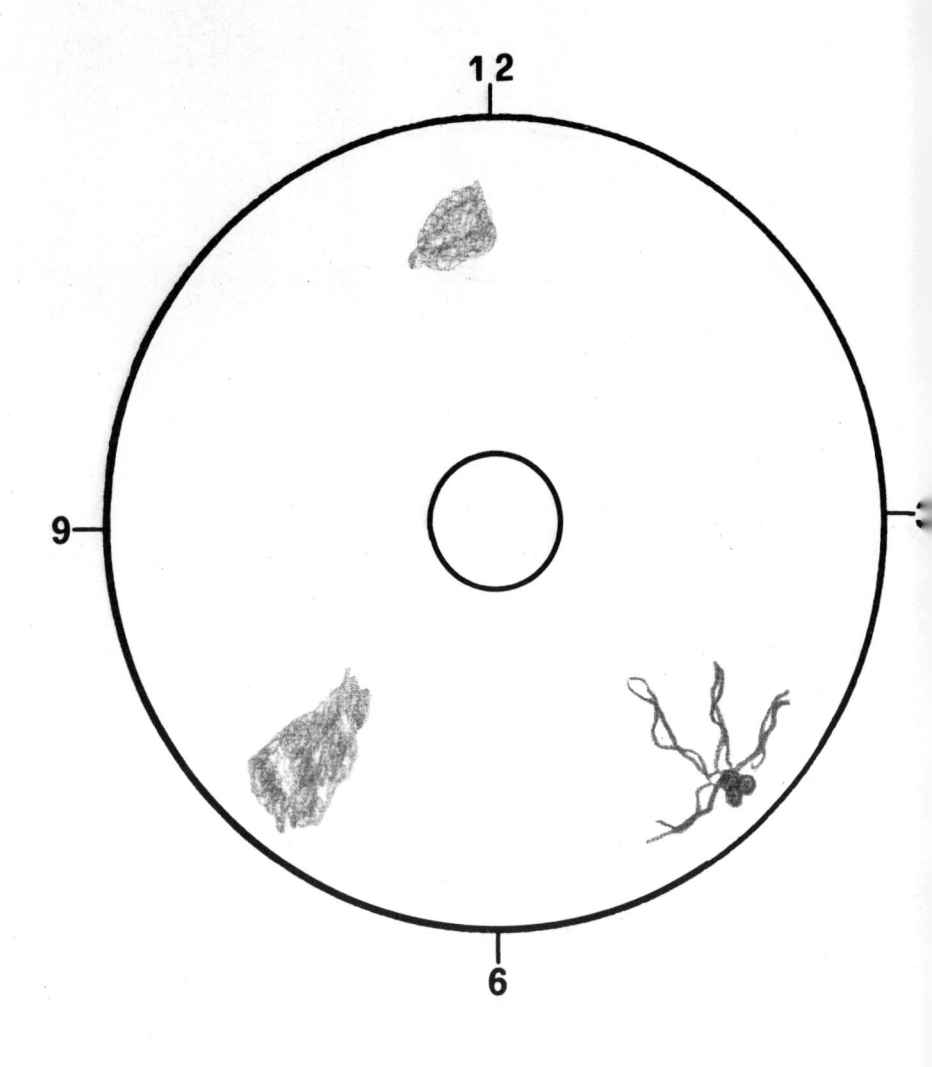

Rechte Iris: Schwellung im Leberdreieck bei D-H/7 h bis 7 h 40'; Blasenkrebs bei H/4 h 30' bis 40' ausstrahlend.

13. Ein schlimmer Fall 157

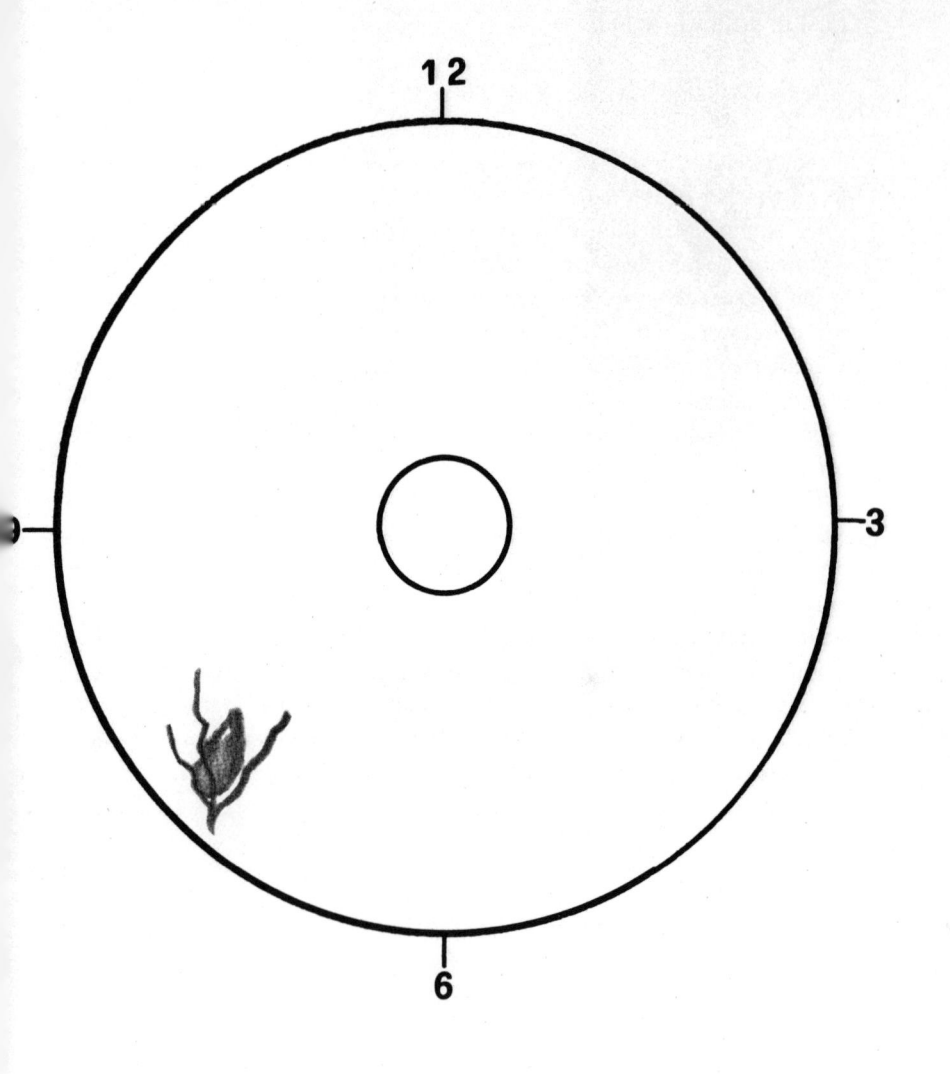

Linke Iris: Blasenkrebs bei F-H/7 h 20' bis 8 h.

13. Ein schlimmer Fall

Jedem Behandler wird es im Laufe seiner Tätigkeit häufig vorkommen, daß er um Hilfe gebeten wird, wo er nicht helfen kann. So war es auch bei einem zweiundfünfzigjährigen Kaufmann aus Bottrop. Obwohl er wußte, an welcher Krankheit er litt, gab er doch die Hoffnung nicht auf. Nach einer eingehenden klinischen Untersuchung hatten ihm die Ärzte nur noch eine Lebenschance von einem Jahr gegeben.

Die Harnanalyse war das Schlimmste, was ich in meiner Praxis je zu sehen bekommen hatte. Nahezu alle Werte waren erhöht und zeigten einen krankhaften Befund. Ich wußte, daß hier kein Mensch mehr helfen konnte. Die Untersuchung des Körperoberflächenbereiches ergab Krebsknötchen an der ganzen Fläche. Das Gesicht dieses Mannes sah wie vertrocknet aus.

Die Irisdiagnose zeigte auch hier, daß eine falsche Lebensweise, starkes Rauchen und übermäßiger Alkoholgenuß, diese gräßliche Krankheit verursacht hatte. Der gesamte Körper war im Verfall begriffen. Das Augenbild zeigte im Bereich der Blase die typischen Zeichen, wie sie beim Blasenkrebs im Segment des Douglas-Raumes auftreten.

Diesem armen Menschen konnte ich nicht helfen und auch keine lindernden Präparate verordnen. Deshalb riet ich zu einer Krankenhausaufnahme, wo noch das Nötigste, zumindest was die Schmerzen anbetraf, getan werden konnte.

14. Unterleibskrebs

Eine segensreiche Einrichtung sind die Vorsorge-Untersuchungen. Unterleibskrebs, wenn er frühzeitig erkannt wird, kann heute in den meisten Fällen mit gutem Erfolg geheilt werden.

Claudia F., eine siebenundzwanzigjährige Frau aus Köln, klagte über allgemeine Beschwerden, die es ihr kaum mehr ermöglichten, ihren Ganztagsberuf als Sekretärin auszuüben. Dabei sah sie recht gut aus, hatte eine gut durchblutete Haut und wirkte frisch. Auch die Harnanalyse brachte keinen Befund, der auf eine schlimme Krankheit hingewiesen hätte. Bei der Anamnese gab die Frau an, täglich bis zu 15 Zigaretten zu rauchen.

Mein Erstaunen bei der Augendiagnose war sehr groß; denn ich entdeckte im Douglas-Raum im Bereich des Unterbauches eine Pigmentverdichtung mit einzelnen Transversalen, die im linken Auge im Gebiet des Eierstocks mit einer wulstartigen Zeichensetzung gekoppelt war. Mein Verdacht stand fest: Hier mußte es sich um einen apfelsinengroßen Tumor im Gebiet des linken Eierstockes handeln. Da wir grundsätzlich nicht gynäkologisch behandeln, erbat ich die Bestätigung meiner Diagnose durch einen Frauenfacharzt. Tatsächlich wurde ein Tumor in der beschriebenen Größe im linken Eierstock der jungen Frau festgestellt. Eine sofort angesetzte Operation verlief erfolgreich.

Nach überstandener Gefahr gab ich ihr den dringenden Rat, sich in ihrer Lebensweise umzustellen, nicht mehr zu rauchen und ihre Eßgewohnheiten zu ändern, denn nur so konnte ich ihr vorsorglich helfen, daß es nicht eines Tages wieder zu einer Neubildung kommen wird. Frau F. hat meine Ratschläge befolgt. Vier Jahre sind seither vergangen, und sie ist wieder ein gesunder und fröhlicher junger Mensch.

160   14. *Unterleibskrebs*

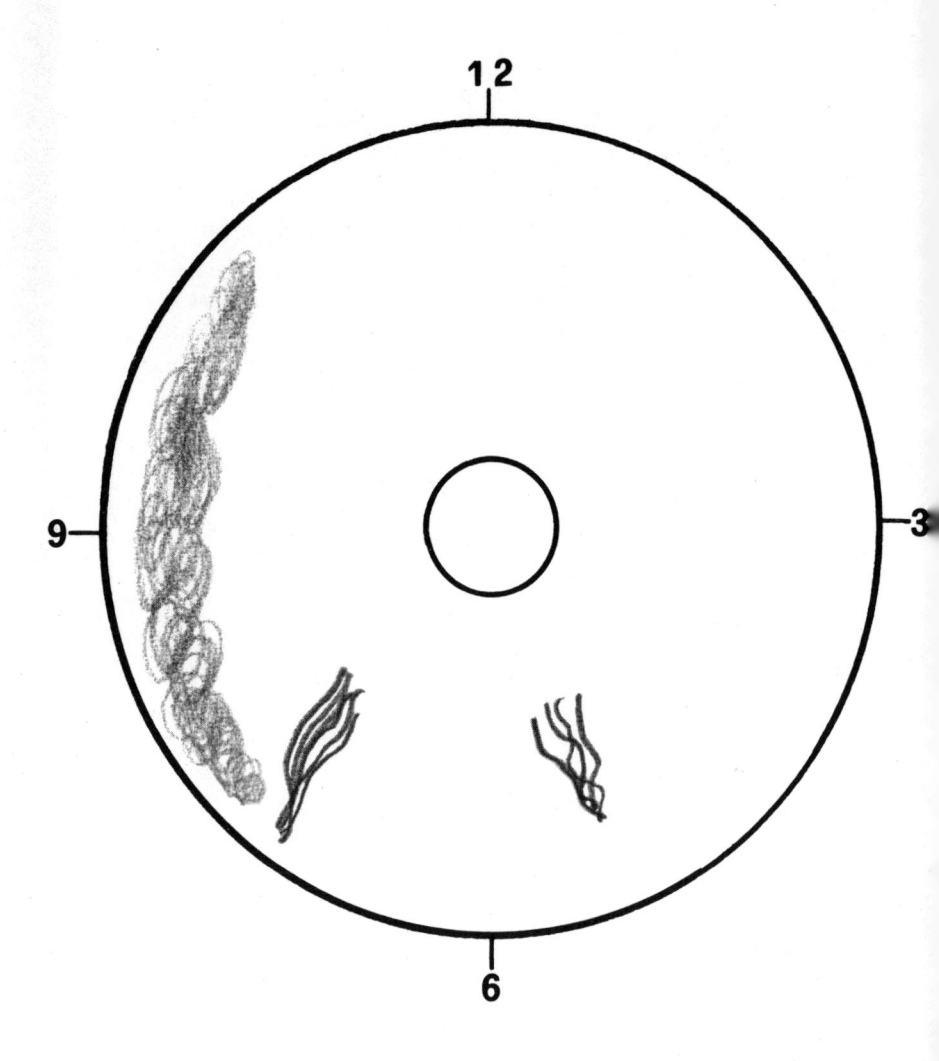

Rechte Iris: Starke Ablagerung von Giftstoffen zwischen 7 h 30' und 10 h
40'; Zeichnungen im Gallenbereich D-H/7 h 10' bis 7 h 50' und Gebär-
mutterbereich bei D-F/5 h bis 5 h 40'.

14. Unterleibskrebs 161

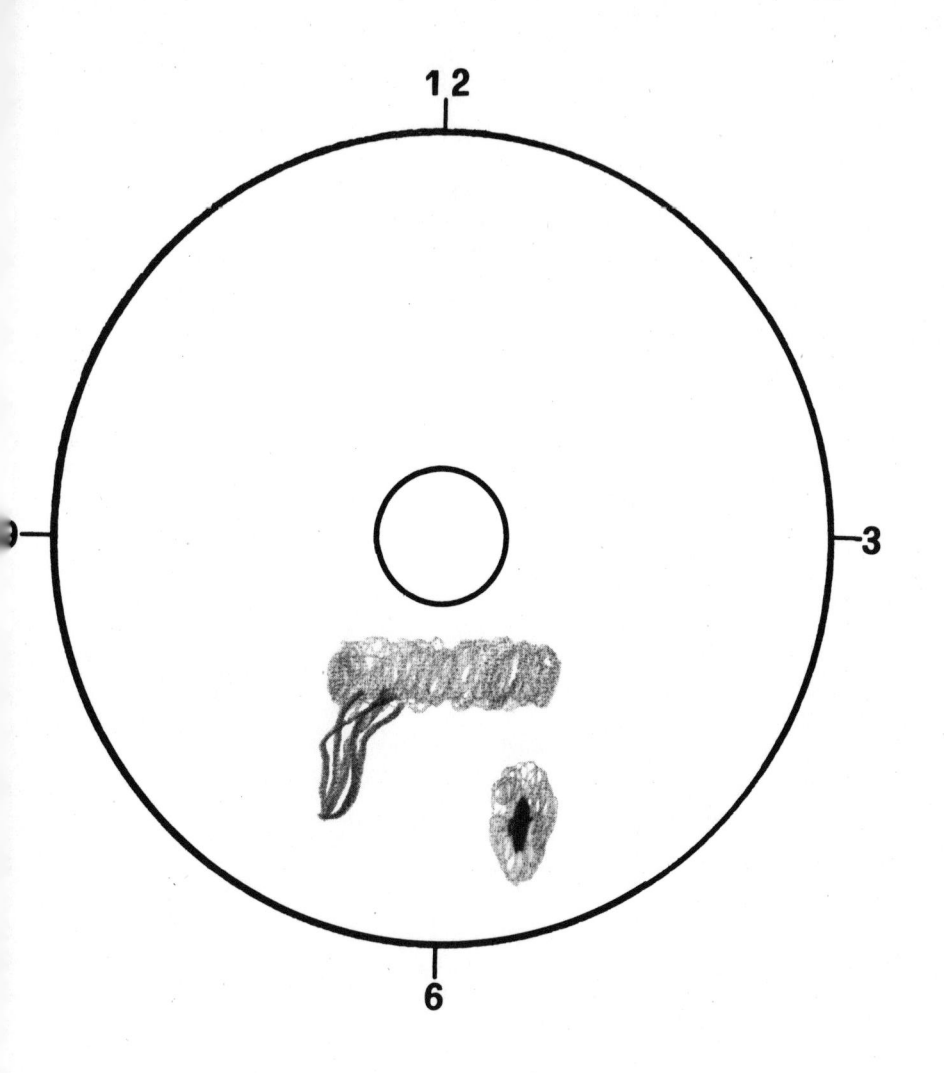

Linke Iris: Eierstocktumor links bei F/5 h 30'.

162   *15. Verfall des Organismus*

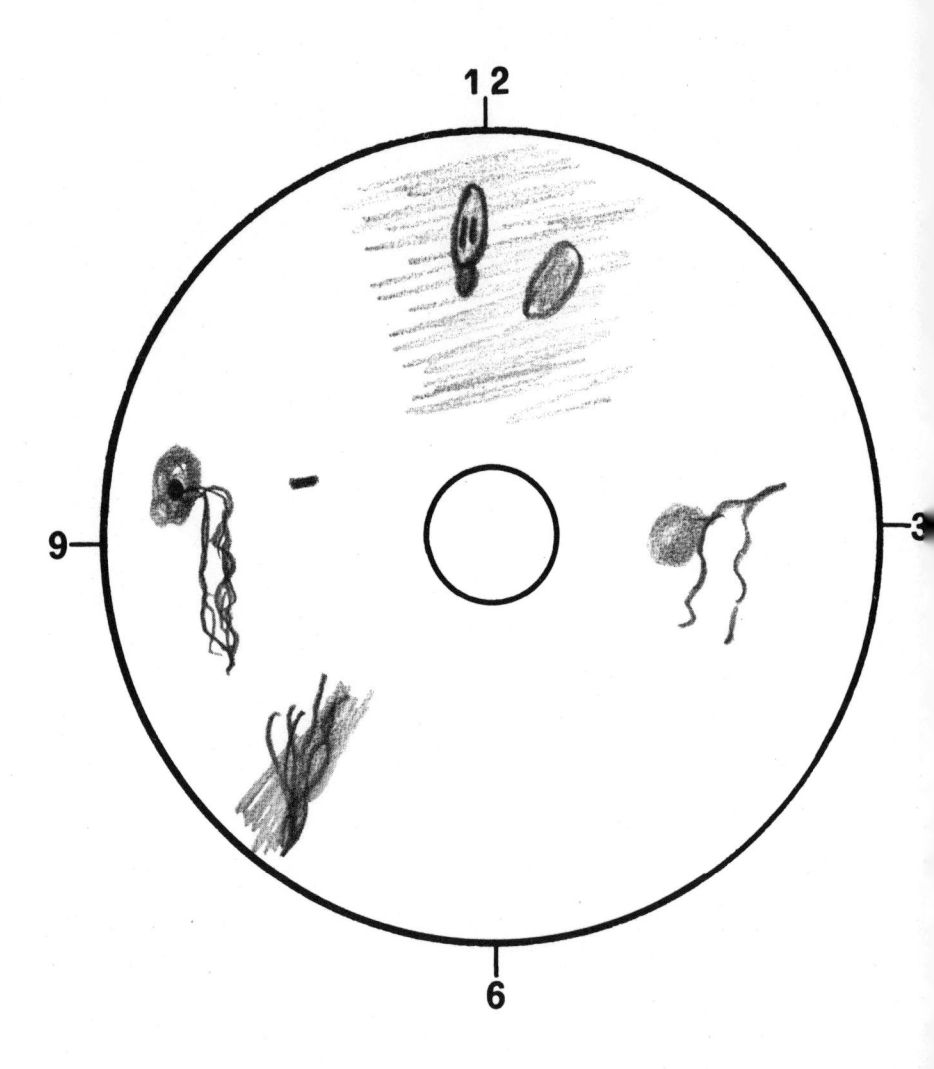

Rechte Iris: Hirntumor bei E-G/11 h 50' bis 12 h und E-F/12 h 30';
Schwellung im Leberdreieck bei D-H/7 h 10' bis 7 h 50'; Heiserkeit mit
Schwellung im Kehlkopfbereich bei D-F/3 h und F-H/9 h 10' bis 30'.

15. Verfall des Organismus

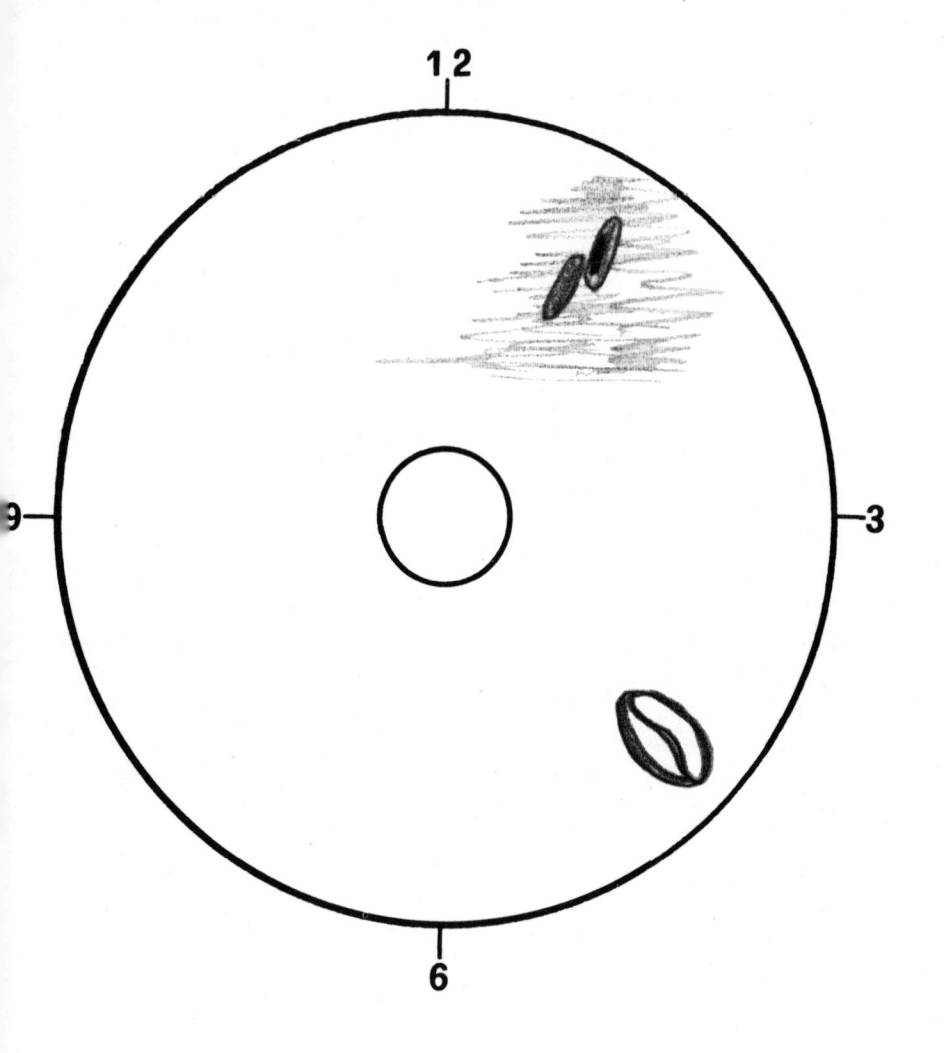

Linke Iris: Hirntumor bei E-G/12 h 50' bis 1 h 10'; Milzschwellung bei F-H/4 h 10' bis 40'.

15. Verfall des Organismus

Peter U., ein vierzigjähriger Mann aus Hamburg, klagte darüber, daß er kaum mehr auf den Beinen stehen könne, ständig unter Schwindelgefühlen leide und Kopfschmerzen habe. Er litt unter der Vorstellung, eventuell seinen Beruf wechseln zu müssen, wenn sein Befinden sich nicht bessern würde.

Die Harnanalyse erbrachte einen krankhaften Befund mit einem Säurewert von 6,5. Herr U. gab an, täglich bis zu 50 Zigaretten zu rauchen. Die Augendiagnose zeigte im Hirnbereich, im Bereich hinter der Pyramidenbahn, ein Gebilde mit zwei schwarzen knotenartigen Punkten und entsprechenden Silberfädchen als Transversale zur Medulla. Es war das typische Bild eines Rauchers mit Tumorverdacht. Auch im Bereich der rechten Lunge war ein verdächtiges Gebilde auszumachen. Auf mein Befragen gab Herr U. an, stark zu husten, einen entsprechenden – manchmal sogar blutigen – Auswurf zu haben und dabei ein Vernichtungsgefühl zu verspüren.

Auf meinen Rat hin ließ sich der Patient klinisch untersuchen. Eine röntgenologische Schichtaufnahme der Lunge ergab die Feststellung eines kleinen Tumors im rechten Lungenoberfeld. Außerdem wurde noch ein Gehirntumor ausgemacht, der die Koordinationsstörungen beim Stehen und Gehen hervorrief. Auch hier war es wieder der übermäßige Nikotingenuß, die falsche Ernährung bei einer anstrengenden Berufsarbeit und die damit verbundene tägliche Belastung, die den Verfall des Organismus einleiteten.

16. Ein weiterer Fall zur Warnung

Gerhard W., ein sechzigjähriger Omnibusfahrer aus Frankfurt am Main, wurde fast liegend im Auto zu mir nach Uedem gebracht. Nur mühsam konnte sich der Patient im Sessel aufrechthalten. Bisher hatte er es abgelehnt, dem Rat seines behandelnden Arztes zu folgen und sich klinisch untersuchen zu lassen.

Bei den Harnanalyse waren alle Werte krankhaft verschoben. Die Augendiagnose zeigte die Iris beiderseits pathologisch verändert. Alles deutete auf den Verfall eines langsam und unter großen Schmerzen sterbenden Patienten hin, dessen Organismus der Belastung durch eine falsche Lebensweise nicht gewachsen war. Selbst der robusteste Körper kann einen täglichen Konsum von 50 bis 60 Zigaretten und wenigstens 4 Flaschen Bier neben etlichen Schnäpsen nicht verkraften.

Im Bereich der Bauchspeicheldrüse links und rechts ließen sich zwei Geschwulstbildungen durch die Iris-Zeichnung erkennen. Außerdem war eine Verhärtung der Leber zu diagnostizieren, was sich im Augenbild aus der gestauten Pfortader durch einen deutlich sichtbaren Hohlring in der Iris erkennen ließ. Die aufsteigenden Zeichen und Transversalen vom Bereich der Milzzone links bis zur Herzzone als Vorzeichen eines Infarktes vermittelten ein trostloses Bild. Eine wirksame Behandlung war hier vollkommen unmöglich. Ich riet, Herrn W. auf dem schnellsten Wege in eine Klinik zu bringen, was dann auch nach seiner Rückkehr nach Frankfurt geschah.

166 16. *Ein weiterer Fall zur Warnung*

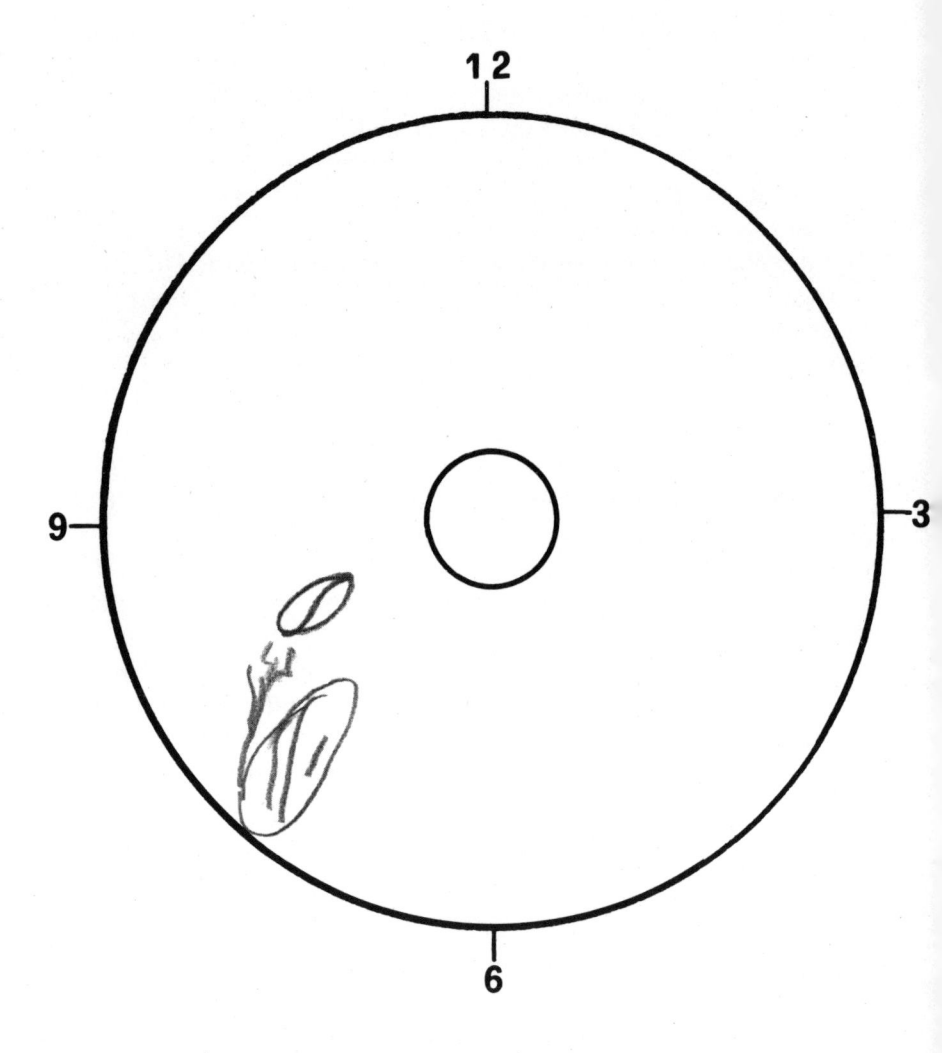

Rechte Iris: Starke Leberschwellung bei D-I/7 h 10' bis 40' und Transversale zur Bauchspeicheldrüse bei C-E/8 h bis 8 h 30'.

16. Ein weiterer Fall zur Warnung

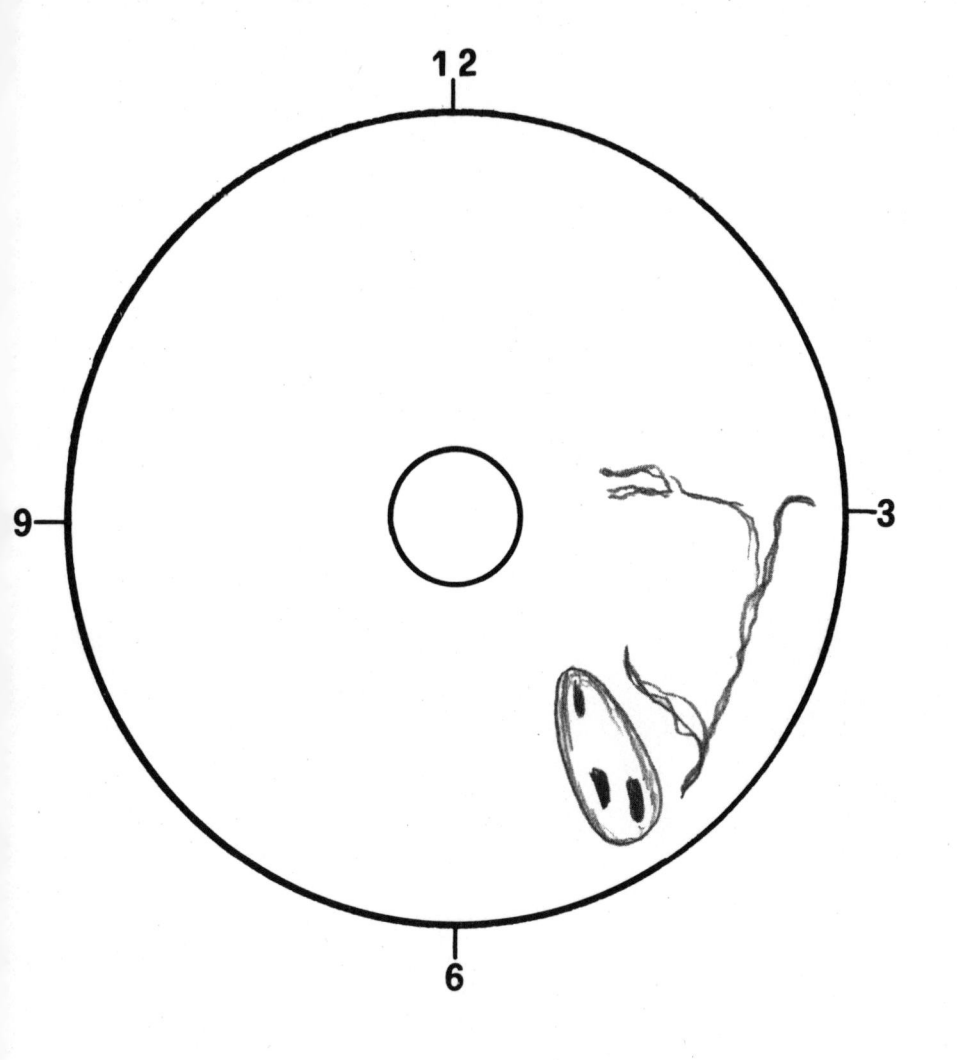

Linke Iris: In der Bauchspeicheldrüse zwei große Insulome bei D-H/ 4 h 30' bis 5 h 10'; Hinweis auf einen möglichen Herzinfarkt bei C-D/ 2 h 30' bis 50'.

168   17. Brustkrebs

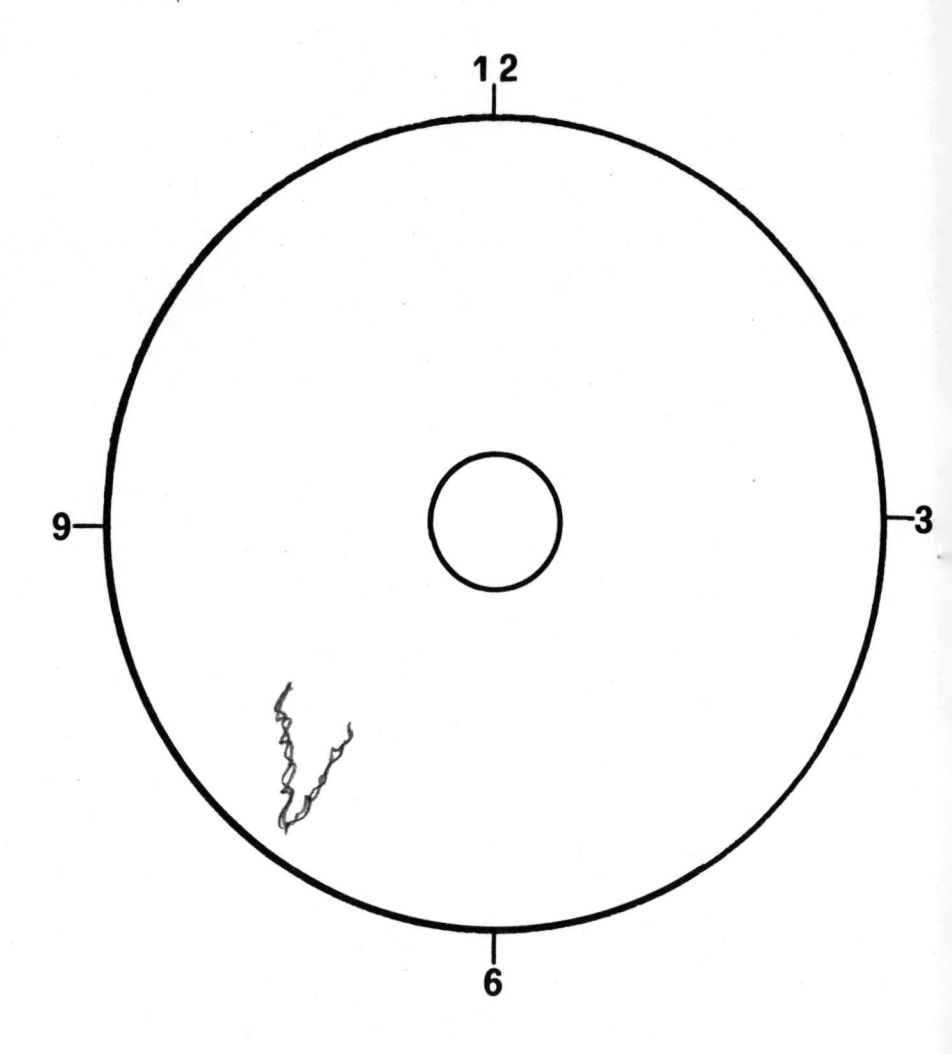

Rechte Iris: Leberschwellung bei F-H/7 h 10' bis 50'.

17. Brustkrebs

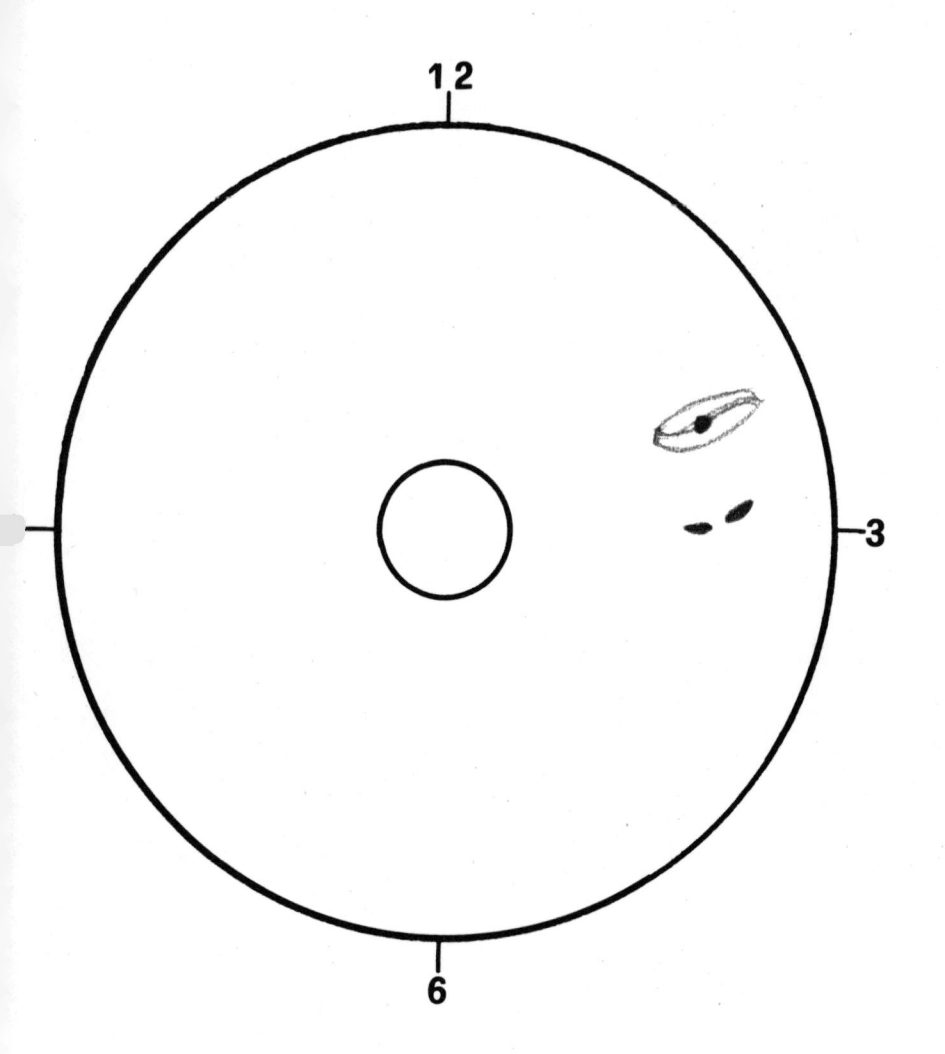

Linke Iris: Brustdrüsenkrebs mit Zeichen im Bereich der Brustdrüse bei E-G/2 h 15' und der Lunge bei E-F/2 h 50' bis 3 h.

17. Brustkrebs

Was ich bei Unterleibskrebs gesagt habe, trifft auch bei Brustkrebs zu. Bei frühzeitigem Erkennen und sofortiger Behandlung stehen die Erfolgschancen günstig. Anna N., eine siebzigjährige Patientin vom Niederrhein, besuchte mich eines Tages und klagte über „einen Furunkel" im Brustbereich links. Ich hatte meine Zweifel, denn einen Furunkel an dieser Stelle hatte ich bisher noch nicht feststellen können. Da Frau N. auch über Beschwerden im Bereich der Achsel-Lymphknoten klagte, vermutete ich ein tumoröses Geschehen im linken Brustdrüsenbereich.

Das Augenbild zeigte denn auch ein deutliches Zeichen. Im Außenbereich der Brustdrüse links mußte ein taubeneigroßer Tumor vorhanden sein. Ich machte die Patientin darauf aufmerksam, daß sie sich schon lange einer Operation hätte unterziehen müssen, worauf sie nicht begriff, warum sie sich wegen eines „Furunkels" in chirurgische Behandlung begeben sollte. Daraufhin klärte ich sie auf und überwies sie zur Feststellung meiner Diagnose an einen Facharzt. Dieser rief mich auch prompt an und teilte mir mit, daß es sich bei Frau N. um Brustdrüsenkrebs handele und er eine sofortige Operation empfohlen habe. Bei intensiver Nachbestrahlung wären durchaus positive Erfolgsaussichten zu erwarten.

Ich verlor die Patientin aus den Augen und nahm an, daß sie dem Rat gefolgt sei und längst operiert worden wäre. Nach zwei Jahren hörte ich zu meiner Bestürzung, daß Frau N. sich nicht hatte operieren lassen und sich stattdessen auf den Rat von Menschen verlassen hatte, die nicht im Heilberuf standen. Diese arme Frau ist dann elend zugrundegegangen.

18. Schlaganfall/Leberkrebs

Frau Käthe Sch. aus Münster klagte über schlechtes Allgemeinbefinden. Bei der fünfundsiebzig Jahre alten Dame ergab die Harnanalyse einen krankhaften Befund. Die Patientin konnte sich schlecht auf den Beinen halten und klagte über ständige Übelkeit. Als sie mir gegenüber im Sessel saß, schien sie zu kollabieren, so daß ich ihren Kreislauf medikamentös unterstützen mußte.

Da Frau Sch. über Atembeschwerden, Kopf- und Magendruck klagte, führte ich eine Blutdruckmessung durch. Der Hochdruck von 280:140 zeigte hier die akute Gefahr eines Schlaganfalls an. Außerdem ließen die Iriszeichen bei der Augendiagnose vermuten, daß ein Leberkrebs vorhanden sein konnte, so daß ich auf schnelle Einweisung in eine Klinik drängte. Hier konnte ich wegen der drohenden Gefahr eines Schlaganfalls nicht behandeln.

Bei der Leberspiegelung in der Klinik stellte sich heraus, daß meine Vermutungen richtig waren. Bei dem allgemeinen schlechten Zustand der Frau kam aber jede Hilfe zu spät, denn sie starb innerhalb von acht Tagen. Hätte sie sich früher in Behandlung begeben, wäre ihr Leben vielleicht noch zu retten gewesen.

18. *Schlaganfall/Leberkrebs*

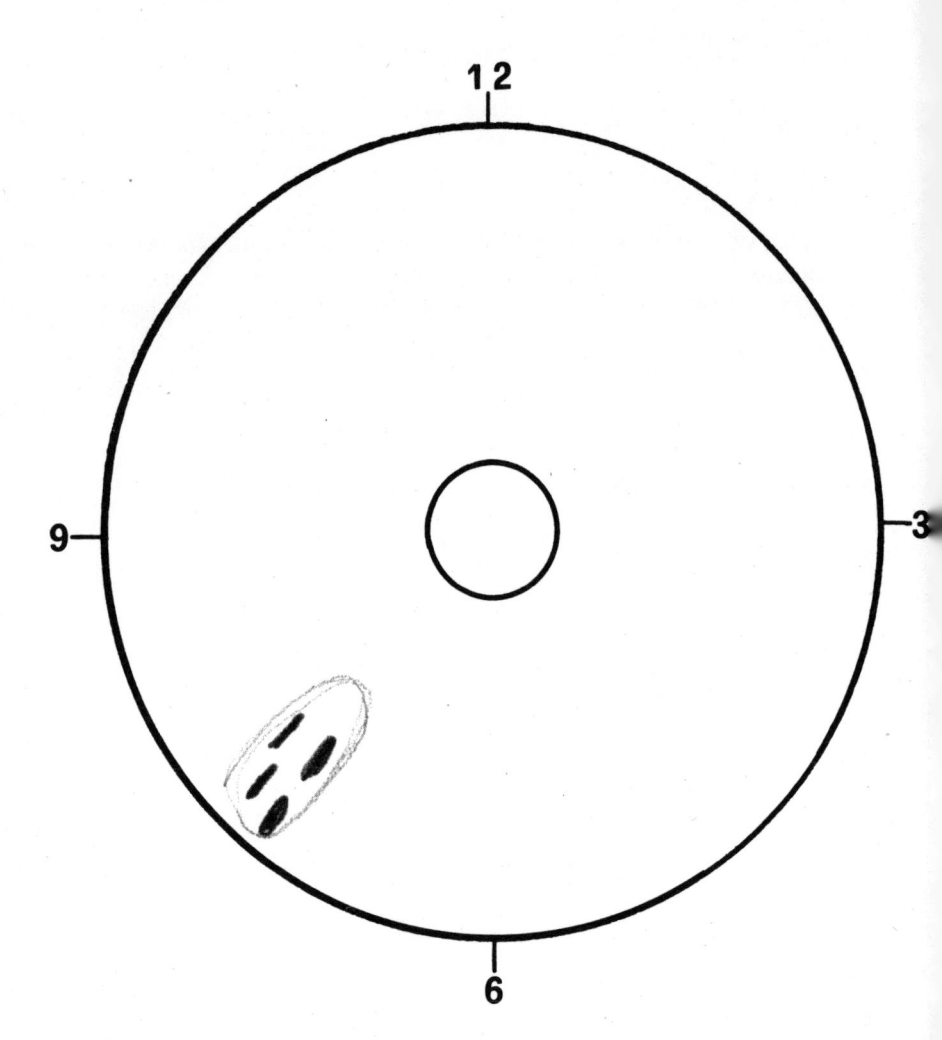

Rechte Iris: Leberkrebs mit Zeichen im Bereich D-H/7 h 10' bis 40'.

18. Schlaganfall/Leberkrebs

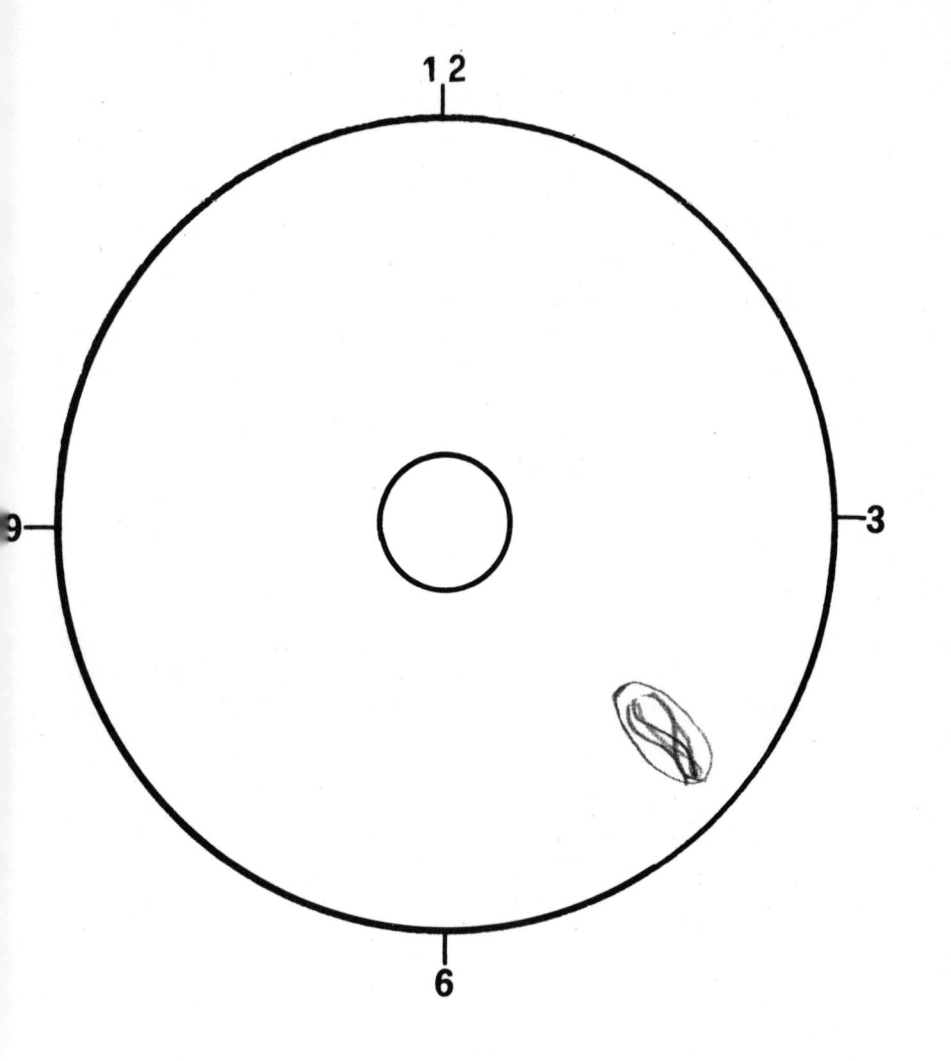

Linke Iris: Starke Milzschwellung bei F-H/4 h 30'.

19. Herzinfarkt

Helmut K. aus Koblenz klagte im Vorgespräch über heftige Herzbeschwerden. Der achtundsechzigjährige Patient hatte vor zwei Jahren ein EKG machen lassen, das aber seinem Alter entsprechend völlig normal war.

Meine Blutdruckmessung an beiden Armen ergab einen Wert von 170:100 rechts und nur 120:70 links. Das machte mich natürlich sofort stutzig. Wie ich bei der Augendiagnose aus der linken Iris erkennen konnte, zeigte sich deutlich die Gefahr eines Herzinfarktes, weshalb ich ihm riet, sofort etwas dagegen zu unternehmen. Trotz meiner Warnung, es könnte ein Schlaganfall links mit rechtsseitiger Lähmung eintreten, meinte er, er brauche keine ärztliche Hilfe. Ich mahnte ihn dringlich, bei einem Facharzt vorstellig zu werden, denn die Blutdruckwerte seien besorgniserregend.

Nach vierzehn Tagen rief mich der Schwager von Herrn K. an und teilte mir mit, daß dieser plötzlich verstorben sei. Er hatte nie zugeben wollen, daß es ihm nicht gut ging, und wollte ständig beweisen, wie kräftig er noch sei. So hatte er in den letzten Tagen noch den Garten umgegraben und anstrengende Ausflüge mit dem Fahrrad unternommen. Dann war er schließlich plötzlich auf der Straße tot zusammengebrochen.

19. Herzinfarkt   175

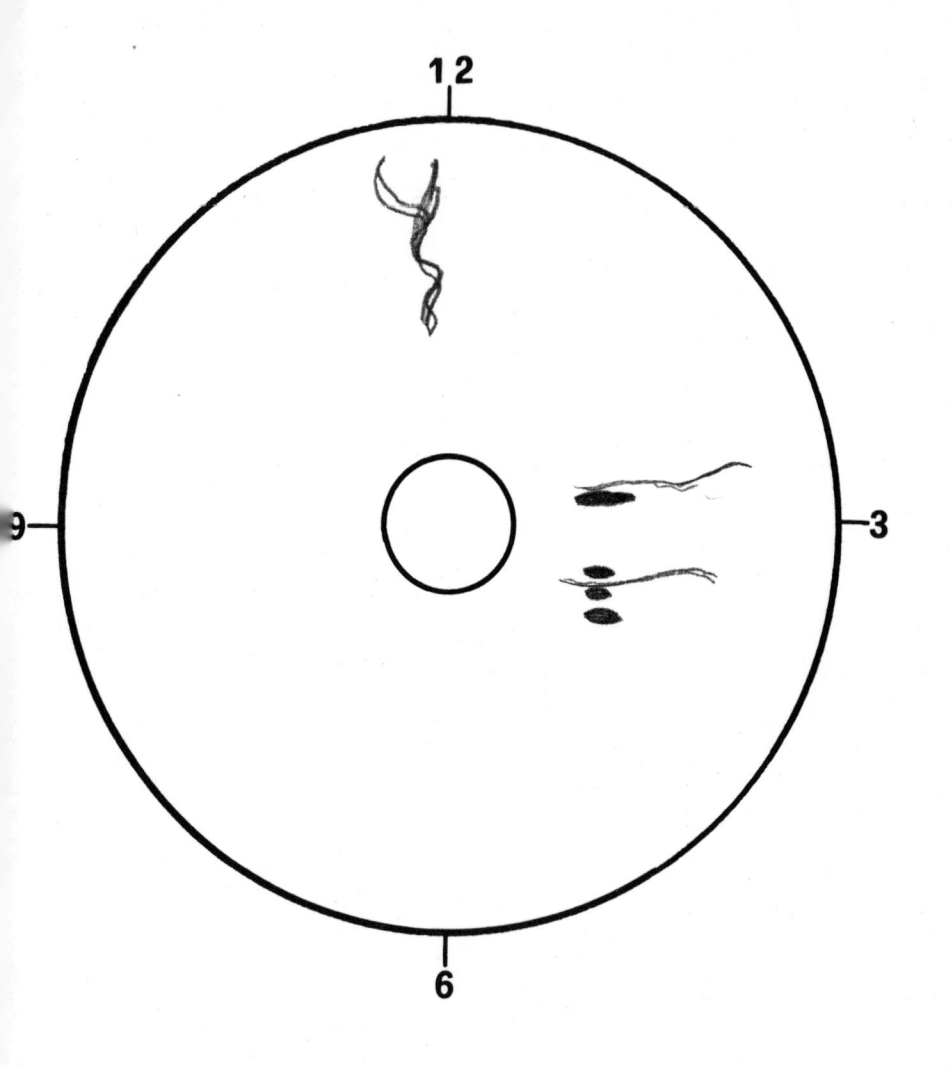

Linke Iris: Hinweise auf einen Gehirnschlag bei D-H/11 h 30' bis 55' und auf Vorder- und Hinterwand-Infarkt bei B-D/2 h 40' bis 4 h.

176   20. Zwölffingerdarmgeschwür

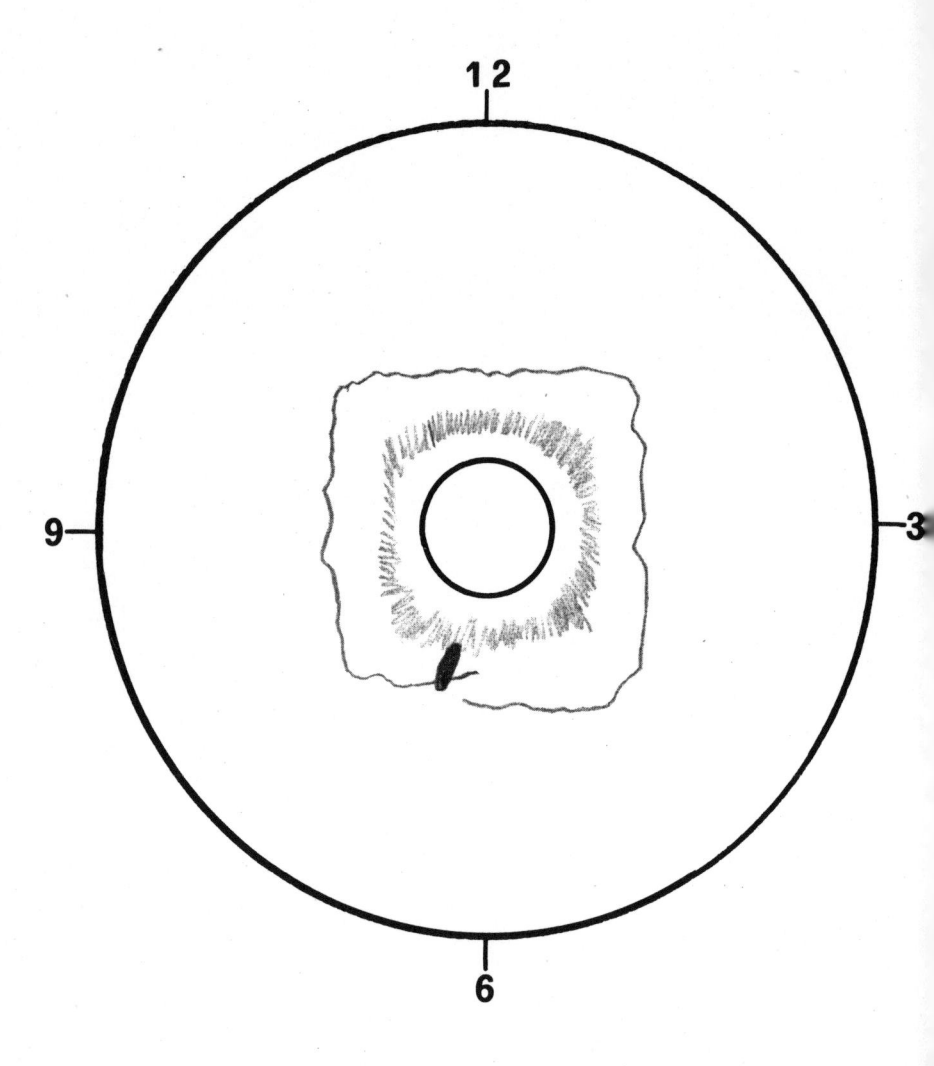

Rechte Iris: Erhebliches Zwölffingerdarmgeschwür bei B-C/6 h 40' mit
Verengungsgefahr und Magenentzündung, Zeichen bei B-C/6 h 40'.

20. Zwölffingerdarmgeschwür   177

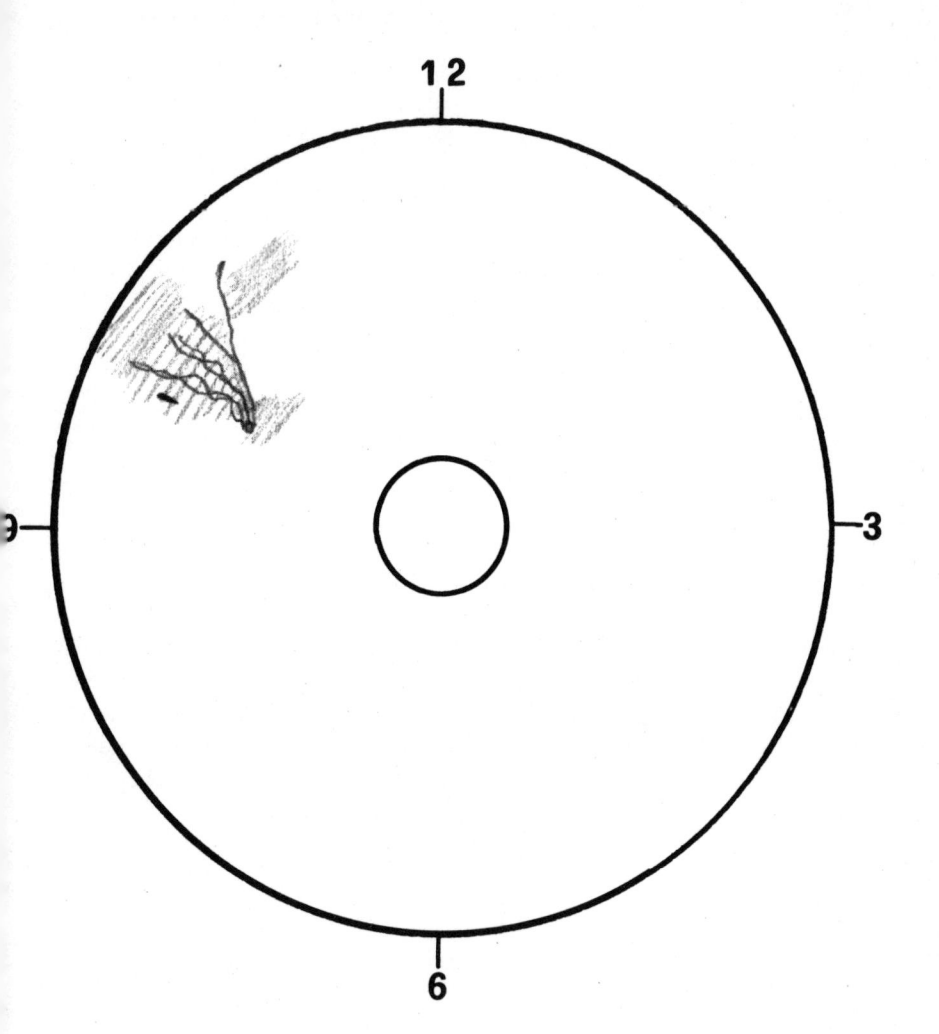

.e Nebenhöhlenentzündung bei D-I/9 h 40' bis 11 h.

20. Zwölffingerdarmgeschwür

Meine Patienten kommen aus ganz Europa und auch aus den USA. Patrick S., ein Projekt-Ingenieur aus New York, besucht mich regelmäßig einmal im Jahr, um sich untersuchen zu lassen und sich ernährungsphysiologische Ratschläge zu holen.

Als er mich zum ersten Mal konsultierte, war er gerade zufällig in Deutschland, weil er hier beruflich eine Angelegenheit zu regeln hatte. Durch die Empfehlung eines ehemaligen Patienten hatte er den Weg nach Uedem gefunden. Der Amerikaner, der an einem chronischen Zwölffingerdarmgeschwür litt, hatte sich bereits in der weltbekannten amerikanischen Mayo-Klinik untersuchen lassen. Als Mr. S. zu mir kam, klagte er über eine chronisch eitrige Nebenhöhlenentzündung. Beide Krankheitszeichen ließen sich deutlich auf der Iris bei der Augendiagnose erkennen.

Der Patient, ein sensibler Mann, der durch seinen Beruf sehr in Anspruch genommen wurde, aß gerne Süßigkeiten. Die Hektik seines Berufslebens und die Überzuckerung des Blutes, welche die Überschlackung im Lymphbereich herbeiführte, waren ursächlich bei dem Entstehen des Zwölffingerdarmgeschwüres und der Versulzung der Nebenhöhlen beteiligt.

Auf meinen Rat hin stellte der Patient seine Lebensweise um. Es gelang mir, durch eine Ernährungsumstellung seinerseits bei ihm eine völlige Heilung herbeizuführen. Nun kommt er jedes Jahr einmal herübergeflogen, um sich von mir weiterhin beraten zu lassen.

21. Schrumpfniere

Der achtundreißigjährige Fahrlehrer Konrad W. aus Hagen in Westfalen klagte über chronische Kopfschmerzen. Die Harnanalyse brachte für mich eine Überraschung. Neben dem Auftreten von starkem Eiweiß waren auch die Säurewerte erheblich verschoben. Dazu kamen Blutdruckwerte an beiden Armen von 240:160. Diese erschreckenden Ergebnisse ließen auf eine schwere Erkrankung schließen. Die Untersuchung der Rachenhöhle und die Nachschau der Zunge ergab erheblich zerklüftete und vereiterte chronische Mandelbilder. Hier lag also die Ursache der Kopfschmerzen und des schlechten Allgemeinbefundes.

Das Augenbild zeigte beiderseits schrumpfende Nieren bei diesem verhältnismäßig jungen Mann. Die mikroskopische Harnuntersuchung in einem medizinischen Laboratorium bestätigte meine Diagnose. Es wurden granulierte und hyaline Zylinder festgestellt, die immer den Verdacht einer chronischen Nierenentzündung untermauern.

Die Prognose in diesem Fall war natürlich sehr schlecht. Zuerst wurden Herrn W. operativ die Mandeln entfernt. Bei einer weiteren Operation, die im Ausland vorgenommen wurde, exstirpierte der Chirurg beide Nieren. Da man keinen Nierenspender finden konnte, mußte Herr W. dreimal in der Woche an die künstliche Niere angeschlossen werden. Nach achtzehn Monaten erlöste ihn der Tod von seinem schweren Leiden.

180   *21. Schrumpfniere*

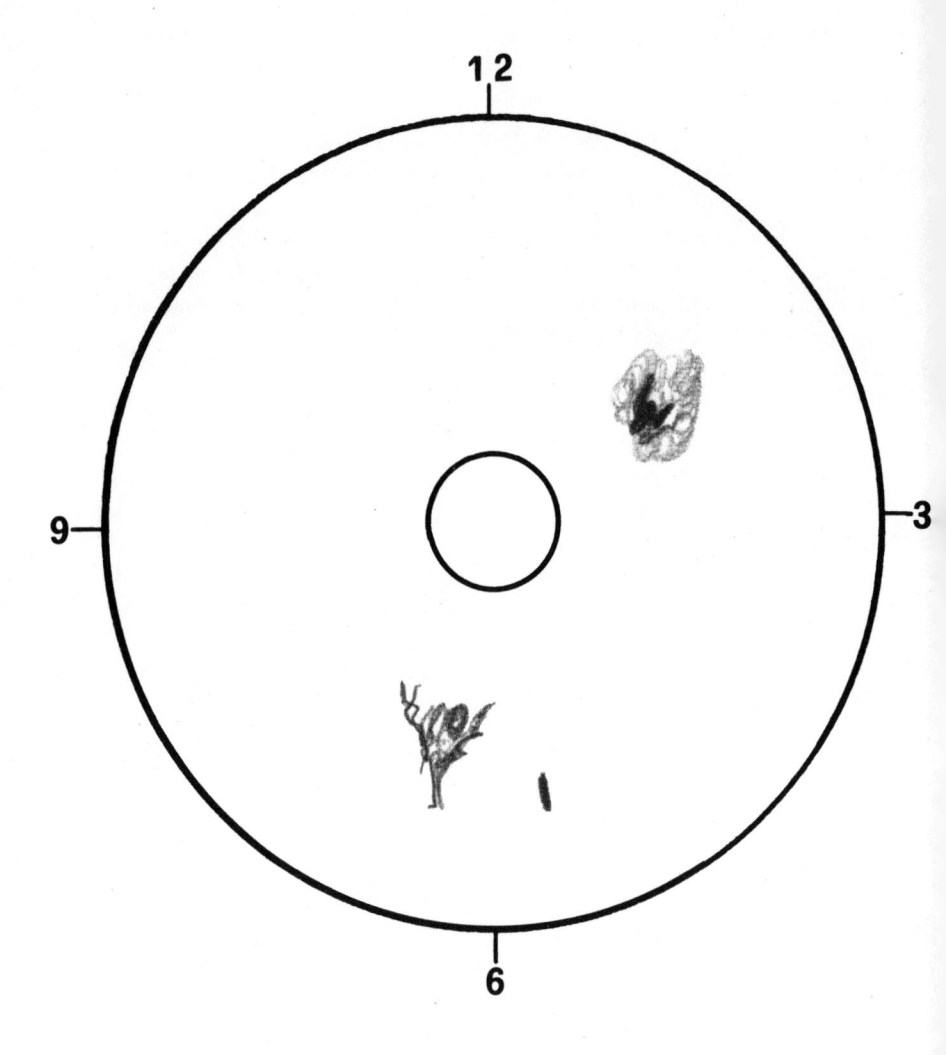

Rechte Iris: Nierenbefund bei D-F/6 h bis 7 h und im Nebennierenbereich bei F/5 h 40'; chronische Mandelentzündung (Eiterung) im Bereich D bei 2 h.

21. Schrumpfniere   181

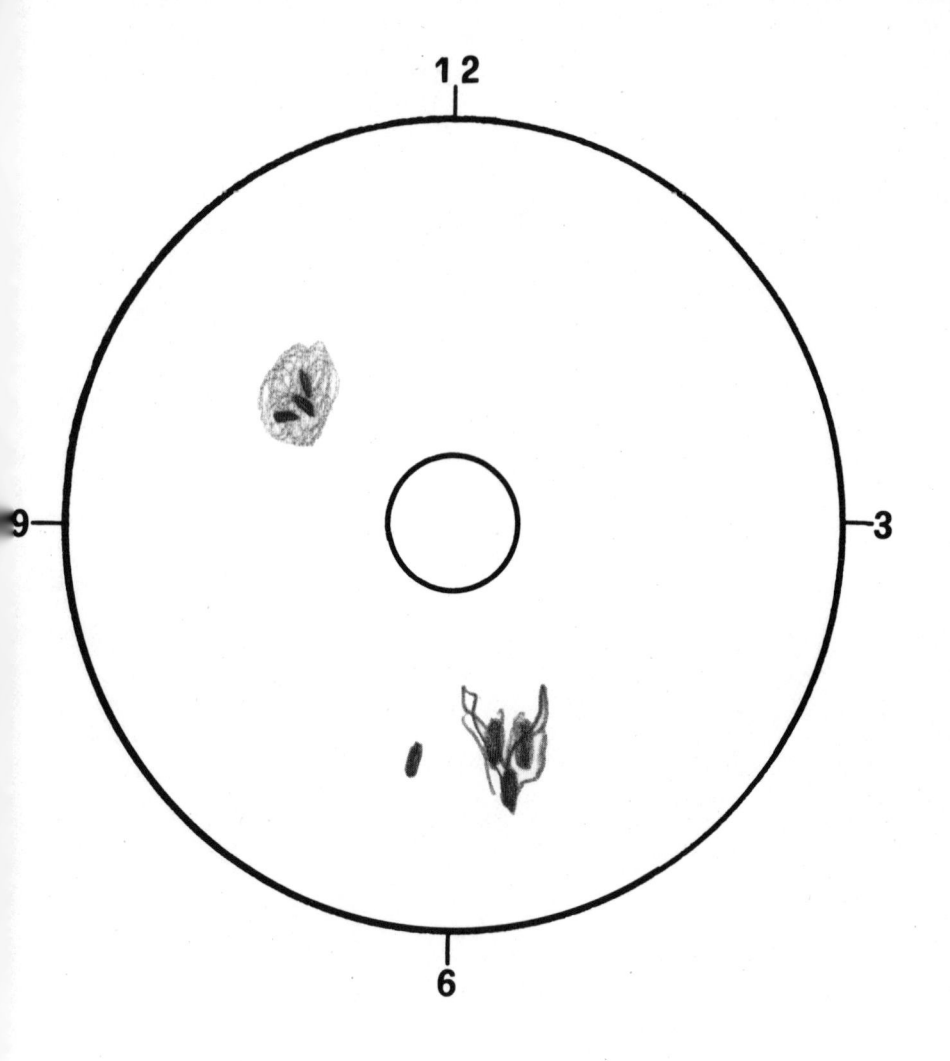

Linke Iris: Nierenbefund bei D-F/5 h bis 6 h und bei E/6 h 20'; Mandelbe-
fund bei D/10 h bis 10 h 50'.

182   22. *Verkalkung/Schlaganfall*

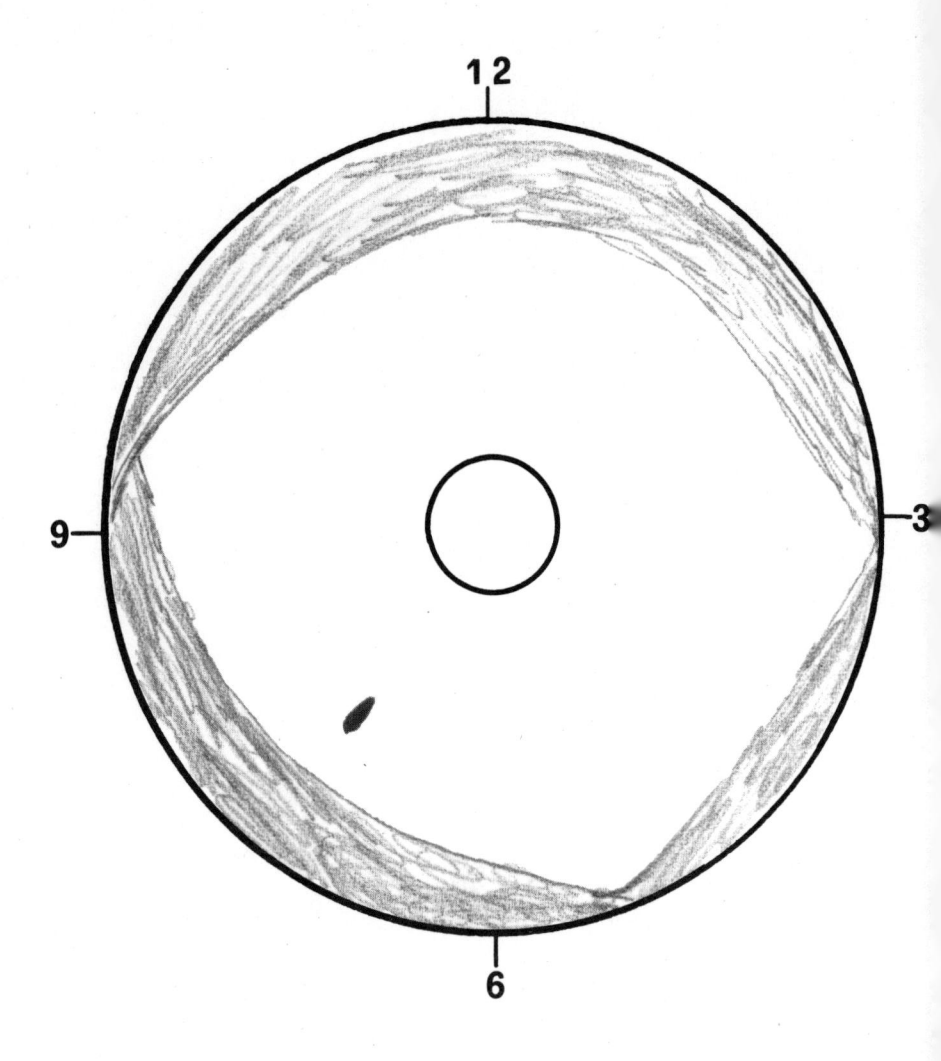

Rechte Iris: Erhöhter Fettspiegel (Ring), der zu dem Krankheitsbild auf der linken Iris führt.

22. Verkalkung/Schlaganfall   183

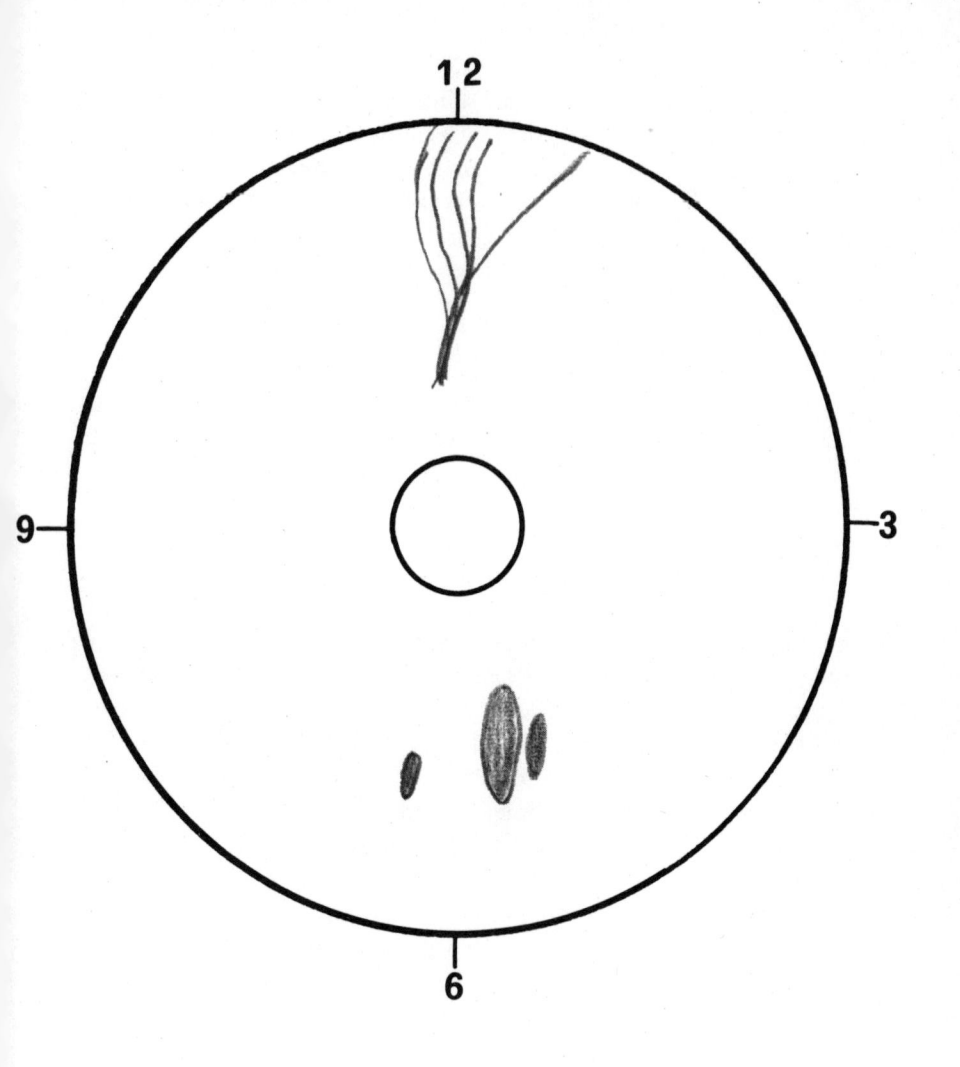

Linke Iris: Sich ankündigender Gehirnschlag bei C-I/11 h 40' bis 12 h 40'
und Nierenbefund bei D-F/5 h 10' bis 6 h 30'.

22. Verkalkung/Schlaganfall

Als die dreiundsiebzigjährige Hanna U. aus Krefeld in meine Praxis kam, klagte sie über starke Schwindelgefühle und Kopfdruck. Außerdem sei sie vergeßlich, wie ihre sie begleitende Schwiegertochter angab. Sie klagte ferner über eine trockene Nase, und manchmal würden ihre Beine – besonders aber das rechte – versagen. Sie habe keine rechte Lebenskraft mehr und könne nachts nicht schlafen. Gelegentlich würden sie auch sogenannte Fallträume quälen, wobei sie das Gefühl habe, in einen unendlichen Abgrund zu fallen.

Harnanalyse und Blutdruckmessung ergaben keinen krankhaften Befund, doch die Augendiagnose erbrachte eindeutige Hinweise auf eine starke Hirnverkalkung (Cerebralsklerose), die seit zwanzig bis dreißig Jahren vorhanden gewesen sein mußte und sich natürlich ständig verschlimmert hatte. Ihre Beschwerden hatten hier ihre Ursache.

Auf mein Befragen gab Frau U. an, täglich drei bis vier Eier zum Frühstück zu essen. Diese Tatsache mußte natürlich zwangsläufig dazu führen, daß der Cholesterinspiegel im Blut erheblich anstieg. Das wiederum erhöht die Gefahr der Verkalkung und eines drohenden Schlaganfalls. Eine später durchgeführte mikroskopische Harnanalyse ergab denn auch eigenartige Befunde. Das Blutbild zeigte einen erhöhten Cholesterinstoffwechsel (Fettspiegel) mit Werten von 500 an. Kurze Zeit später erlitt Frau U. einen Schlaganfall. Bewußtlos wurde sie in eine Klinik eingeliefert. Nach intensiver Behandlung besserte sich ihr Zustand nach fünf Tagen wieder, obwohl eine rechtsseitige Lähmung blieb.

Nach einem halben Jahr, durch Betreuung ihres Hausarztes und mich, war sie wieder recht munter. Mein Vitalfrühstück (siehe Anhang), das ich ihr verordnete, half wesentlich bei dem Genesungsprozeß.

23. Lungenkrebs

Durch einen Bekannten hatte der sechsundsechzigjährige Architekt Hans-Adalbert D. aus München erfahren, daß ich diesen von seiner Rauchsucht befreit hatte. Da Herr D. selbst vierzig bis sechzig Zigaretten pro Tag rauchte, auf der anderen Seite sich aber über seine Sucht ärgerte, wollte auch er sich von mir behandeln lassen. Auf seine telefonische Anfrage konnte ich ihm aber erst einen Termin drei Monate später geben, da ich bis dahin schon alle Termine ausgebucht hatte.

Als Herr D. dann zu mir gebracht wurde, klagte er über schlechtes Allgemeinbefinden, Schwindelgefühl und starken Morgenhusten mit Auswurf. Die Harnanalyse war sehr schlecht. Außerdem gab er an, daß seine Blutsenkung sehr hoch sei, angeblich ohne faßbaren Befund. Die Blutdruckwerte waren niedrig, an beiden Armen nur 110:70.

Die Augendiagnose ergab ein leichtes Lungenemphysem (Aufgeblasensein der Lunge durch Gase). Das rechte Bild zeigte im Bereich der Bronchien, ganz tief sitzend, deutliche Zeichen von beginnendem Lungenkrebs. Eine daraufhin in einem röntgenologischen Institut gemachte Schichtaufnahme der Lunge brachte die Bestätigung meiner Diagnose. Herr D. wurde bald darauf in einer Lungenklinik bei Essen operiert, wobei ihm der rechte Lungenflügel herausgenommen werden mußte. Wie ich später hörte, soll die Operation erfolgreich verlaufen sein. Dann habe ich ihn ganz aus den Augen verloren.

186   23. *Lungenkrebs*

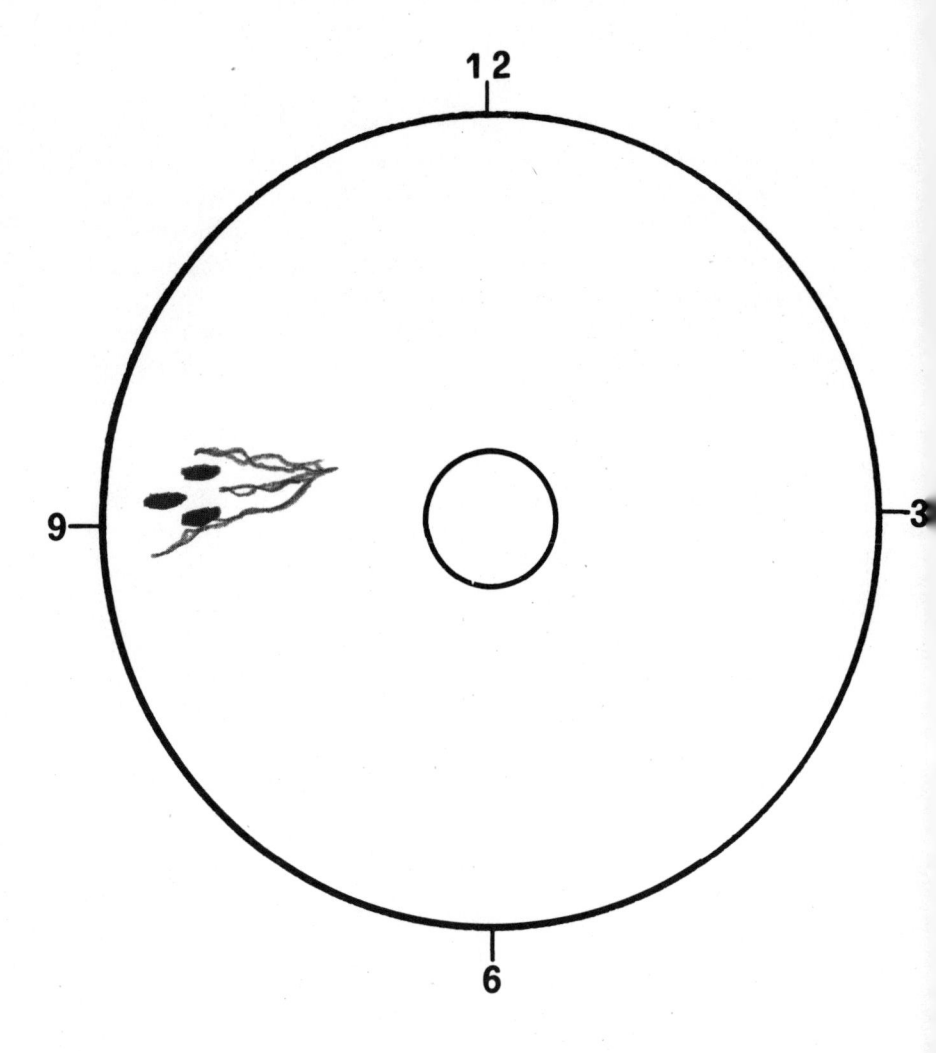

Rechte Iris: Krebsprozeß im rechten Lungenfeld bei F-H/9 h bis 9 h 20'.

23. Lungenkrebs

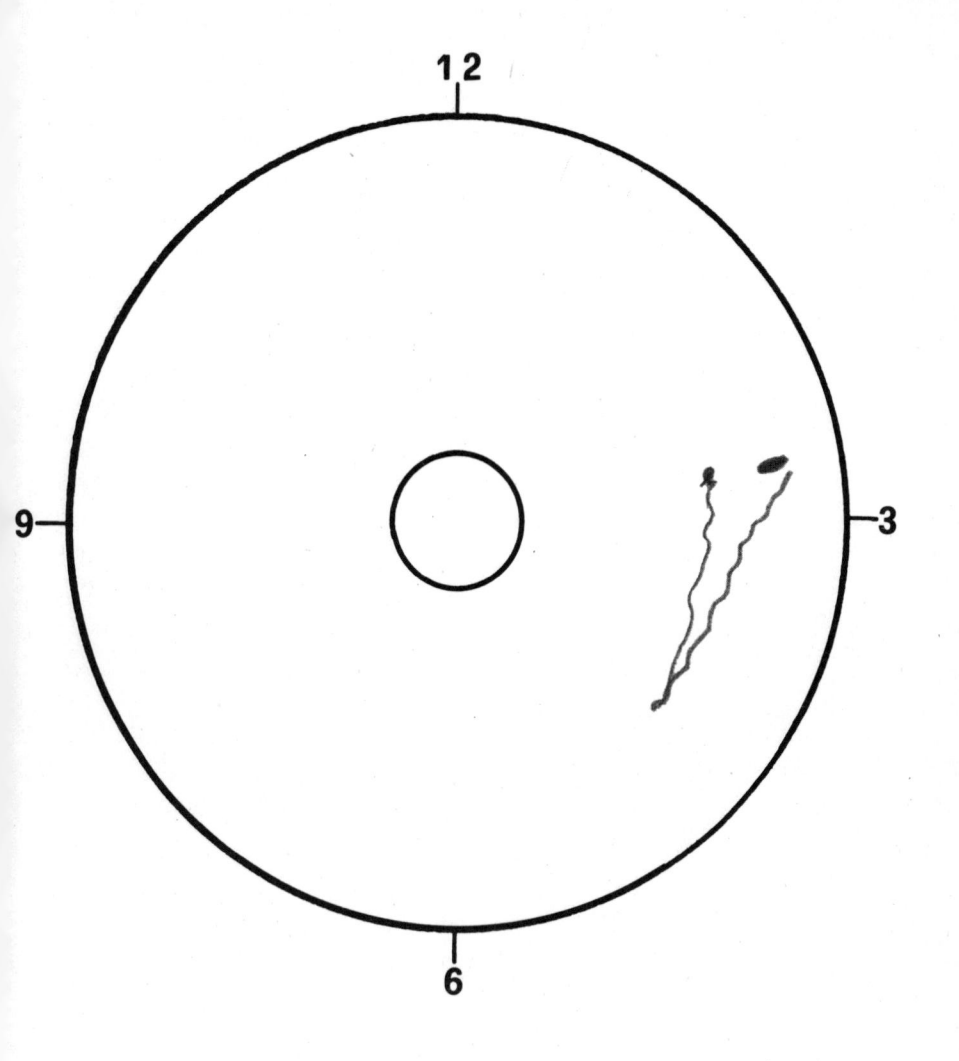

Linke Iris: Krebsmetastase im linken Lungenflügel bei G/2 h 40'.

188   *24. Geschwulstbildung infolge von Teerstoffen*

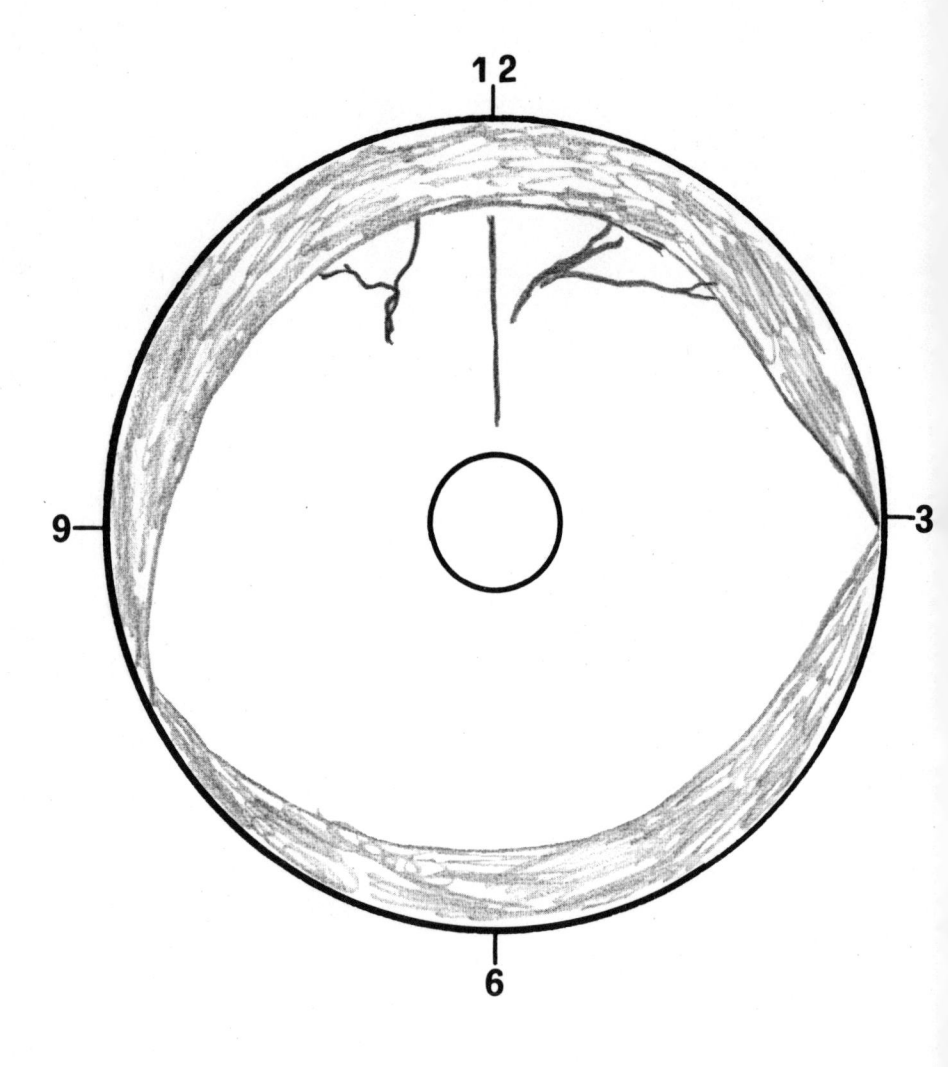

Rechte Iris: Starke Gehirnverkalkung.

24. Geschwulstbildung infolge von Teerstoffen 189

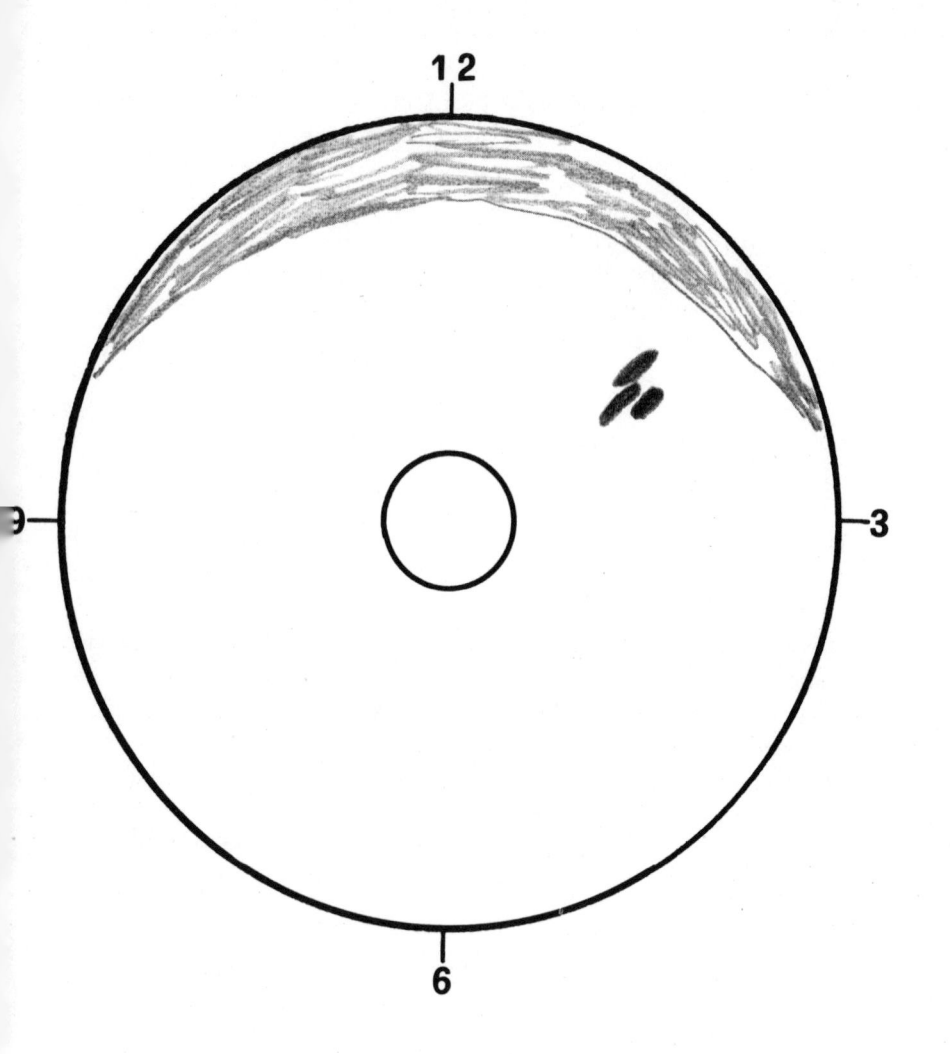

Linke Iris: Gehirnverkalkung und Halslymphdrüsenkrebs bei D-F/
1 h 40' bis 2 h 05'.

24. Geschwulstbildung infolge von Teerstoffen

Immer wieder habe ich beobachten können, daß selbst von Natur aus kerngesunde Menschen krank werden, wenn sie ständig schädlichen Umweltbedingungen ausgesetzt sind oder durch unvernünftige Lebensweise ihren Organismus auf die Dauer zugrunde richten. Eine ,,Bärennatur" hatte auch der zweiundsiebzigjährige Josef L. aus Gelsenkirchen, der mich aufsuchte und über Halsschmerzen klagte. Er war Dachdecker, hatte ein eigenes Unternehmen und war noch in seinem Alter manchmal unterwegs, um Dächer zu decken oder zu teeren.

Er führte seine Beschwerden auf die Witterung zurück, der er ständig ausgesetzt war. Als ich in seinen Mundwinkeln einen schwarzen Belag entdeckte und ihn nach der Ursache befragte, gab er an, seit früher Jugend zu priemen. Die erste oberflächliche Untersuchung ergab eine kernige Konstitution, doch der geschwollene Kiefer links machte mich stutzig. Die Augendiagnose ergab denn auch Hinweise auf eine Geschwulstbildung im Kieferbereich herunterreichend bis zum Kieferwinkel links mit Druck bis zur Halsschlagader.

Wenn man berücksichtigt, daß dieser Mann ein Leben lang schädlichen Teerdämpfen ausgesetzt war und dazu noch priemte, dann hatte er es nur seiner unglaublich starken Natur zu verdanken, daß das Übel nicht schon sehr viel früher ausgebrochen war.

Eine anschließende röntgenologische und klinische Untersuchung ergab denn auch eine Krebsgeschwulst im Bereich der Kieferwinkeldrüsen. Herr L. wurde operiert und anschließend mit Kobalt bestrahlt. Ich habe ihn später nicht mehr wiedergesehen.

25. Chronische Blinddarmentzündung

Der zwölfjährige Frank N. aus Wesel wurde von seiner Mutter zu mir in die Praxis gebracht. Nach dem gesunden Aussehen zu urteilen, konnte es sich bei ihm nur um eine Kleinigkeit handeln, wie ich glaubte. Aber es kam ganz anders.

Die Vorgeschichte erbrachte, daß bei den mütterlichen Vorfahren eine Anlage zur Gallensteinbildung vorhanden war. Aufgrund des rosigen Aussehens tippte man nun auf eine Gallenstörung. Seit zwei Jahren litt das Kind ständig an Durchfällen und mußte manchmal von der Schule aus nach Hause gebracht werden, weil es über Schmerzen im Unterbauch klagte. Die Diagnose eines Kinderarztes lautete auf eine durch einen Virus verursachte Darminfektion. Das Kind hatte einen Blähbauch und leichte Hämorrhoidalknötchen.

Die Augendiagnose zeigte aber nicht eine Darminfektion mit den sonst typischen Zeichen, sondern einen entzündeten Blinddarm. Nach dem Augenbild zu urteilen, mußte der Blinddarm die vierfache Größe des üblichen Wurmfortsatzes haben. Die Abflachung der Pupille war der entsprechende Beweis. Nach Beobachtung weniger Tage habe ich hier zur Operation geraten, die dann auch durchgeführt wurde. Der chirurgische Bericht zeigte, daß es sich um einen vierfach großen Blinddarm gehandelt hatte, der chronisch entzündet war und der nicht mehr lange bis zur Perforation (zum Durchbruch) gebraucht hätte. Frank ist heute wieder ein gesunder und fröhlicher Junge ohne Beschwerden.

192   *25. Chronische Blinddarmentzündung*

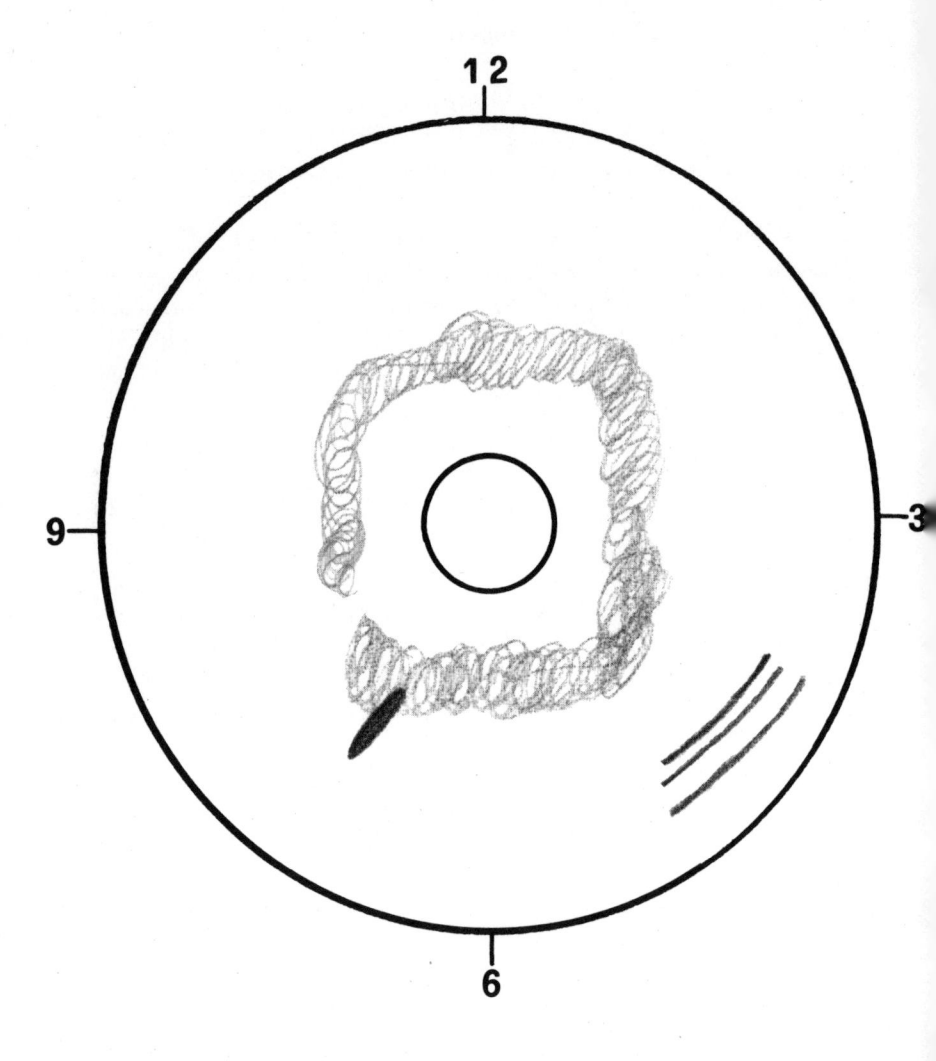

Rechte Iris: Chronische Blinddarmentzündung zur Operation bei D-F/ 7 h; Nabelschmerz im Bereich F-H/3 h 50' bis 4 h 50'.

26. Gebärmutterkrebs

Großes Glück hatte die zweiunddreißigjährige Lehrerin Elke T. aus Mainz, die sich seit einem Jahr merkwürdig geschwächt fühlte. Die Harnanalyse ergab keinen sichtbaren krankhaften Befund. Nach meiner Befragung stellte ich fest, daß sie sehr vernünftig lebte – auch in ihrer Ernährungsweise.

Die augendiagnostische Untersuchung ergab jedoch sichtbare Zeichen im Bereich des Unterbauches und der Gebärmutter (Uterus), was den Verdacht auf Gebärmutterkrebs aufkommen ließ. Die gynäkologische Untersuchung in Mainz bestätigte meinen Verdacht. Frau T. wurde sofort operiert, wobei festgestellt wurde, daß die krankhafte Geschwulst sich noch in einem Anfangsstadium befunden hatte. Das ließ auf ein gutes Gelingen hoffen. Und so war es denn auch. Heute, nach sechs Jahren, kann man sagen, daß sie wieder vollständig gesund ist.

Dieser Fall zeigt aber auch sehr deutlich, daß trotz einer vernünftigen Lebensweise der Organismus schwer erkranken kann. Deshalb ist es ratsam, daß jede Frau jährlich zur Vorsorgeuntersuchung geht. Je früher ein krebsartiges Geschehen erkannt wird, desto größer sind die Chancen auf eine erfolgreiche Heilung.

194   *26. Gebärmutterkrebs*

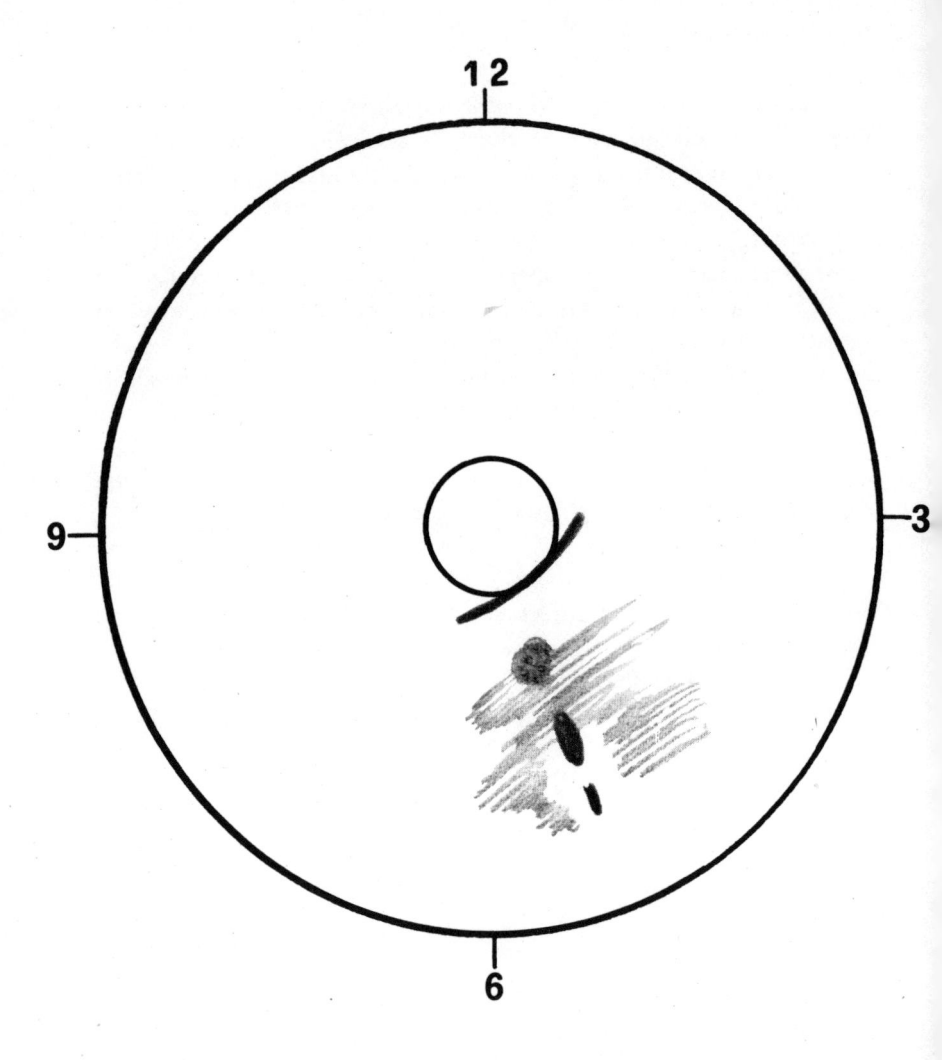

Rechte Iris: Krebsprozeß im Bereich D-F/5 h 20' mit Pigmentation bei B-C/5 h 20' und Irisverfärbung bei abgeflachter Pupille zum krankhaften Bereich.

26. Gebärmutterkrebs

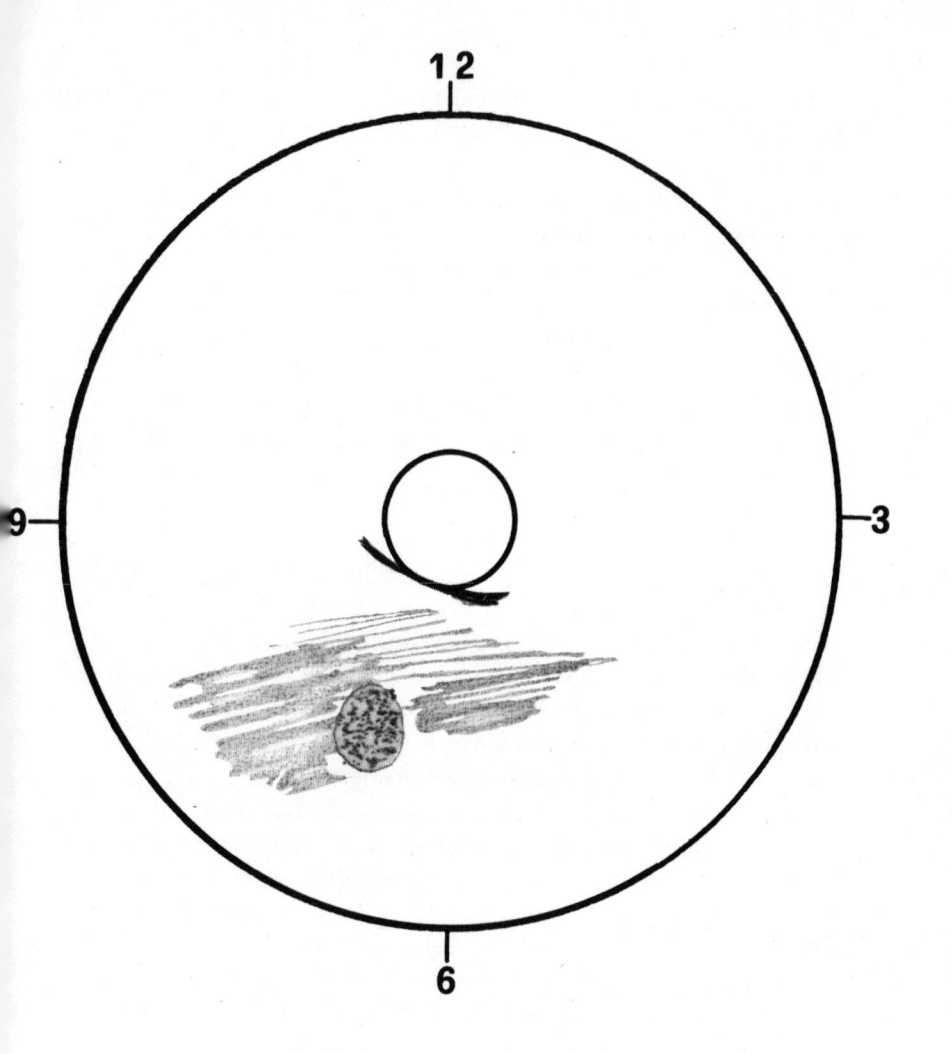

Linke Iris: Riesenpigment als erbgenetisches Zeichen im Gebärmutterbe-
reich bei D-E/6 h 20' bis 7 h, Irisverfärbung und Abflachung der Pupille.

27. Steinniere

Einer meiner interessantesten Fälle ist der des achtunddreißigjährigen Studienrats F. St. aus V. am Niederrhein, der über merkwürdige Beschwerden klagte. An der rechten Ferse zeigte sich eine größere Fläche mit juckenden pustelartigen Hautausschlägen, die stark näßten. Der Patient gab an, zeitweise unter heftigen Leibschmerzen im Unterbauch zu leiden.

Die Urinanalyse zeigte einen Befund, der auf einen krankhaften Prozeß im Nierenbereich mit Nierensteinbildung deutete. Der Harn war alkalisch, zeigte ein typisches Sediment und ein abgeschlagenes spezifisches Gewicht.

Herr St. gab an, daß die Hautausschläge früher auch an der linken Ferse aufgetreten waren, aber durch eine entsprechende Salbenbehandlung zum Verschwinden gebracht werden konnten. Kurze Zeit darauf sei aber die rechte Ferse erkrankt, wobei aber die gleiche Behandlungsweise nicht geholfen hätte.

Die Augendiagnose zeigte eine anlagebedingte Steinniere links. Rechts, im Bereich des Douglas-Raumes, war ein Cholesterolring festzustellen, in den drei kleine weiße Transversalen hineinmündeten. Die Schleife des Dickdarms rechts zeigte eine merkwürdige Verlagerung an, die mich stutzig machte. Im Bereich des Blinddarms zeigten sich deutliche Zeichen, die auf einen krankhaften Prozeß hinwiesen. Später stellte sich dann heraus, daß das Ergebnis der Augendiagnose richtig war.

Bei einer Operation konnten eine ganze Reihe Kotsteine entfernt werden. Der Wurmfortsatz war ferner an der Beckenwand angewachsen und neigte zu chronischer Entzündung. Ein ziemlich beweglicher Dickdarm mußte befestigt werden. Nach der Operation verschwand das schmerzhafte Druckgefühl im Lendenwirbelbereich, wo der untere Darmabschnitt rechts sich befindet. Auch der Ausschlag an der rechten Ferse klang ab. Da auch eine Streptokokken-Infektion ihre Erklärung gefunden hatte, konnte Herr St. vollständig geheilt werden.

27. Steinniere

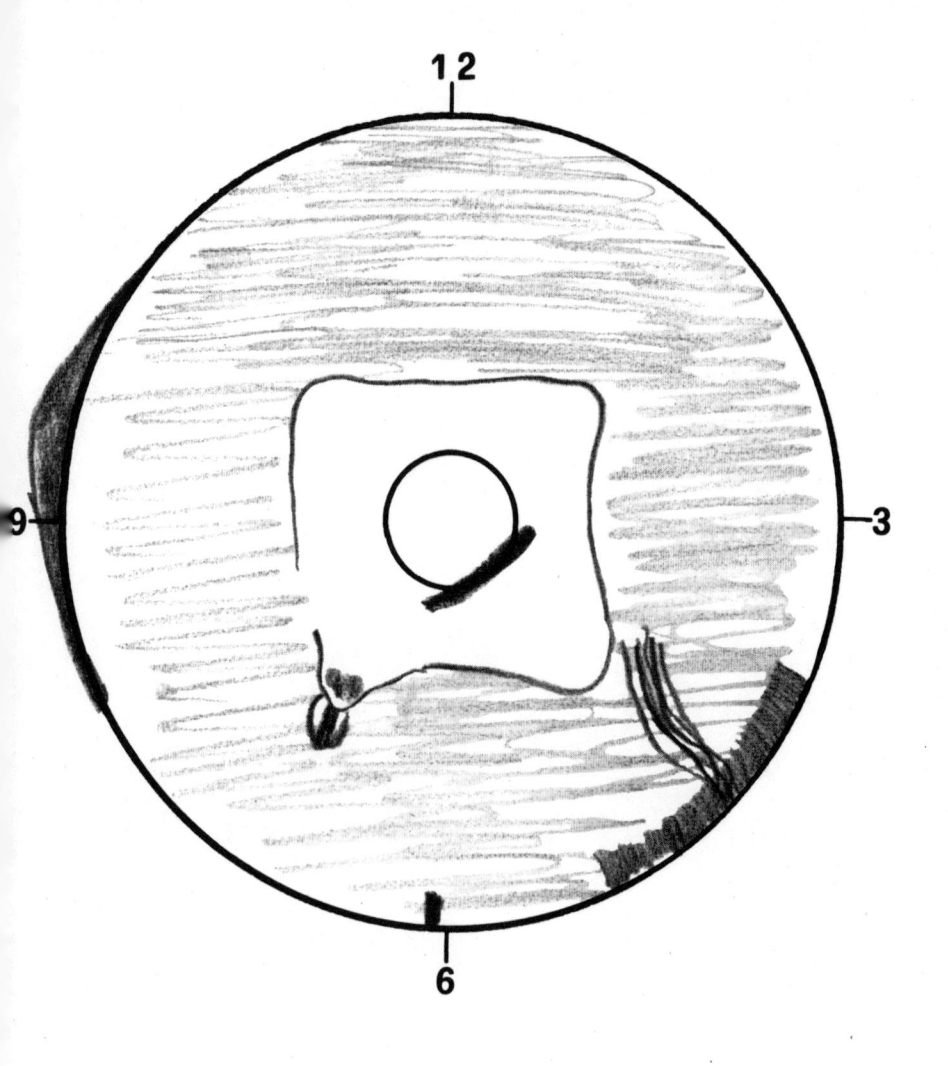

Rechte Iris: Stark hämatogene (aus dem Blut entstehende) Irisfärbung mit unterer nasaler Abflachung (Pd); Cholesterolring mit Transversaler bei 3 h 45' bis 5 h 10'; bei 6 h 05' Giftableitung des Körpers mit Ausschlag an der Ferse.

198   *28. Darmriß*

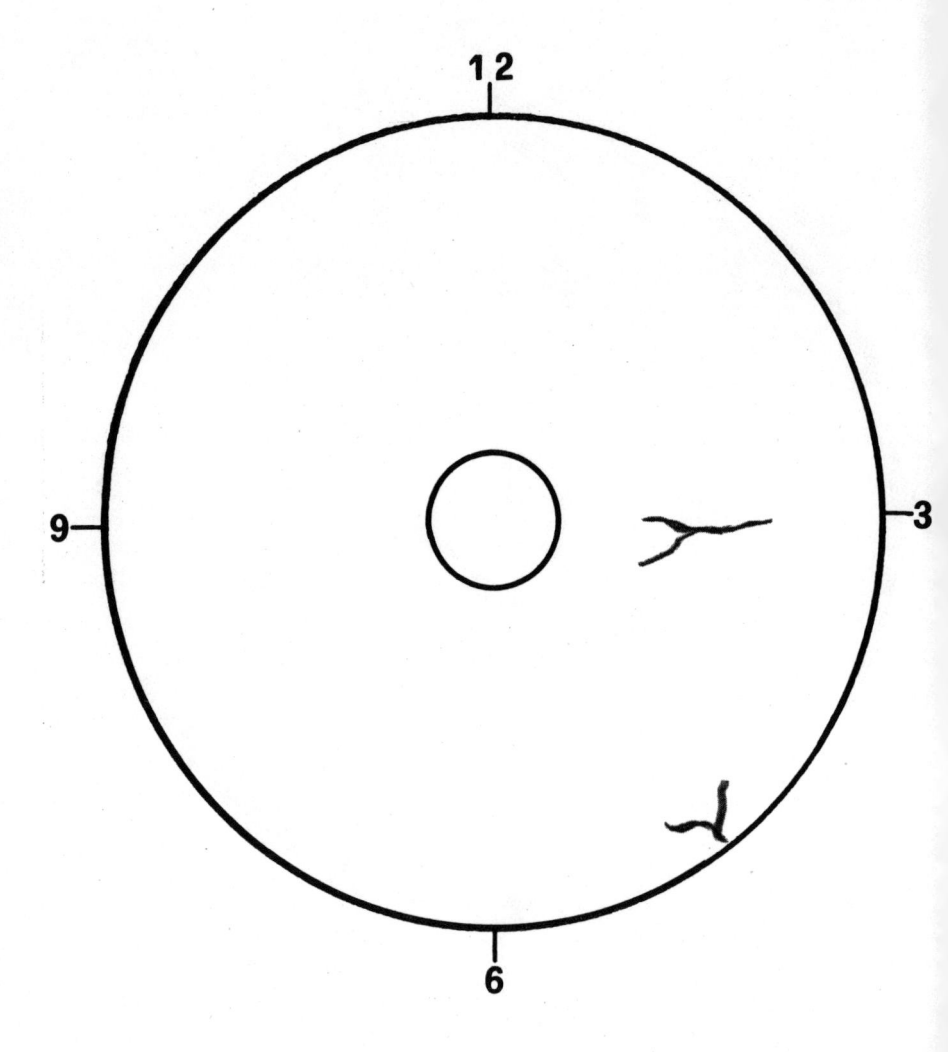

Rechte Iris: Kropfbildung durch Schilddrüsenüberfunktion, Zeichen im Bereich C-F/3 h bis 4 h 30'.

28. Darmriß   199

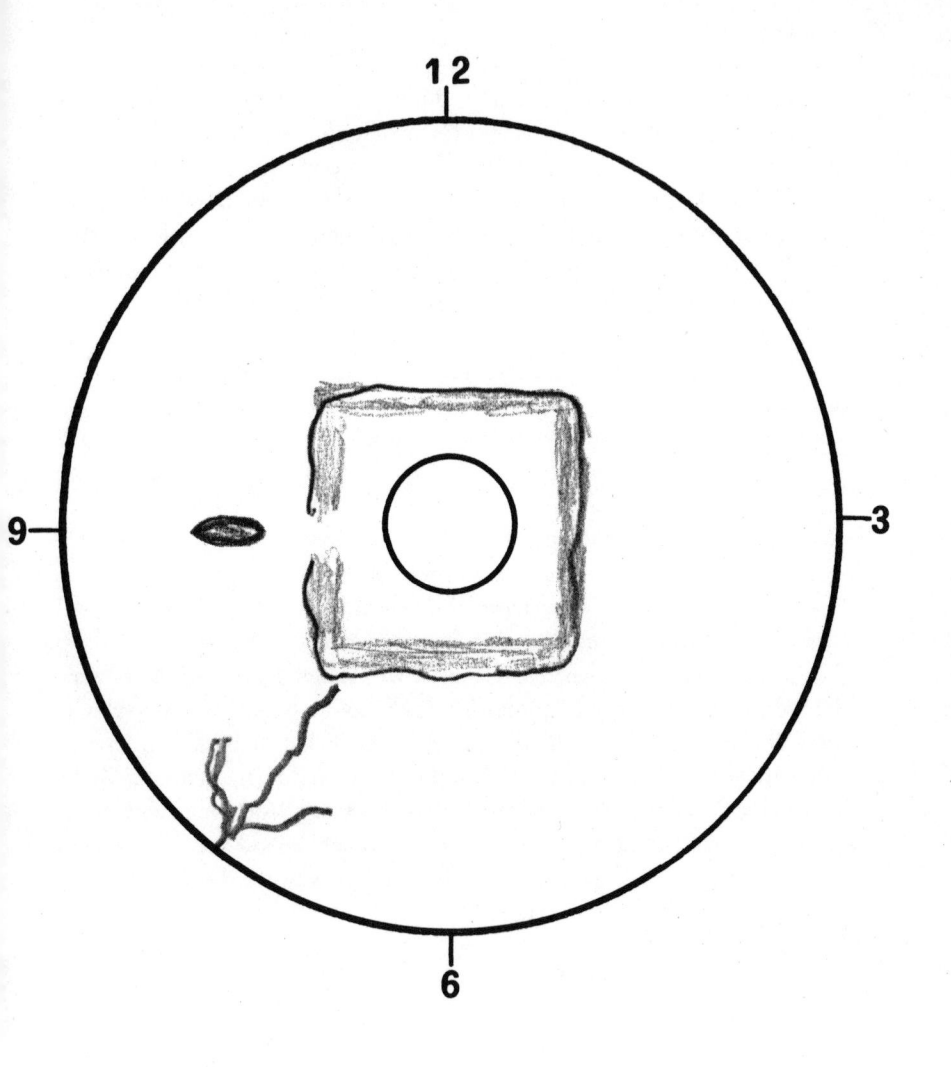

Linke Iris: Darmriß-Mastdarm im Enddarmbereich bei chronischer Verstopfung in G-I/7 h 15'; Schilddrüsenbereich D-F/9 h; Darmbereich:
chronisch krank.

28. Darmriß

Der Mann von Trude H., eiiner fünfzigjährigen Patientin aus Düsseldorf, war nach der Operation eines Darmrisses plötzlich verstorben. Nun kam Frau H. zu mir und war sehr verzweifelt, denn eine klinische Untersuchung hatte bei ihr ebenfalls einen Darmriß ergeben, wobei starkes Darmbluten aufgetreten war. Ich wollte natürlich diese Frau sofort in eine Klinik überweisen, was aber Frau H. energisch ablehnte, weil sie glaubte, dann wie ihr Mann sterben zu müssen. Ich versuchte ihr diese Vorstellung auszureden, aber sie blieb bei ihrem Vorsatz – trotz unerträglicher Schmerzen, über die sie neben Herzjagen und Druck im Halsbereich klagte.

Nach meiner Diagnose handelte es sich bei Frau H. um einen Darmriß durch chronische Stuhlverstopfung. Der Abführmittelmißbrauch hatte hier zur Veränderung der gesamten Darmflora geführt. Die nervliche Belastung war die Ursache für eine Überfunktion der Schilddrüse. Die Folge war das Gefühl des Herzjagens. Ferner lag eine Gallenstörung vor.

Ich empfahl Frau H. eine vierwöchige Bettkur und wies sie noch einmal darauf hin, daß ihre Beschwerden eigentlich nur durch einen operativen Eingriff zu beheben seien. Doch davon wollte sie absolut nichts wissen. Ich verordnete ihr außerdem das Öl des Salus-Hauses. Die Überschichtung der Darmperistaltik mit diesem Mittel bewirkte ein beschwerdefreies Ausleiten der Exkremente. In Verbindung mit einer zielgerichteten Medikation kam es dann auch tatsächlich nach etwa vier Wochen zu einer vollständigen Abheilung des Darmrisses. Die anschließend verordnete Diät normalisierte die Tätigkeit des Darms und soll künftig die Gefahr eines weiteren Darmrisses verhindern.

29. Zuckerkrankheit

Die Zuckerkrankheit (Diabetes mellitus) ist eine weitverbreitete Zeitkrankheit, die mir in meiner Praxis fast täglich begegnet. Zwar ist die im Alter auftretende Zuckerkrankheit nicht ganz so gefährlich wie die bei jungen Menschen; doch auch hier sollte eine genaue Blutzuckeruntersuchung bei einem Arzt durchgeführt werden, damit der Kranke eingestellt werden kann.

Bei einer neunundachtzigjährigen Patientin aus dem Kreis Kleve ergab die Harnanalyse einen Wert von 1 Prozent. Bei normalem Blutdruck klagte sie über Schwindelanfälle. Wie ich aus Erfahrung feststellen konnte, leiden fast alle Diabetiker unter rheumatischen Beschwerden und klagen über Durchblutungsstörungen. Die Augendiagnose spiegelte deutlich das Allgemeinbefinden wider.

Nach der Einstellung der Zuckerkranken, die im Krankenhaus durchgeführt wurde, behandelte ich sie erfolgreich weiter. Durch den Einsatz einer wirksamen Diät verschwanden sowohl Schwindelgefühl als auch Durchblutungsstörungen. Bei entsprechender Behandlung sind auch bei alten Menschen sichtbare Erfolge zu erzielen.

202   29. Zuckerkrankheit

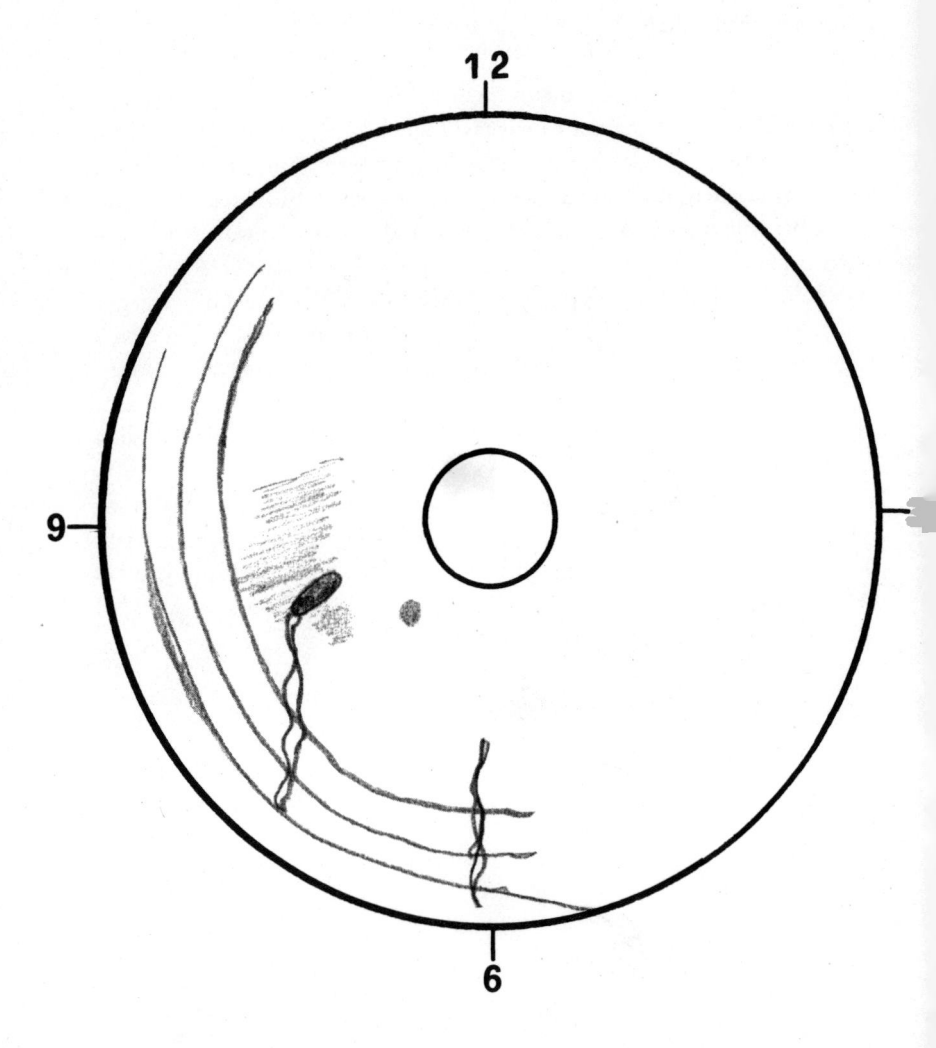

Rechte Iris: Krankhafter Befund im Bereich der Bauchspeicheldrüse bei D/8 h 20'; apfelsinengroßes Diabetes-Latenzzeichen bei B/7 h 30'; Durchblutungsstörung des rechten Beines bei D-H/6 h 10'.

29. Zuckerkrankheit

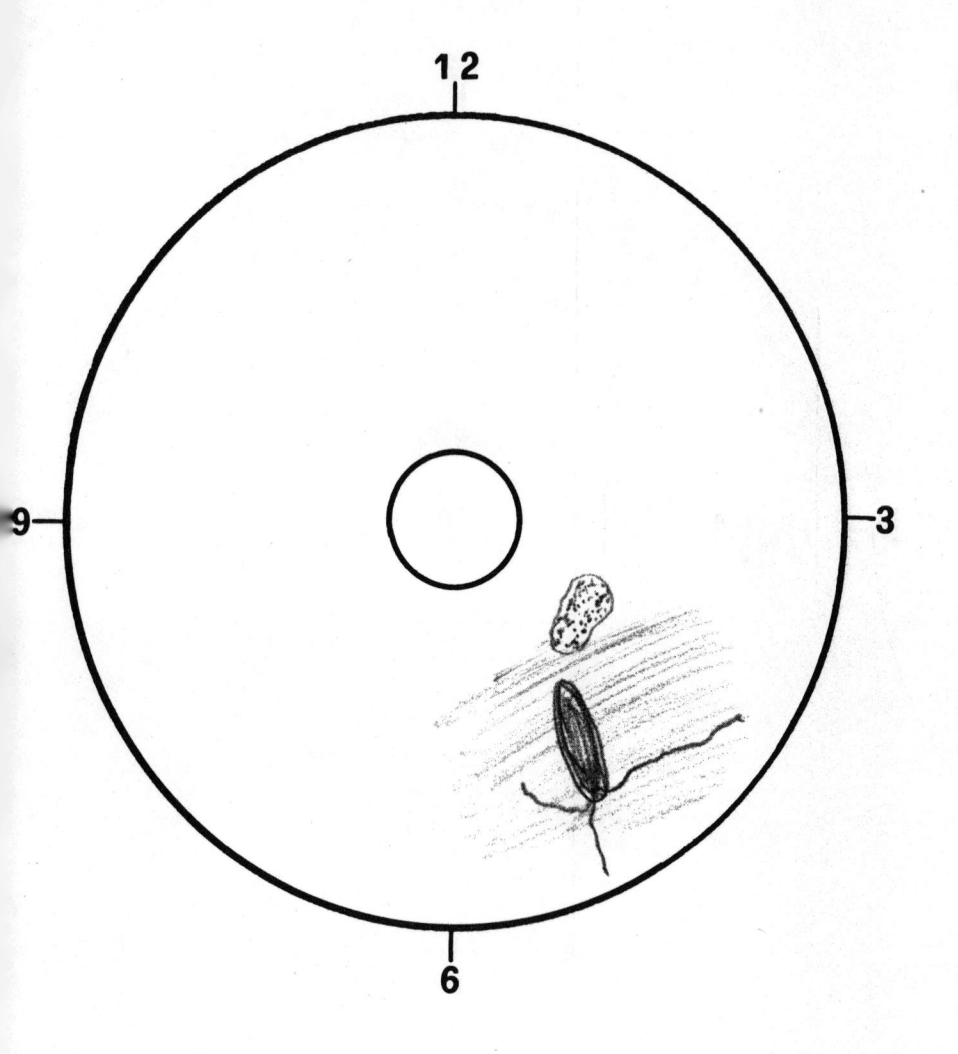

Linke Iris: Krankheitszeichen des Diabetes mellitus.

204   30. Verkalkung

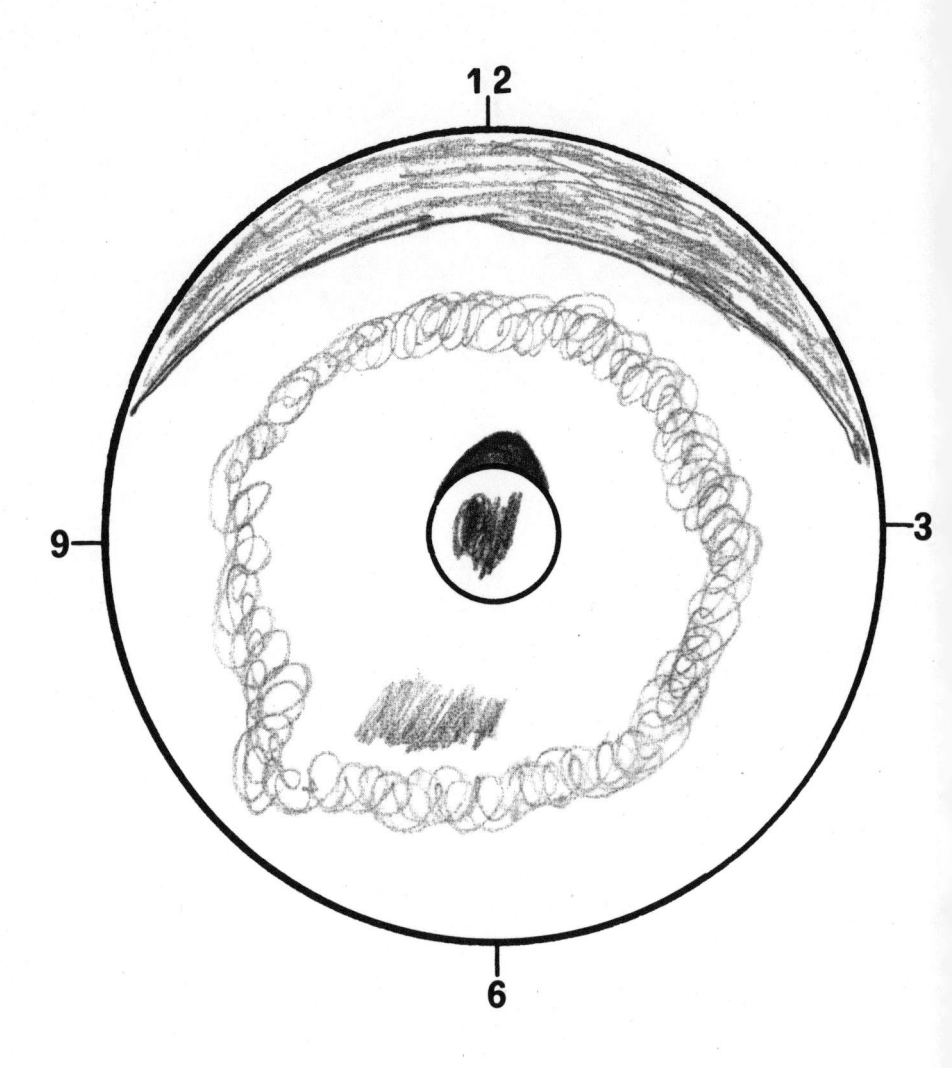

Rechte Iris: Pupillenentformung mit stehenden ellipsenförmigen Pupillen (Schlaganfallgefahr); Gehirnverkalkung mit Fettspiegelring oben und typischem Rheumaring.

30. Verkalkung

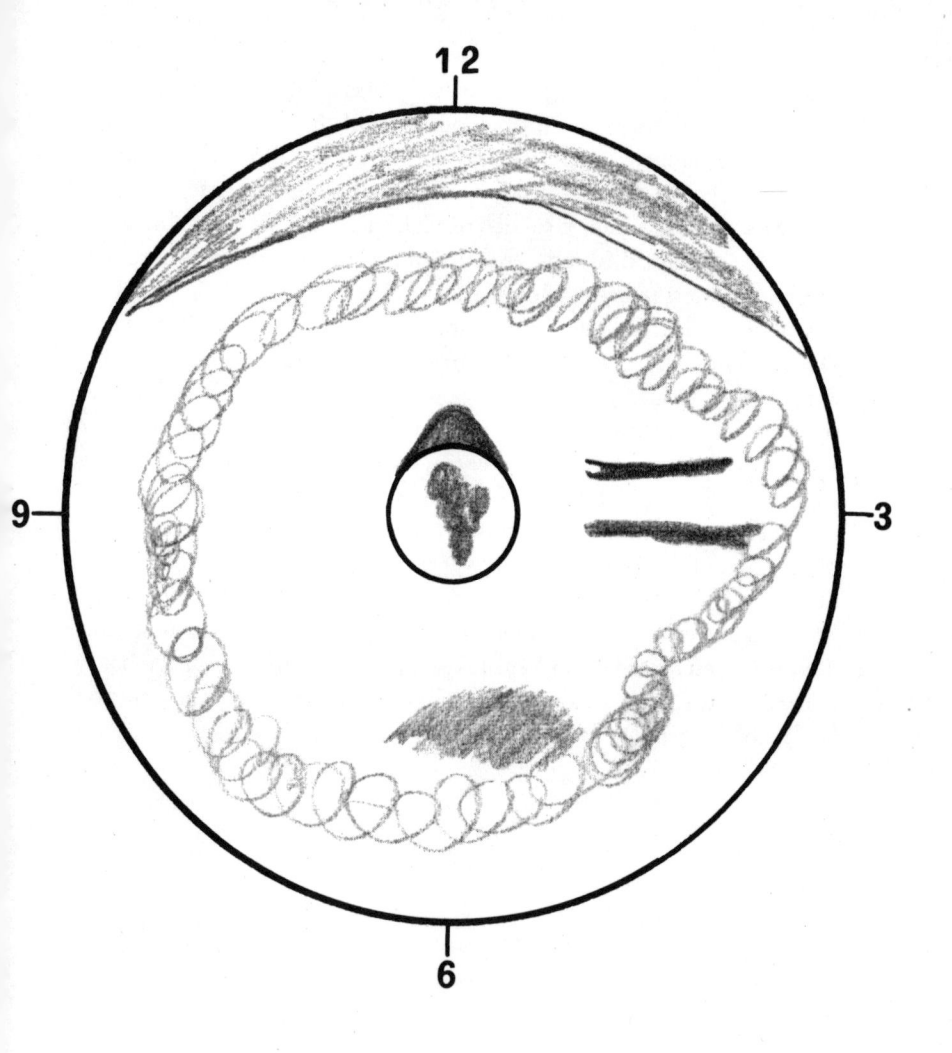

Linke Iris: Typische Verkalkungszeichen wie in der rechten Iris und Verkalkung der Herzkranzgefäße bei C-F/2 h 40' und 3 h 05'.

30. Verkalkung

Infolge falscher Nahrungszufuhr und unvernünftiger Lebensweise erhöht sich der Fettspiegel im Blut, der ursächlich an der Verkalkung der Gefäße beteiligt ist, so daß ein Herzinfarkt oder ein Hirnschlag droht. Die siebzigjährige Anna V. war solch ein Fall. Fettes Fleisch, fette Suppen und viele Eier – davon ernährte sie sich seit Jahren. Wenn sie nicht eine so kräftige Allgemeinkonstitution gehabt hätte, wäre es sicher schon sehr viel früher zur Katastrophe gekommen.

Die Blutdruckmessung ergab sehr hohe Werte, die bei 240 : 120 lagen. Die Augendiagnose zeigte einen beginnenden grauen Star im rechten Auge, allgemeine Durchblutungsstörungen, eine Leberschwellung, rheumatische Beschwerden, sowie eine Cerebral- als auch Coronarsklerose. Kein Wunder, daß dieser Patientin, die seit dem Tod ihres Mannes alleine lebte, die tägliche Hausarbeit sehr schwer fallen mußte.

Auf mein Anraten lebte sie von nun an bei ihrer verheirateten Tochter, die streng auf die Einhaltung der verordneten Diät achtete. Die Anwendung der Hayschen Trennkost wirkte hier wahre Wunder.

Inzwischen ist Frau V. siebenundsiebzig Jahre alt, munter und zufrieden. Ihre Beschwerden sind zurückgegangen, und ihr Blutdruck hat sich normalisiert, so daß die akute Gefahr eines drohenden Herzinfarkts oder Schlaganfalls gebannt ist.

Anhang

Frühstücks- und Diätrezepte

Im Laufe meiner Praxis als Heilpraktiker habe ich die Wichtigkeit richtiger Ernährung schätzen gelernt. Die nachfolgenden Rezepte, die von mir in Zusammenarbeit mit berufenen Fachleuten zusammengestellt wurden, haben sich als besonders wohltuend erwiesen. Die Rezeptvorschläge gelten immer für eine Person. Über Ihnen allenfalls unbekannte Produkte kann Ihnen jedes gute Reformhaus Auskunft geben.

Aufbau- und Regenerationsfrühstück

2 EL Quark (Schichtkäse oder Sahnequark)
2–4 EL Köllnflocken
1 EL blaue kalifornische Weinbeeren (ungebleichte Reform-Rosinen)
1 EL Siesa
1 TL reiner unerhitzter Bienenhonig
Alles gut mischen, gut kauen und in Ruhe essen.

Es können beliebig zugesetzt werden: Vollmilch, Buttermilch, Joghurt, Fruchtsäfte, Süßmoste usw.

Ferner kann man beimengen: einen frisch geriebenen reifen Apfel oder eine in Scheiben geschnittene Banane. In der Winterzeit als weitere Bausteine noch Feigen, Datteln oder Trockenbananen hinzufügen.

Durch die oben aufgeführten Zusätze kann man dem Frühstück eine stets wechselnde Geschmacksnote geben.

Bitte beachten Sie: Das Frühstück darf angewärmt, jedoch niemals erhitzt werden.

Zur Darmregulierung: Bei hartnäckiger Verstopfung (meist infolge falscher Ernährung), 3 Teelöffel Kölln-Instant auf $1/4$ Liter ($1^1/_2$ Kaffeetassen) Wasser unter Zusatz von 2 bis 3 Backpflaumen über Nacht einweichen, morgens ca. 5 Minuten bei kleiner Flamme etwas aufkochen lassen. Danach 2 Eßlöffel Linusit beimengen. Morgens nüchtern verzehren.

---

* EL = Eßlöffel; TL = Teelöffel

Vital-Kurfrühstück I

2 große Trinkbecher, zu $3/4$ gefüllt mit Kölln-Instant, mit ungekochter Vollmilch auffüllen und gut verrühren
1 Becher Bioghurt – mit Erdbeeren
1 großer reifer Apfel scheibliert (an Stelle des Apfels können auch 2 große Birnen eingesetzt werden)
1 Schnitte Kneipp-Kraftbrot (aus dem Reformhaus) mit Eden-Pflanzenbutter oder aber mit frischer Sauerrahmbutter

Vital-Kurfrühstück II

2 große Trinkbecher, zu $3/4$ gefüllt mit Kölln-Instant, mit $1/4$ Liter Stutenmilch und etwas Aprikosensaft auffüllen
1 großer reifer Apfel scheibliert oder gerieben (an Stelle des Apfels können auch 2 große Birnen eingesetzt werden)
1 Schnitte Kneipp-Kraftbrot (aus dem Reformhaus) mit Eden-Pflanzenbutter oder aber mit frischer Sauerrahmbutter

Diätfrühstück bei Verstopfung

4 EL Köllnflocken
1 EL Linusit
2 zerschnittene Feigen
1 EL blaue Weinbeeren (nicht gewachst)
1 geriebener Apfel
$1/2$ Flasche Joghurt oder Bioghurt
3 EL Aprikosensaft
Zubereitung: Köllnflocken, Feigen und Weinbeeren mit 6 Eßlöffel Wasser einweichen, am besten abends. Morgens Aprikosensaft hineinrühren, den Apfel auf rostfreier Reibe mit Schale und Kernhaus hineinreiben, mit der Milch zu einem sämigen Brei verrühren.
Variationen: Anstelle des Joghurts kann 1 Tasse Sauermilch oder Buttermilch genommen werden. Anstelle der Feigen können 4 bis 6 Backpflaumen eingeweicht werden.

Frühstücks- und Diätrezepte

Diätfrühstück bei Magen- und Darmleiden

2 EL Köllnflocken
$^1/_2$ l Wasser
1 EL Linusit
$^1/_2$ Tasse Milch
Salz zum Abschmecken

Zubereitung: Köllnflocken, Leinsamen und Wasser kalt aufs Feuer setzen; sobald alles kocht (Vorsicht, schäumt leicht über!), Wärmezufuhr drosseln und 5 Minuten simmern lassen. Milch und Salz zugeben. Für kochsalzfreie Diät ohne Salz.

Variationen: Statt mit Wasser kann die Suppe mit Gemüsebrühe hergestellt werden. Auch kann sie delikat mit kleingeschnittenen frischen Kräutern gewürzt werden, z. B. Kerbelkraut, Petersilie, Zitronenmelisse.

Besonders geeignet bei Empfindlichkeit gegen alles Süße!

Diätfrühstück bei Leber- und Gallenleiden

2 EL Köllnflocken
$^1/_8$ l Milch oder Buttermilch
2 EL Magerquark
1 mittelgroße Banane
3 EL Aprikosensaft
1 EL Linusit
1 EL Siesa

Zubereitung: Die Köllnflocken mit 2 Eßlöffel Wasser einige Stunden vorweichen, dann mit der Milch und dem Aprikosensaft gut verrühren, den Quark mit dem Brei glattrühren und die würfelig geschnittene Banane locker unterheben. Linusit und Honig einrühren, mit Siesa bestreuen.

Variationen: Die verwendete Milch soll nicht eisgekühlt, sondern zimmerwarm sein. Eventuell kann das fertige Frühstück auf einen Topf mit heißem Wasser gestellt werden, bis es sich etwas erwärmt hat.

Anstelle der Bananen können auch mit der Gabel zerdrückte Heidelbeeren, Himbeeren oder Erdbeeren genommen werden.

Diätkleie und Weizenkeimdiät

Als besonders wertvoll hat sich die in diesen Jahren wiederentdeckte Schutzkost „Dr. Grandels Diätkleie" erwiesen. Von der wissenschaftlichen Abteilung der Keimdiät-Gesellschaft in Augsburg wird das wie folgt erklärt: „Ballaststoffreiche Kost kann nicht nur Stuhlgangprobleme lösen. Sie hilft auch beim Kaloriensparen. Wer seine Nahrung mit unverdaulichen Getreidequellstoffen – am besten mit Diätkleie vom Weizen – regelmäßig ergänzt, kommt schneller über sein Hungergefühl hinweg und nutzt die Kalorien seiner gesamten Kost weniger aus!"

Der englische Mediziner Dr. K. W. Heaton meint zu diesem Thema, daß unverdauliche Ballaststoffe im Darm die Resorption der Nahrungsstoffe – und damit die Kalorienaufnahme – teilweise blockieren. Stärke und Zucker machen seiner Ansicht nach nicht dick, wenn sie mit ihrem normalerweise vorhandenen Faseranteil gegessen werden (z. B. Vollkornbrot, Früchte).

Heaton folgert weiter: „Übergewicht ist die gewöhnlichste Form der Mangelernährung" – wobei der Mangel an unverdaulicher Nahrungsrohfaser in der verfeinerten Zivilisationskost gemeint ist, die Zucker, Stärke und Fett zu konzentriert liefert.

Weizenkleie – zur Hälfte aus Quellstoffen, Zellulose und Lignin bestehend – kann die fehlenden Faserstoffe ersetzen. Entsprechend der „Raumverdrängungstheorie" von Heaton ist sie ein natürliches Hindernis für die zu reichliche Aufnahme von Nährstoffen im Darm. Weizenkleie hilft dabei, Übergewicht zu vermeiden oder abzubauen.

Dr. Grandels Diätkleie wird aus mühlenfrischer Weizenschalenkleie gewonnen, sie wird gereinigt, durch ein besonderes Fermentationsverfahren entbittert, haltbar gemacht (stabilisiert) und in einen hygienisch einwandfreien Zustand gebracht.

Seit über zwanzig Jahren hat sich diese Diätkleie sowohl als Nahrungsergänzung als auch diätetisch bewährt. Sie eignet sich zur Ballaststoffanreicherung der rohfaserarmen Zivilisationskost, für die Diät bei Stuhlträgheit (Obstipationsdiät), für die diätetische Anwendung bei Darmpolypen (Divertikulose, Divertikulitis) und Hämorrhoiden. Außerdem dient sie der diätetischen Vorbeugung dieser Leiden. Dies ist von beson-

Diätkleie und Weizenkeimdiät 211

derer Bedeutung, da Polypen bekanntlich ein erhöhtes Darmkrebsrisiko darstellen.

Ferner eignet sie sich als kalorienarme Schlankheitskost ausgezeichnet zum Abnehmen. Dr. Grandels Diätkleie enthält 361 Kalorien pro 100 Gramm, jedoch nur 189 Kalorien sind davon tatsächlich resorbierbar. Der Rest entfällt auf Unverdauliches.

Professor Dr. B. Thomas von der Technischen Universität Berlin erläutert den kaloriensparenden Effekt der Weizenkleie so: ,,Rohfaserreiche Kost begünstigt die Vermehrung der Darmflora. Für ihr starkes Wachstum benötigen die Mikroben Nährstoffe, die sie dem Darminhalt und damit dem Körper entziehen. Rohfaserreiche Kost sorgt auch für schnellere Passage des Stuhles. Damit bleibt dem Darm weniger Zeit für die Resorption der Nährstoffe. So wird ein Teil der Kalorienträger unverwertet wieder ausgeschieden. Die Dämpfung des Hungergefühles durch Weizenkleie beruht auf deren gutem Quellvermögen. Magen und Darm werden relativ kalorienarm aufgefüllt. Nur 189 verwertbare Kalorien werden mit 100 Gramm Weizenkleie zugeführt. Etwa 50 bis 80 Gramm Weizenkleie, über den Tag verteilt, in Fruchtjoghurt, Quarkspeisen, Müslis, Suppen eingemischt, bedeuten bereits eine beträchtliche Füllmenge. Das Fasten wird so gefördert und erleichtert.

Dr. Grandels Diätkleie erfüllt alle Bedingungen eines hervorragenden Rohfaser-Diätetikums.''

Angesichts der Bedeutung von Dr. Grandels Diätkleie und Weizenkeimdiät für Gesundheit und Schönheit finden Sie im folgenden zahlreiche Rezepte, die Ihnen eine bequeme Verwendung dieser Produkte sowie auch seines wertvollen Vitaminöls ermöglichen.

Sollte Ihnen eines der in den folgenden Rezepten genannten Produkte unbekannt sein, kann Ihnen darüber, wie gesagt, jedes gute Reformhaus Auskunft geben.

Vorschläge für Diätkleie-Gerichte

Kleieauflauf mit gemischtem Gemüse

50 g Diätkleie	1 TL Petersilie
25 g Zwiebel	100 ccm Gemüsebrühe
30 g Möhren	600 ccm Milch
30 g Sellerie	1 Ei
30 g Blumenkohl	2 EL Hefeflocken
10 g Porree	20 g Reibekäse
2 EL Dr. Grandels Vitaminöl	

Das fein zerkleinerte Gemüse wird im Vitaminöl angedünstet, die trok-kene Kleie hinzugegeben und ebenfalls kurz mitgedünstet. Dann füllt man mit der Flüssigkeitsmenge auf und läßt den Brei 15 Minuten garen. Nach dem Abkühlen kommen die übrigen Zutaten sowie Hefeflocken hinzu, und das Eigelb wird eingerührt. Zuletzt hebt man den steifgeschlagenen Eischnee unter den Brei und gibt die Masse in eine mit Vitaminöl ausge-pinselte Auflaufform und überstreut sie dünn mit Reibekäse. Den Auflauf läßt man im gut vorgeheizten Backofen 30 bis 40 Minuten bei mittlerer Hitze backen.

Kleieauflauf mit Spargel

50 g Diätkleie	1 Prise Salz
150 g Spargel	1 Ei
100 ccm Spargelwasser	2 EL Hefeflocken
600 ccm Milch	1 EL Keimdiät-Weizenkeime
etwas Muskat	20 g Reibekäse
1 TL Petersilie	

Kleieauflauf mit Apfel

50 g Diätkleie	etwas Zimt
500 ccm Milch	20 g Kokosflocken
Apfelmus aus 100 g Äpfel	1 Eiweiß
150 ccm Wasser	2 EL Keimdiät-Weizenkeime
1 EL Topigran (Birnendicksaftkonzentrat)	

Vorschläge für Diätkleie-Gerichte 213

Die Kleie wird in die kochende Milch eingestreut und ca. 15 Minuten gekocht. Man hebt das inzwischen zubereitete Apfelmus und die Weizenkeime unter und schmeckt mit Topigran und Zimt ab. Zum Schluß wird der steifgeschlagene Eischnee untergezogen. In die gefettete Auflaufform gefüllt und mit Kokosraspeln überstreut, läßt man den Auflauf 30 bis 40 Minuten bei guter Mittelhitze backen.

Kleie-Eierkuchen
3 Eier   wenig Wasser
3 EL Diätkleie   1 Prise Salz

Das Ganze verschlägt man gut und bäckt in heißem Vitaminöl dünne Eierkuchen aus. Sie werden mit Spargel oder Kräutern gefüllt oder zusammengerollt und mit dicker Tomatensoße übergossen.

Vorschläge für Magen-Kranke

1. Frühstück, Vor- u. Zwischenmahlzeiten

Keimdiät-Birchermüsli
   1/2 Becher Sanoghurt oder Sauermilch
   1 kleiner Apfel
   1–2 EL Keimdiät-Birchermüsli
   eventuell 1 TL Topigran zum Süßen
In Sanoghurt oder Sauermilch das Obst reiben. Soja, Keimdiät-Fertig-müsli untermischen und eventuell mit Topigran süßen.

Kollath-Frühstück aus feinem Schrot
   1 Sanoghurt oder Sauermilch   1 EL Keimdiät-Weizenkeime
   2 EL feiner Weizenschrot   1–2 TL Topigran
   1 TL Soja   100 g Obst der Jahreszeit
In Sanoghurt oder Sauermilch das Obst reiben. Soja, Keimdiät-Weizenkeime und Topigran dazugeben. Zum Schluß Schrot darunterziehen.

Molat-Quark
   100 g Magerquark   etwas Zitronensaft
   5 EL Milch   1 TL Topigran
   1 EL Molat
Quark mit Milch und Molat glattrühren. Mit Zitronensaft und Topigran abschmecken.

2. Brotaufstriche und Salatsoßen

Quark-Aufstrich mit Kräutern
   100 g Magerquark   etwas Kräutersalz
   1 EL Vitaminöl   frische Kräuter
   2 EL Milch
Alle Zutaten miteinander verrühren.

Vorschläge für Magen-Kranke   215

Tomaten-Quarkaufstrich
   100 g Magerquark   1–2 TL Tomatenmark
   1 EL Vitaminöl   etwas Meersalz
   Alle Zutaten miteinander verrühren.

Topigran-Nuß-Aufstrich
   100 g Quark   2 EL Milch
   1 EL Topigran   1 TL Nußmus
   Alle Zutaten miteinander verrühren.

Salattunke
   1 EL Zitronensaft und etwas Wasser
   1 EL Vitaminöl
   etwas Meersalz
   frische oder getrocknete Kräuter
   (Dill, Borretsch, Zitronenmelisse, Petersilie)
   Alle Zutaten miteinander verrühren.

3. Rohkost-Salate

Chicorée-Salat
   1 Chicorée   1/4 Becher Bioghurt
   etwas Zitronensaft   1 TL Nußmus
   etwas Tomatensaft oder Tomatenpulver
   Chicorée in 1 cm breite Streifen schneiden (bitteren Kern entfernen).
Joghurt mit Nußmus, Zitronen- und Tomatensaft vermischen und über
den geschnittenen Salat geben.

Rote-Rüben-Rohkost mit Apfel
   1/2 Rote Rübe   etwas Zitronensaft
   1/2 Apfel   1 TL Topigran zum Süßen
   3 EL Joghurt
   Salatsoße zubereiten aus Joghurt, Zitronensaft und Topigran. Apfel
grob in die Soße reiben. Zum Schluß die Roten Rüben auf der feinen Raffel
dazureiben, gut vermischen.

Sellerie-Apfelsinen-Rohkost

3 EL Joghurt	1 Stück Sellerie
1 TL Nußmus	etwas Zitronensaft
$1/2$ Apfelsine	

Salatsoße herstellen aus Joghurt, Nußmus und Zitronensaft. Sellerie feingeraffelt und feine Apfelsinenstückchen unterziehen.

Endiviensalat mit Tomate

$1/4$ Kopf Endiviensalat	1 TL Hefeextrakt
1 Tomate	1 TL Senf
etwas Zitronensaft	1 kleine Gewürzgurke
1 TL Vitaminöl	

Salatsoße aus Zitronensaft, Salz, Hefeextrakt nach Geschmack, Senf und Vitaminöl zubereiten. Endiviensalat und Tomate kleinschneiden. Die feingeriebene Gewürzgurke dazugeben. Alles gut mischen.

4. Hauptgerichte

Kalbsleber gegrillt mit Apfel

150 g Kalbsleber	1 Apfel
1 TL Vitaminöl	1 kleines Stück Frischbutter
1 Prise Salz	

Die Grillpfanne mit Vitaminöl bestreichen, die in Mehl gehüllte Leber hineinlegen und kurz auf beiden Seiten grillen (eventuell ein paar Tropfen Wasser dazugeben). Mit Salz bestreuen und ein kleines Stück Butter auf die Leber legen. Den geschälten, in Scheiben geschnittenen Apfel kurz auf beiden Seiten in der Grillpfanne dünsten und auf die fertige Leber schichten. Dazu Kartoffelbrei und Salat reichen.

Rinderragout mit Möhren

125 g mageres Rindfleisch	1 TL Hefeextrakt
1 EL Vitaminöl	1 EL Vollmehl
2 Möhren	etwas Zitronensaft
1 EL Kefir oder Joghurt	$1/4$ l Wasser
etwas Salz	Petersilie

Vorschläge für Magen-Kranke

Das in Würfel geschnittene Fleisch in Vitaminöl und Wasser halbweich dünsten, die feingewürfelten Möhren dazugeben und fertig dünsten. Mehl überstreuen, mit der Brühe auffüllen und gut durchkochen. Mit Hefeextrakt und Salz abschmecken. Zum Schluß Zitronensaft und Kefir dazugeben und mit Petersilie überstreuen. Kartoffel dazu reichen.

Reisauflauf mit Quark und Banane

1/4 l Milch	50 g Quark
4 EL Naturreis	1 Banane
1 EL Topigran	1 Ei, getrennt
1 TL Vitaminöl	1 EL Weinbeeren

Eigelb mit Topigran schaumig rühren, Quark unterziehen, Reis in Milch weichkochen, mit der feingeschnittenen Banane unter die Quarkmasse heben. Weinbeeren dazugeben. Zum Schluß Eischnee locker unterziehen. In eine gefettete Auflaufform füllen und eine halbe Stunde backen. Dazu Saft reichen.

218

Vorschläge für Herz-Kreislauf-Kranke

1. Frühstück, Vor- und Zwischenmahlzeiten

Schrotmüsli mit Quark

20 g Frischkornschrot	1 TL Zitronensaft
2 EL Wasser zum Einweichen	1 TL Topigran
50 g Quark (Magerquark)	125 g Obst der Jahreszeit
4 EL Milch	1 TL Keimdiät-Weizenkeime

Schrot über Nacht einweichen, morgens mit Zitronensaft und dem gewaschenen und kleingeschnittenen Obst vermischen. Quark und Milch gut verquirlt dazugeben, ebenso die übrigen Zutaten.

Mixgetränk „Augsburger Gruß"
$2/3$ Buttermilch
$1/3$ schwarzer Johannisbeersaft
1 Schuß Granoton
Alle Zutaten gut miteinander verquirlen.

Quarkcreme mit Himbeeren

100 g Magerquark	100 g Himbeeren
3 EL Milch	1–2 TL Topigran

1 TL Keimdiät-Weizenkeime zum Überstreuen
Quark mit Milch und Himbeeren sahnig rühren, mit Topigran süßen. Kurz vor dem Anrichten mit Keimdiät-Weizenkeimen bestreuen.

Quarkspeise mit Pfiff

100 g Magerquark	1 TL Topigran
2 EL Milch	1 Spritzer Zitronensaft
2 EL Granoton	

Quark mit Milch und Granoton sahnig rühren, mit Topigran und Zitronensaft abschmecken.

Vorschläge für Herz-Kreislauf-Kranke 219

2. Brotaufstriche und Salatsoßen

Käsebutter
20 g Neuform-Margarine
10 g geriebener Käse
1 Prise Paprikapulver
Margarine sahnig rühren und den geriebenen Käse untermischen. Mit etwas Paprikapulver abschmecken.

Salatsoße mit Apfel-Friate
1 TL Zitronensaft   etwas Hefeextrakt
1 EL Wasser   Senfpulver
1 TL Vitaminöl   Salatkräuter
$1/2$ TL Apfel-Friate   1 Prise Vollmeersalz
Alle Zutaten miteinander verrühren.

3. Rohkost-Salate

Möhrenrohkost mit Ananas
100 g Möhren   3 EL Joghurt
$1/2$ Scheibe Ananas   1 TL gehackte Nüsse
1 TL Zitronensaft
Joghurt mit Zitronensaft verrühren, gewürfelte Ananas und Nüsse untermischen. Möhren auf der feinen Bircher-Raffel reiben und unter die Masse mischen.

Endiviensalat mit Tomate
$1/4$ Kopf Endiviensalat   etwas Senf
1 Tomate   1 kleine Gewürzgurke
etwas Zitronensaft   reichlich frische Kräuter
1 TL Vitaminöl
Salatsoße aus Zitronensaft, Kräutern und Senf bereiten, Vitaminöl und die feingeriebene Gewürzgurke dazugeben. Endiviensalat und Tomate in feine Streifen schneiden. Alles gut mischen.

4. Hauptgerichte

Gefüllte Tomaten mit Fleisch

75 g mageres Hackfleisch	etwas Hefepaste
1 EL Haferflocken, fein	3 große Tomaten
½ Eigelb	1 TL Vitaminöl

etwas Zwiebel-, Knoblauch- und Kümmelpulver

Tomaten aushöhlen und Hackfleisch mit den übrigen Zutaten verarbeiten. Die Masse in die Tomaten füllen und mit dem Tomatendeckel schließen und in die eingeölte Grillpfanne setzen. Das Tomatenfleisch dazugeben und bei geschlossener Grillpfanne 20 Minuten dünsten. Bei Bedarf noch etwas Wasser nachfüllen.

Makkaroni-Auflauf mit Tomaten

80 g Makkaroni	2 EL Sauerrahm oder Buttermilch
125 g Tomaten, abgezogen	2 EL geriebener Käse
Ei, getrennt	etwas Vitaminöl

Makkaroni halb weichkochen, abgießen, in eine gefettete Auflaufform schichtweise Makkaroni, Tomaten und geriebenen Käse geben. Rahm und Eigelb mit etwas Käse verquirlen, Eischnee unterziehen und über den Auflauf gießen. Mit dem restlichen Käse bestreuen. Eine halbe Stunde bei Mittelhitze im Ofen backen. Dazu grünen Salat reichen.

Fischfilet mit Gemüse und Pilzen

200 g Fischfilet	einige Pilze
1 TL Vitaminöl	Zitronensaft
1 kleines Stück Möhre	1 TL Hefeflocken
1 kleines Stück Sellerie	etwas Wasser

Das feingeraffelte Gemüse und die zerkleinerten Pilze in Vitaminöl andünsten und mit etwas Wasser gardünsten. Fischfilet mit Zitronensaft und einer Prise Salz einreiben, in eine geölte Pfanne legen, Gemüse und Pilze drauflegen und im Ofen gardünsten. Zum Schluß mit Hefeflocken abschmecken.

Vorschläge für den Diabetiker

1. Frühstück, Vor- und Zwischenmahlzeiten

Weizenkeim-Müsli
(12 g Kohlenhydrate = 1 BE* und 2 g Fett)
150 g Sauermilch   2 EL Keimdiät-Weizenkeime
1 TL Fruchtzucker   1 EL Sanddorn, ungesüßt
    Sauermilch mit Fruchtzucker und Sanddorn gut mischen, die Weizenkeime darüberstreuen.

Quarkcreme mit Himbeeren
(12,5 g Kohlenhydrate = 1 BE und 1 g Fett)
100 g Magerquark   10 g Molat
85 g Himbeeren   1 TL Keimdiät-Weizenkeime
10 g Fruchtzucker
    Quark, Himbeeren und Molat sahnig rühren, mit Fruchtzucker süßen. Weizenkeime vor dem Anrichten darüberstreuen.

Quarkcreme mit Sanddorn ungesüßt
(8 g Fett)
100 g Magerquark   10 g Fruchtzucker
50 g Milch   10 g geriebene Haselnüsse
1 EL Sanddorn, ungesüßt
    Quark mit Milch sahnig rühren, Sanddorn und Fruchtzucker daruntermischen. Kurz vor dem Anrichten mit den geriebenen Nüssen bestreuen.

---

* BE = Broteinheit

222   *Vorschläge für Diabetiker*

2. Brotaufstriche und Salatsoßen

Quark-Meerrettich-Aufstrich
(5 g Fett)

    100 g Magerquark   Meerrettich nach Geschmack
    1 TL Vitaminöl   1 EL Milch
    1 TL Hefeflocken
    Quark mit Vitaminöl, Hefeflocken und Milch sahnig rühren. Nach Geschmack Meerrettich dazugeben.

Bioghurt-Soße
(5 g Fett)

    $1/4$ Bioghurt   etwas Zwiebelpulver
    1 TL Vitaminöl   1 kleine gehackte Gewürzgurke
    $1/4$ TL Zitronensaft   gehackte Petersilie
    1 TL Tomatenmark
    Die Zutaten miteinander verrühren. Zum Schluß gehackte Gurke und Petersilie dazugeben.

Salatsoße
(5 g Fett)

    1 EL Zitronensaft und Wasser   frische oder getrocknete Kräuter
    1 TL Vitaminöl   (Dill, Borretsch,
    etwas Meersalz   Zitronenmelisse, Petersilie)
    Alle Zutaten miteinander verrühren.

3. Rohkost-Salate

Rote-Rüben-Rohkost mit Meerettich
(2,5 g Kohlenhydrate $= 1/4$ BE)

    100 g Rote Rüben
    etwas Tubenmeerrettich aus dem Reformhaus
    3 EL Joghurt
    etwas Zitronensaft
    Salatsoße zubereiten aus Joghurt, Zitronensaft und Meerrettich. Zum Schluß die Roten Rüben (geschält) auf der feinen Raffel dazureiben, gut vermischen.

Vorschläge für Diabetiker 223

Weißkrautrohkost
(6 g Kohlenhydrate = ½ BE und 5 g Fett)

100 g Weißkraut	1 TL Vitaminöl
50 g Apfel	Salatwürze in Pulverform
1 kleines Stück Zwiebel	Kümmelpulver
etwas Zitronensaft	etwas Meersalz

Weißkraut auf der Raffel feinreiben, ebenso die Zwiebel. Gut vermischen und mit einem Holzstampfer stampfen. Mit den übrigen Zutaten abschmecken.

Paprika-Tomaten-Salat
(5 g Fett)

100 g Paprikaschote	1 TL Vitaminöl
1 Tomate	etwas Zitronensaft
1 Zwiebel	frische Küchenkräuter

Paprikaschote teilen, Kerne und Weißes entfernen, in Würfel schneiden. Geschnittene Zwiebel und Tomatenwürfel dazugeben, mit Vitaminöl, Zitronensaft und Küchenkräutern abschmecken.

4. Hauptgerichte

Gefüllte Tomaten mit Fleisch
(11 g Fett)
75 g Gewiegtes, mageres Kalbfleisch
1 TL Keimdiät-Weizenkeime
1 Eigelb
etwas Zwiebelpulver
etwas Knoblauch- und Kümmelpulver
etwas Hefepaste
3 große Tomaten
1 TL Vitaminöl

Fleisch mit den Zutaten gut vermischen. Tomaten aushöhlen und mit Fleischmasse füllen, die Tomatendeckel draufgeben. In die geölte Grillpfanne setzen, das Tomatenfleisch dazugeben und bei geschlossener Pfanne 20 Minuten dünsten. Eventuell noch etwas Wasser dazugeben.

224   *Vorschläge für Diabetiker*

Fischfilet mit Gemüse und Pilzen
(4 g Kohlenhydrate)

200 g Fischfilet	einige Pilze
1 TL Vitaminöl	Zitronensaft
50 g Möhren	1 TL Hefeflocken
50 g Sellerie	etwas Wasser

Feingeraffeltes Gemüse und zerkleinerte Pilze in Vitaminöl andünsten und mit etwas Wasser gardünsten. Fischfilet mit Zitronensaft einreiben, in eine geölte Pfanne legen, Gemüse und Pilze drauflegen und im Ofen gardünsten. Zum Schluß mit Hefe abschmecken.

Makkaroni-Käse-Auflauf
(18 g Kohlenhydrate = $1^1/_2$ BE und 23 g Fett)

25 g Makkaroni	1 EL Hefeflocken
1 TL Vitaminöl	2 Eier
125 g Milch	etwas Salz
3 EL geriebener Käse	kleingehackte Petersilie

Makkaroni abkochen und in die ausgefettete Form spiralförmig einlegen. Aus Vitaminöl, Milch, Eiern und Käse eine Masse herstellen, mit Hefeflocken, Salz, Petersilie abschmecken und in Form füllen. 40 Minuten im Ofen bei Mittelhitze backen.

Kalbsteak mit Ananas
(6 g Kohlenhydrate = $^1/_2$ BE und 5 g Fett)

    1 Kalbsteak
    45 g Ananas, ungesüßt
    1 TL Vitaminöl

Grillpfanne mit Öl bestreichen, anwärmen und das Kalbsteak auf beiden Seiten grillen. Ananas kurz auf beiden Seiten anwärmen und mit dem fertigen Steak anrichten.

Vorschläge für Leber-Gallen-Kranke

1. Frühstück, Vor- und Zwischenmahlzeiten

Weizenschrotbrei gekocht
3 EL Weizenschrot, fein   125 g frisches Obst, zerkleinert
3/8 l Milch   1 EL Topigran
1 EL Rosinen
    Weizenbrot in etwas Wasser 1 bis 2 Stunden einweichen. Heiße Milch dazugießen, aufkochen und langsam eine halbe Stunde auf kleiner Flamme quellen lassen. Rosinen dazugeben, ebenso das Obst. Mit Topigran abschmecken.

Müsli ohne Milch
1/2 Glas Orangensaft   1 TL Topigran
1 Apfel, gerieben   1 TL Leinsamen, geschrotet
1 EL Nußmus   2 EL Keimdiät-Weizenkeime
einige Rosinen   1 TL Zitronensaft
    Orangensaft mit dem Nußmus verquirlen, den Apfel hineinreiben. Die restlichen Zutaten dazugeben, zum Schluß die Weizenkeime unterziehen.

Molat-Getränk mit Möhrensaft
1 Glas Möhrensaft
2 EL Molat
einige Spritzer Zitronensaft
Alle Zutaten gut miteinander verquirlen.

Quarkcreme mit Himbeeren
100 g Quark
5 EL Milch
100 g Himbeeren
1 EL Topigran
1 TL Keimdiät-Weizenkeime zum Überstreuen
    Quark mit Himbeeren und Milch sahnig rühren, mit Topigran süßen. Kurz vor dem Anrichten mit Weizenkeimen überstreuen.

2. Brotaufstriche und Salatsoßen

Quark-Meerrettich-Aufstrich
100 g Magerquark — frisch geriebener Meerrettich
1 TL Vitaminöl — nach Geschmack
1 TL Hefeflocken — 1 TL Milch
Quark mit Vitaminöl, Hefeflocken und Milch sahnig rühren. Nach Geschmack Meerrettich dazugeben.

Quark-Sanddorn-Aufstrich
100 g Quark — 1 TL Topigran
1 EL Milch — 1 TL Nußmus
1 EL Sanddorn, ungesüßt
Alle Zutaten mit der Milch glattrühren.

Kräuterquark
100 g Quark — eine Prise Kräutersalz
1 TL Vitaminöl — etwas Senf
1 EL Milch — reichlich frische Kräuter
1 TL Hefeflocken
Alle Zutaten miteinander verrühren.

Bioghurt-Soße
1/2 Becher Bioghurt
1 TL Vitaminöl
1/2 TL Zitronensaft
1 TL Tomatenmark
etwas Zwiebelpulver
1 kleine gekochte Gewürzgurke
gehackte Petersilie
Die Zutaten miteinander verrühren. Zum Schluß gehackte Gurke und Petersilie dazugeben.

Vorschläge für Leber-Gallen-Kranke   227

3. Rohkost-Salate

Kohlrabi-Möhren-Apfelrohkost

1 Kohlrabi	2 EL Joghurt
1 Apfel	etwas Zitronen- und Apfeldicksaft
1 kleine Möhre	1 TL Vitaminöl

Soße bereiten aus Joghurt, Zitronensaft, Vitaminöl, nach Geschmack etwas Apfeldicksaft, die geschälte Kohlrabi, den Apfel und die Möhre auf der feinen Raffel in die Soße reiben. Alles gut vermischen.

Rettich-Apfel-Rohkost

1 EL Quark	½ Rettich
3 EL Milch	½ Apfel
1 TL Vitaminöl	Topigran nach Geschmack
1 TL Zitronensaft	

Quark mit Milch, Vitaminöl und Zitronensaft verrühren, mit Topigran abschmecken, den Rettich fein und den Apfel grob hineinreiben. Alles gut vermischen.

Sauerkraut-Rohkost

100 g Frischkostsauerkraut	1 EL Vitaminöl
1 Tomate	gehackte Petersilie
½ Apfel	

Sauerkraut kleinschneiden. Die in Würfel geschnittene Tomate hinzugeben. Apfel mit der Schale hineinreiben, zum Schluß mit Vitaminöl und gehackter Petersilie vermischen.

Sellerie-Apfelsinen-Rohkost

3 EL Joghurt	1 Stck. Sellerie
1 TL Nußmus	etwas Zitronensaft
½ Apfelsine	

Salatsoße herstellen aus Joghurt, Nußmus und Zitronensaft. Sellerie auf der feinen Raffel hineinreiben, schnell unterziehen. Zum Schluß kleingeschnittene Apfelsine dazugeben.

228   *Vorschläge für Leber-Gallen-Kranke*

4. Hauptgerichte

Kalbfleisch mit Tomaten gedünstet

150 g Kalbfleisch	3 EL Buttermilch
2 Tomaten	etwas Hefewürze
1 EL Vitaminöl	1 Prise Vollmeersalz
etwas Wasser	

Kalbfleisch in Würfel schneiden und in Vitaminöl leicht andünsten. Die abgezogenen und gewürfelten Tomaten und etwas Wasser zugeben, in geschlossener Grillpfanne gardünsten. Buttermilch dazugeben und mit dem Fleisch durchkochen. Mit Hefewürze und Salz abschmecken. Zu Reis oder Kartoffeln reichen.

Weizenschrotauflauf mit Gemüse

2 EL Weizenschrot, fein	1 Ei, getrennt
1 EL Vitaminöl	1 TL Vollsojamehl
etwas Wasser	1 EL Edelhefe
$3/8$ l Milch	1 EL Keimdiät-Weizenkeime
1 kleine Möhre	1 EL geriebener Käse
1 kleines Stück Sellerie	

Gemüse fein reiben, in etwas Vitaminöl kurz andünsten, mit etwas Wasser auffüllen und halb weichdünsten. Milch und Weizenschrot dazugeben, aufkochen und bei kleiner Hitze quellen lassen. Eigelb, Vollsojamehl, Hefe und Weizenkeime, geriebenen Käse daruntergeben, alles gut vermischen, Eischnee unterziehen. Die Masse in eine Auflaufform füllen und 20 bis 30 Minuten bei Mittelhitze im Ofen backen.

Quarkklöße pikant

1 EL Vitaminöl	1 EL Grieß
1 Ei, getrennt	1 EL Sojamehl
75 g Quark	reichlich frische Kräuter
1 Prise Vollmeersalz	

Vitaminöl mit Eigelb schaumig rühren, den Quark, 1 Prise Salz, Grieß und Kräuter daruntermischen, das Sojamehl unterziehen und den geschlagenen Eischnee zum Schluß unterheben. Mit einem in kochendes Wasser getauchten Löffel Klöße formen bzw. ausstechen, in kochendes Wasser einlegen und 10 bis 15 Minuten ziehen lassen, bis sie an der Ober-

Vorschläge für Leber-Gallen-Kranke

fläche schwimmen. Mit einem Schöpflöffel aus dem Sud nehmen und Tomatensoße dazureichen.

Quarkauflauf mit Banane

100 g Quark	½ Banane, in Scheiben geschnitten
1–2 EL Milch (nur eventuell)	1 TL Topigran
1 Ei, getrennt	1 TL Keimdiät-Weizenkeime
1 TL Rosinen	

Quark mit Milch glattrühren, Eigelb, Rosinen, Bananenscheiben und Topigran untermischen. Zuletzt Eischnee schlagen und unterziehen. Eine Auflaufform fetten, mit Weizenkeimen ausstreuen, Quarkmasse einfüllen und eine halbe Stunde im Ofen überbacken.

Reduktionskost

1. Frühstück, Vor- und Zwischenmahlzeiten

	Kalorien
Normales Frühstück	
50 g Roggenvollkornbrot (1 Scheibe)	120,0
5 g Butter	38,0
50 g Hüttenkäse, 20 %ig	50,0
1 Tomate (70 g)	13,3
1 Tasse Kaffee	—
1 TL Kondensmilch (7,5 %ig – 5 g)	7,0
	228,3

Frühstück mit Ei	
30 g Knäckebrot (3 Scheiben)	114,0
5 g Butter	38,0
1 Ei, weichgekocht	83,0
1 EL Honig	30,5
1 Tasse Kaffee	—
1 TL Kondensmilch (7,5 %ig–5 g)	7,0
	272,5

Molat-Getränk	
2 EL Molat	170,0
1 Glas Wasser	—
	170,0

Molatgetränk mit Orangensaft	
2 EL Molat	170,0
200 g Orangensaft (ein Glas)	98,0
	268,0

Buttermilchgelee	
125 g Buttermilch	45,0
1,5 Blatt Gelatine	10,2
1 TL Keimdiät-Weizenkeime	15,0
Zitronensaft	—
	70,2

Reduktionskost 231

Gelatine in wenig warmem Wasser auflösen und mit der Buttermilch langsam verrühren. In ein Schüsselchen füllen und erstarren lassen. Vor dem Servieren mit Weizenkeimen überstreuen.

Obstsalat	Kalorien
1 Apfel (50 g)	26,0
1 Apfelsine (50 g)	27,0
1 Banane (30 g)	27,0
etwas Zitronensaft	—
1 TL Keimdiät-Weizenkeime	15,0
	95,0

Das Obst zerkleinern, mit Zitronensaft überträufeln und die Weizenkeime untermischen.

2. Brotaufstriche

Meerrettichquark	
100 g Magerquark	88,0
$1/2$ TL Vitaminöl	23,2
1 TL Milch	3,0
Meerrettich nach Geschmack	—
etwas Meersalz	—
$1/2$ TL Petersilie	—
	114,2

Quark mit Milch und Vitaminöl sahnig rühren und mit Meerrettich, Meersalz und Petersilie würzen.

3. Salatsoßen

Salatsoße Nr. 1	Kalorien
1 TL Zitronensaft	—
1 TL Wasser	—
½ TL Vitaminöl	23,2
etwas Meersalz	—
frische oder getrocknete Kräuter	—
½ TL Zwiebeln	—
	23,2

Alle Zutaten miteinander verrühren.

Salatsoße Nr. 2	
1 TL Zitronensaft	—
1 TL Wasser	—
½ TL Vitaminöl	23,2
1 TL Senf	3,0
Salatkräuter, etwas Süßstoff, etwas Meersalz	—
	26,2

Alle Zutaten miteinander verrühren.

4. Rohkost-Salate

Rotkrautrohkost	
100 g Rotkraut	27,0
50 g Äpfel	26,0
1 kleines Stück Zwiebel (15 g)	6,7
etwas Apfelessig	—
1 TL Vitaminöl	46,4
etwas Meersalz und Pfeffer	—
	106,1

Rotkraut und Zwiebel auf der Raffel feinreiben und mit einem Holzstampfer stampfen, damit das Kraut mürbe und saftig wird. Anschließend den Apfel hineinreiben und mit den übrigen Zutaten vermischen und abschmecken.

Reduktionskost   233

Rote-Rüben-Rohkost mit Meerrettich   Kalorien
  100 g Rote Rüben   37,0
  etwas Tubenmeerrettich   —
  3 EL Joghurt (60 g)   37,2
  etwas Zitronensaft   —
                                                                          74,2

Salatsoße zubereiten aus Joghurt, Zitronensaft und Meerrettich. Zum Schluß die geschälten Roten Rüben auf der feinen Raffel dazureiben, gut vermischen.

5. Hauptgerichte

Bohnen-Tomaten-Gemüse
  200 g Bohnen   66,0
  2 große Tomaten (250 g)   47,0
  1 TL Vitaminöl   46,4
  etwas Meersalz, Basilikum, Petersilie   —
                                                                         159,4

Die geputzten Bohnen in Vitaminöl und etwas Wasser halbgar dünsten, Tomaten abziehen, vierteln und fertig weichdünsten. Zum Schluß mit den übrigen Zutaten abschmecken. Kurz vor dem Anrichten mit gehackter Petersilie überstreuen.

Gefüllte Paprikaschoten
  2 kleine Paprikaschoten (200 g)   56,0
  125 g Tatar (Rind)   180,0
  1 1/2 EL Magerquark   26,4
  Meersalz, Paprika, Pfeffer   —
  gehackte Petersilie   —
                                                                        262,4

Paprikaschoten waschen, den oberen Deckel abschneiden, Blüte und Kerne entfernen. Aus Tartar, Quark und den übrigen Zutaten eine würzig abgeschmeckte Masse herstellen und in die Paprika füllen. In eine Glas-

234   *Reduktionskost*

form setzen, etwas Wasser dazugießen und etwa 25 bis 35 Minuten dünsten.

	Kalorien
Kalbsschnitzel mit Champignons	
1 Kalbsschnitzel (120 g)	129,7
1 EL Champignons	6,9
1 EL Vitaminöl	46,4
etwas Meersalz, Petersilie	—
1 TL Zitronensaft	—
1 EL Buttermilch	7,0
	190,0

Schnitzel in Vitaminöl in der Grillpfanne 2 bis 3 Minuten grillen, dann herausnehmen. In der Grillpfanne die Pilze andünsten, Buttermilch dazugeben. Mit Hefeflocken, Zitronensaft und Salz abschmecken. Das Schnitzel in die Soße legen und kurz dünsten.

Kostvorschläge für Menschen über Sechzig

Die Kost des älteren Menschen soll vollwertig, schmackhaft und verträglich sein. Das sind drei Grundsätze, die in der Altersdiätetik beachtet werden sollten.

Die nachfolgenden Kostvorschläge bieten auch für den älteren Feinschmecker eine reiche Auswahl an ungetrübten Essensfreuden. Diät soll nicht stören, Diät soll schmecken. Nur dann erfüllt sie ihren nutzbringenden Zweck.

Des weiteren ergibt sich für Menschen über Sechzig folgendes

Ernährungsschema

1. Die Gesamtfettmenge pro Tag soll nicht mehr als 60 bis 80 Gramm betragen, davon etwa die Hälfte mit hohem Gehalt an mehrfach ungesättigten Fettsäuren. Den Pflanzenfetten sollte der Vorzug gegeben werden. Fette möglichst im Naturzustand, also unerhitzt, verwenden, da sie so für den älteren Menschen leichter bekömmlich sind. Bevorzugt sollten neben Pflanzenmargarine (z. B. vom Typ Eden) Sonnenblumen- und Leinöle Verwendung finden.
2. Es bedarf reichlicher Zufuhr von Eiweiß in der Gesamtmenge etwa von 70 bis 100 Gramm täglich oder je 1 Kilo Körpergewicht ca. 0,9 bis 1,2 Gramm. Als Eiweißquellen bieten sich an: mageres Fleisch, magerer Fisch, magerer Käse, Milch, überhaupt alle Milcherzeugnisse.
3. Mit der Zufuhr von Kohlenhydraten haushalten, besonders in Form von Kuchen, Zuckerwaren und denaturierten Nahrungsmitteln. Letztere sollten weitgehend aus der Ernährung gestrichen und höchstens zu Feiertagen in geringer Menge erlaubt werden. Bevorzugen sollte man Honig und fruktosehaltige Nahrungsmittel, um dem latenten Insulinmangel des älteren Menschen entgegenzukommen. Die Gesamtmenge an Kohlenhydraten sollte 150 Gramm nicht übersteigen. Wegen seiner Anregung auf die Darmperistaltik ist der tägliche Verzehr von Vollkornbrot zu empfehlen, das für ältere Menschen in feinkrumiger Form reichlich am Markt ist.
4. Es empfiehlt sich die weitgehende Vermeidung von Kochsalz und stark natriumhaltigen Speisen.

236   *Kostvorschläge für Menschen über Sechzig*

5. Keine konzentrierten alkoholischen Getränke. Leichte Weine, mäßig genossen, nur an Festtagen.
6. Dringend muß die weitgehende Ausschaltung von Genußgiften empfohlen werden.
7. Zur besseren Nierendurchspülung trinke man bis zu einem Liter Flüssigkeit täglich, möglichst in Form von Fruchtsäften, wobei auf die Säureverträglichkeit geachtet werden sollte. Empfehlenswert: fruchtfleischhaltige Nektarsäfte.
8. Man nehme reichlichst Vitamine, Mineralstoffe und Fermente zu sich. Die im Alter oft auftretende Blähsucht ist meist auf Fermentmängel zurückzuführen. Eventuell Zugabe von Fermentpräparaten.
9. Alle Nahrungsmittel sollen bei einem Minimum an Stoffwechselbelastung ein Optimum an Vollwertigkeit besitzen. Denaturierte Nahrung ist für den gesamten Organismus von Schaden.
10. Auch der ältere Mensch sollte möglichst viel körperliche Bewegung machen, den individuellen Verhältnissen angepaßt (Spazieren).

Empfehlenswerte Frühstücke für die Altersernährung

1. Gemüsebouillon
Rührei mit Tomate
Vollkornbrot
mit Pflanzenmargarine
1 Apfel

2. Milch
Vollkornbrot
mit Pflanzenmargarine
Müsli (siehe Rezept)
1 Banane

3. Hagebuttentee
Vollkornbrot
mit Pflanzenmargarine
Bananenbelag
Hagebuttenmus

4. Buttermilch
Vollkornbrot
mit Pflanzenmargarine
Obstquark

5. Kaffee
Vollkornbrot
mit Pflanzenmargarine
Honig
Joghurt mit Sanddorn

6. Schalenkakao
Vollkornbrot mit Diäsan
Käse halbfett
Obst

Kostvorschläge für Menschen über Sechzig　　　　237

7. Gemüsebrühe
Vollkornbrot
mit Pflanzenmargarine
Rinderschinken (mager),
ungesalzen
Tomate
1 Orange

9. Milch
Knäckebrot
mit Pflanzenmargarine
Haferschleim
1 Orange

8. Milch
Knäckebrot
mit Pflanzenmargarine
Kollath-Frühstück
(siehe Rezept)
1 Banane

10. Sonntagsfrühstück
Kaffee
Vollkornbrot
mit Pflanzenmargarine
1 weichgekochtes Ei
magerer Rinderschinken
1 Grapefruit mit Honig

Dazu folgende Rezepte:

Müsli
2 EL Haferflocken
Milch
1 TL Honig
$1/2$ geriebener Apfel
$1/2$ Banane

$1/2$ Orange
1 EL Rosinen
1 EL geriebene Nüsse
einige Tropfen Zitronensaft

Kollath-Frühstück aus Weizenflocken
3 EL Weizenflocken
1 Fl. Joghurt
oder Buttermilch
1 TL Honig
1 TL Zitronensaft
Sanddorn

150 g zerkleinertes Obst
nach Jahreszeit
Haselnüsse
oder Sonnenblumenkerne
1 EL Leinsamen, geschrotet

238   *Kostvorschläge für Menschen über Sechzig*

Bedeutende Vitalstoffträger eines Vollwert-Frühstücks:

Vollkornbrot: Vitamin-B-Komplex, Mineralstoffe.
Milch: Vitamine A, B, E, K, Eiweiß, Mineralstoffe, Fett, Lezithin.
Obst: Vitamine, Mineralstoffe, Fermente.
Butter: Lezithin, Eiweiß, Vitamine A, E, K.

Pflanzenmargarine: Lebenswichtige mehrfach ungesättigte Fettsäuren, Vitamine A, D, E.
Honig: Frucht- und Traubenzukker, Fermente, Cholin u. a.
Müsli: Vitamine A, B, C, E u. a. Invertzucker, Traubenzucker, Mineralstoffe, Fermente, Eiweiß, Spurenelemente, Lezithin.

Vorschläge für ein Mittagessen in der Altersdiätetik

Ohne Fleischbeilage

1. Tomatensaft
oder Salat
nach Jahreszeit
gedünstetes Sauerkraut
mit Kümmel-Kartoffeln
Obst oder Fruchtsaft (Süßmost)

2. Gemüseeintopf mit wenig Fett
und Kartoffeln
frische Petersilie
Obstquark (Magermilchquark)

3. Rote-Bete-Most
oder Salat nach Jahreszeit
Reisrand mit Spargel
oder jungen Erbsen
Buttersauce
Apfelsinenquark (siehe Rezept)

4. Tomatensaft
oder Salat nach Jahreszeit
Schwarzwurzel mit
holländischer Sauce
Kartoffeln
Apfelmus

5. Karottenmost
oder Salat
nach Jahreszeit
Quarkklößchen mit Gemüse
(siehe Rezept)
geschlagene Banane
(siehe Rezept)

Kostvorschläge für Menschen über Sechzig   239

Mit Fleischbeilage

1. Frischkost-Sauerkraut mit
geraspelten Möhren als Salat
gegrillte Kalbsleber mit Apfel-
scheiben und Zwiebelringen
Kartoffelbrei
Obst oder Fruchtsaft (Süßmost)

2. Grüner Salat
Hühnerbrühe mit Gemüseeinlage
gekochtes Huhn mit Reis
Lauchgemüse
Obstsalat

3. Rote-Bete-Most
oder Salat nach Jahreszeit
gegrilltes Kalbssteak
Kartoffeln
Gemüse
Apfelsinenquark

4. Tomatensaft
oder Salat
nach Jahreszeit
gedünstetes Fischfilet
Dillkartoffeln
grüner Salat
Obst oder Fruchtsaft (Süßmost)

5. Sonntagsessen

Tomatensaft
oder Salat
nach Jahreszeit
französische Zwiebelsuppe
(siehe Rezept)
gespickter Rehrücken
in Rotweinsauce
Preiselbeeren
Ananas

Dazu folgende Rezepte:

Apfelsinenquark: 100 g Magermilchquark mit etwas Milch und
dem Saft von 2 Apfelsinen verrühren. Mit Honig süßen.
Quarkklößchen: 20 g Eden-Pflan-
zenmargarine mit einem Ei, 125 g
Quark und 50 g Grieß verrühren.
Den Teig etwa 1 Stunde stehenlas-
sen, kleine Klößchen formen und
in springendes Wasser legen. Langsam garkochen lassen (ca. 15 Minuten).

Geschlagene Banane: 2 Bananen
mit einer Gabel zerdrücken, mit
etwas Zitronensaft und 3 Eßlöffeln
Sahne schaumig schlagen. Eventuell mit Honig süßen.
Französische Zwiebelsuppe: 70 g
Pflanzenmargarine zerlassen und
darin 3 große Zwiebeln (in Ringe
geschnitten) glasig werden lassen.
Darüber stäubt man 2 Eßlöffel
Mehl, läßt sie etwas anrösten und
füllt mit $1/2$ l Brühe auf. Aufko-

chenlassen unter stetem Umrühren. Nachdem man den Topf vom Feuer genommen hat, verrührt man 1 Eigelb mit 1 Eßlöffel Brühe und gibt es in die Suppe. Ab-

schmecken mit etwas Salz und $1/2$ Dose Sahne. Geröstete Semmelbrösel, die man in reichlich geriebenem Schweizer Käse gewälzt hat, hinzufügen.

Bedeutende Vitalstoffträger eines vollwertigen Mittagessens:

Fleisch: Eiweißgehalt etwa 20 Prozent. Kalorienarm sind Kalbs- und Rinderleber.
Fisch: Eiweiß, Lezithin, Mineralstoffe, Vitamine. Fettarme Fische sind: Barsch, Kabeljau, Schellfisch, Hecht, Forelle, Seezunge.
Salat: Vitamine, Fermente, Mineralstoffe. Täglich als Vorgericht zu

empfehlen zur Anregung der Verdauungssäfte.
Obst: Vitamine, Fermente, Mineralstoffe und Spurenelemente.
Sauerkraut: Reich an Vitamin C und natürlicher Gärungsmilchsäure, kalorienarm. Wichtig für den Wiederaufbau der Darmflora.
Gemüsesäfte und -moste: Mineralstoffe, Vitamine.

Anregungen für ein Abendessen in der Altersdiätetik

1. Rührei mit Kräutern
und Vollkornbrot
Sellerie-Apfel-Salat
(siehe Rezept)

2. Magerer Rinderschinken
auf Vollkornbrot
mit Pflanzenmargarine
Chicoréesalat
Kräutertee

3. Magermilchquark mit Leinöl
auf Brot mit Pflanzenmargarine
1 Glas Buttermilch

4. Grünkern-Suppe
Vollkornbrot
mit Pflanzenmargarine
nicht zu fetter Käse

5. Reisrisotto mit Tomatensauce
grüner Salat

Kostvorschläge für Menschen über Sechzig 241

6. Mageres kaltes Fleisch
milchsaurer Gemüsesalat
(siehe Rezept)
Vollkornbrot
mit Pflanzenmargarine

7. Tomatensuppe
mit geriebener Käseeinlage
Vollkornbrot
mit Pflanzenmargarine

8. Hirsebrei mit Milch, Honig
und geriebenen Nüssen
1 Glas Kräutertee

9. Selleriescheiben in Omelett
(siehe Rezept)
grüner Salat

10. Sonntagsessen

Fettarmer Fisch (Forelle)
mit Kräuterbutter und Zitrone
1–2 Dampfkartoffeln
1 Glas leichter Weißwein

Dazu folgende Rezepte:

Sellerie-Apfel-Salat
(für 2 Personen)
1 Glas Eden-milchsaurer Sellerie
1–1¹/₂ Äpfel
1 Prise Salz
1 Prise Pfeffer
1 Teelöffel Honig
2 EL Zitronensaft
2 EL Mayonnaise
Walnüsse nach Geschmack
Äpfel in feine Scheiben schneiden,
Walnüsse zerkleinern. Alle Zutaten gut vermischen, durchziehen
lassen. Mit Paprikagewürz und Petersilie bestreuen, eventuell mit
Walnußhälften garnieren.

Selleriescheiben in Omelett
Leicht vorgekochten Sellerie in
dünne Scheiben schneiden, in

Omeletteig tauchen und in kaltge-
schlagenem Vollfett-Öl auf beiden
Seiten goldgelb backen. Mit Zitrone anrichten.

Milchsaurer Gemüsesalat
(für 2 Personen)
1 Glas Eden-milchsaures Allerlei
¹/₂ Glas Eden-milchsaurer Paprika
1 EL Zitronensaft
1 Prise Salz
2 EL Mayonnaise
Mayonnaise mit Salz und Zitronensaft abschmecken. Milchsaures
Allerlei und milchsauren Paprika in
kleine Stücke schneiden und in die
vorbereitete Mayonnaise geben.
Auf Salatblättern anrichten und mit
hartgekochtem, gehacktem Ei
überstreuen.

242   *Kostvorschläge für Menschen über Sechzig*

Bedeutende Vitalstoffträger eines vollwertigen Abendessens:

Eier: Eiweiß, Vitamine A, B, D, E.
Quark: Eiweiß.
Hirse: Eiweiß, Vitamin B.
Käse: Eiweiß, Fett, Vitamine, Mineralstoffe.
Pflanzenmargarine: Lebenswichtige mehrfach ungesättigte Fettsäuren, Vitamine A, D, E.

Voll-Reis, unpoliert: Vitamin B_1 und B_2, Eiweiß.
Nüsse: Eiweiß, Fett.
Leinöl: Enthält ca. 70 Prozent mehrfach ungesättigte Fettsäuren (Linol- und Linolensäure).
Gemüse, milchsauer: Milchsäure, Vitamine, Mineralstoffe.

Tafeln zur Eigendiagnose

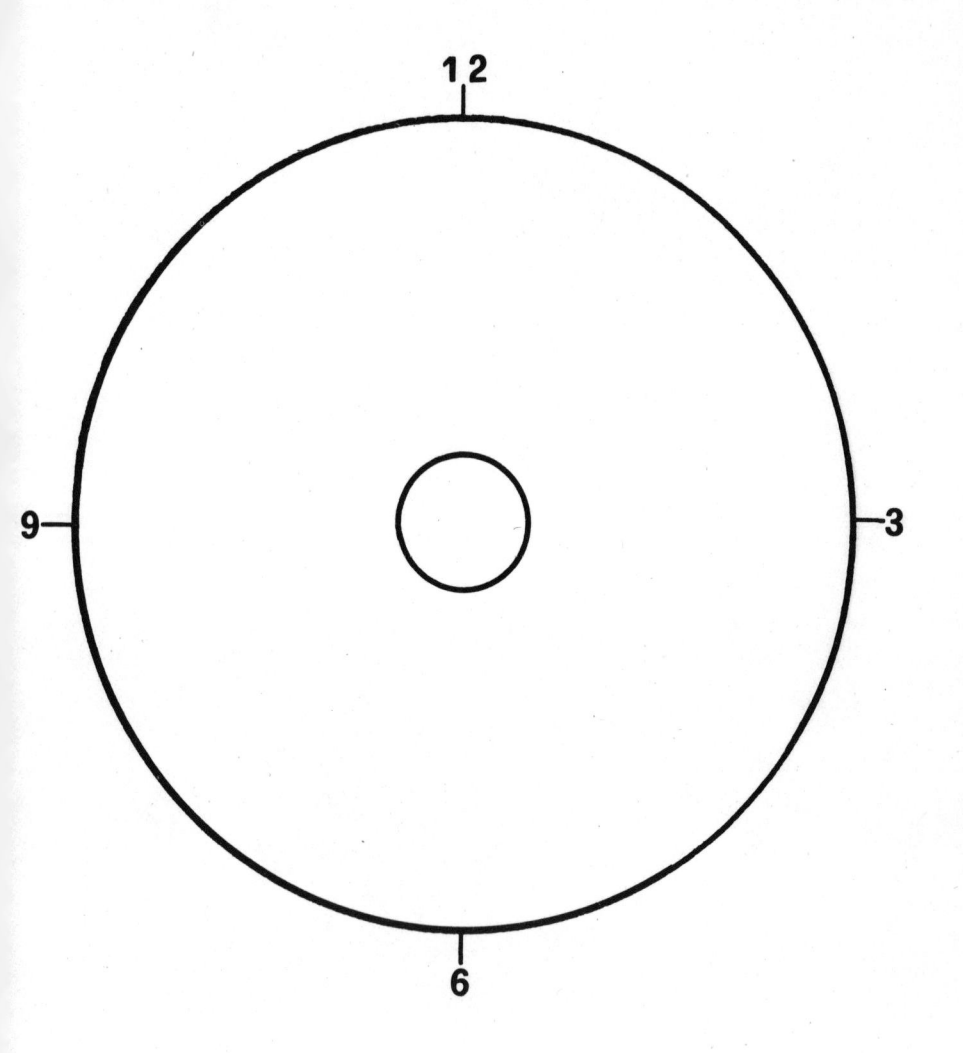

Tafeln zur Eigendiagnose

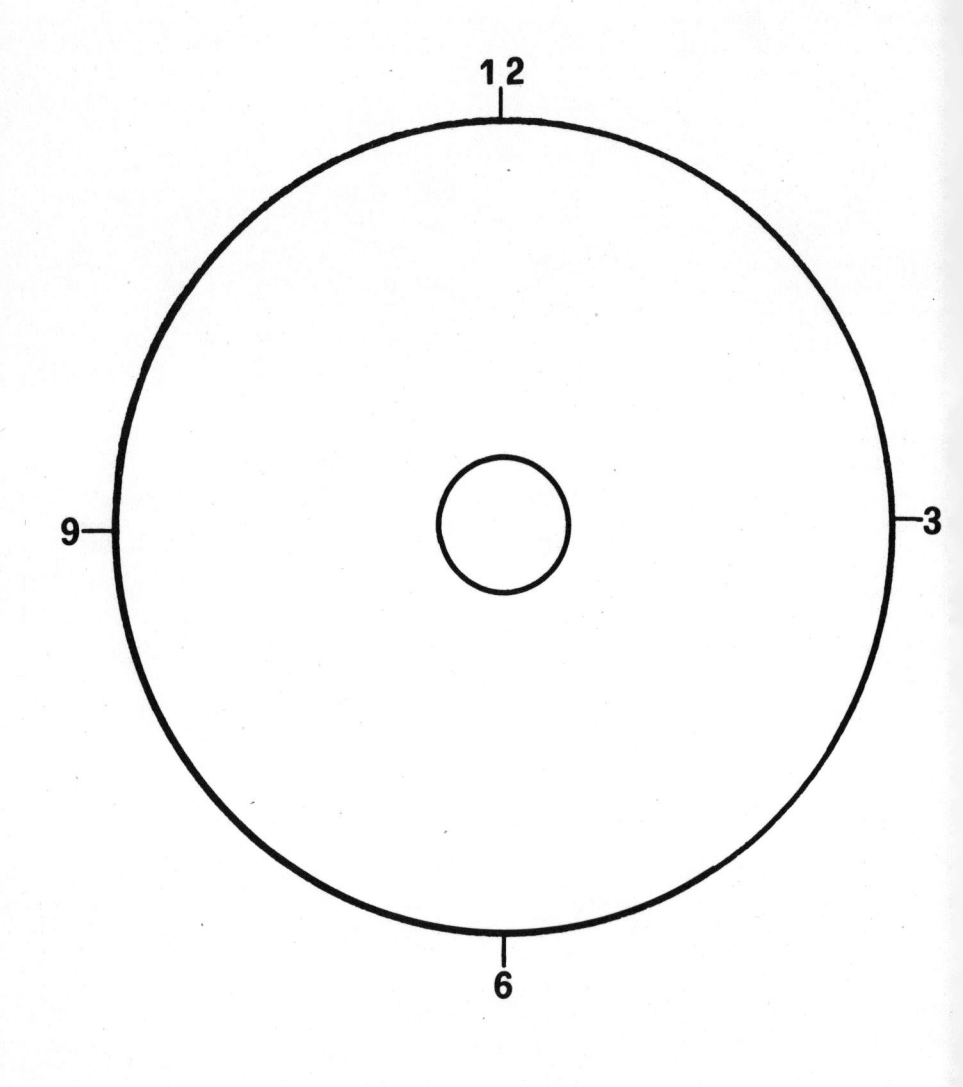

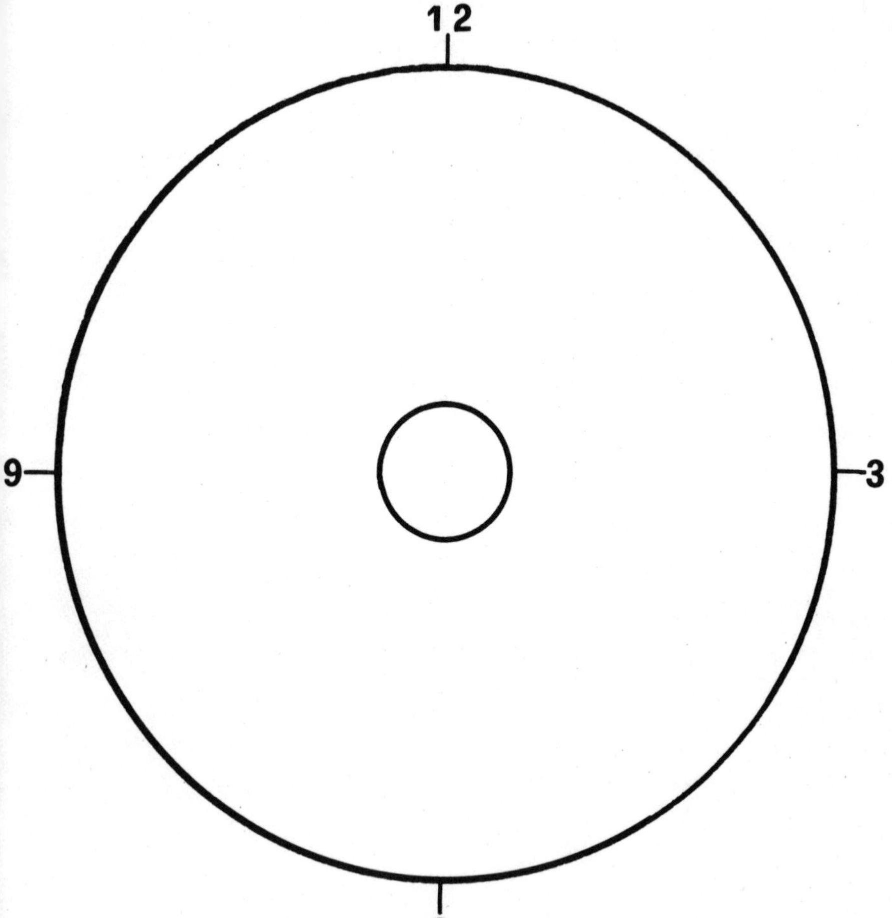

Tafeln zur Eigendiagnose

245

Tafeln zur Eigendiagnose

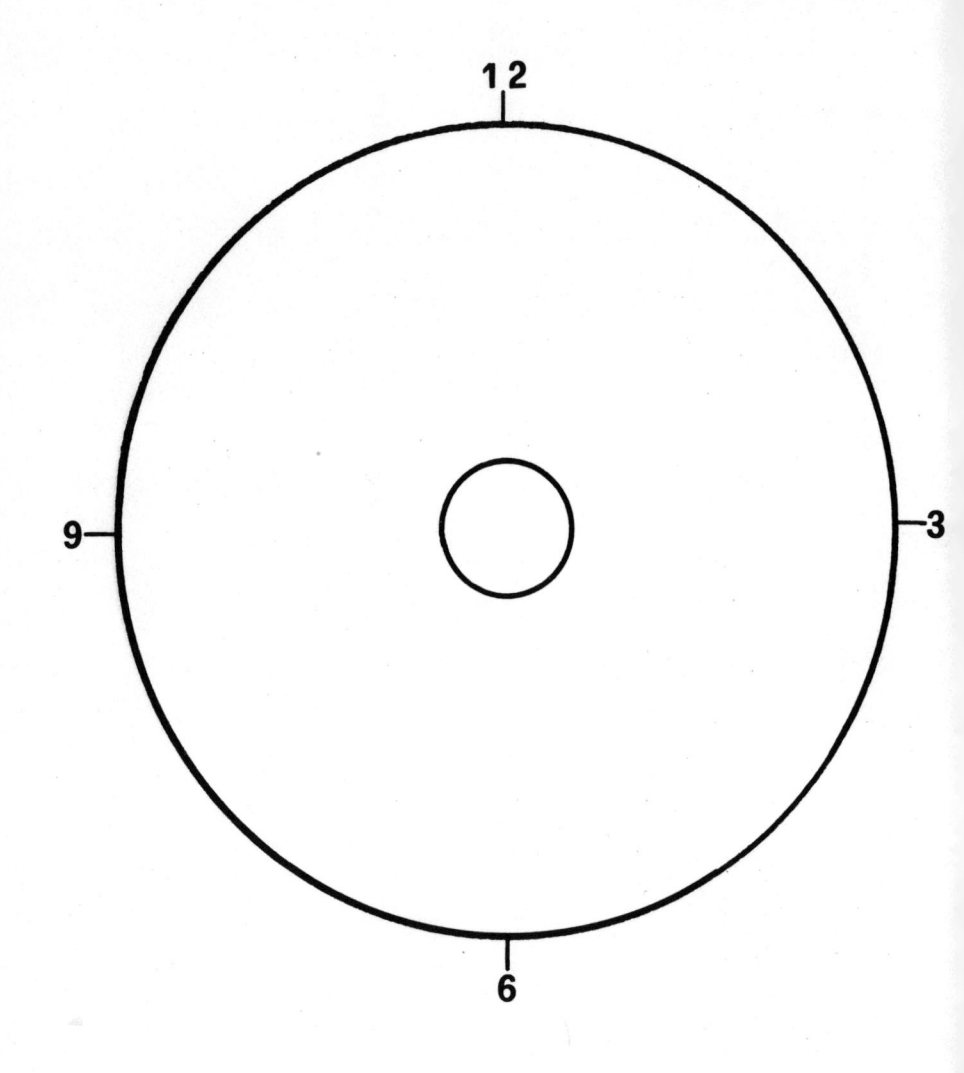

Tafeln zur Eigendiagnose

247

12

9———3

6

M. R. Kopmeyer

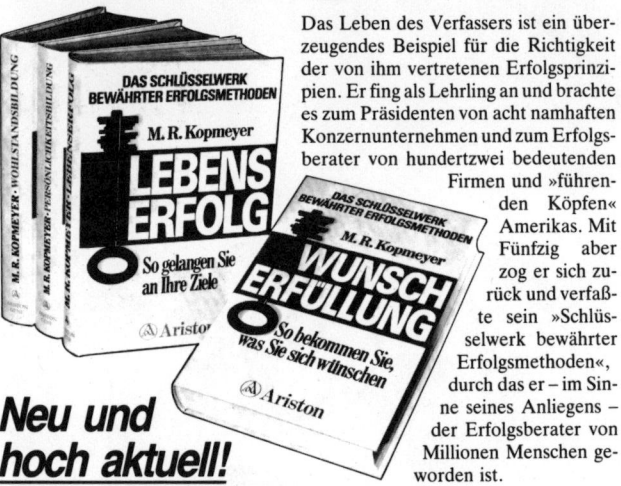

Das Leben des Verfassers ist ein überzeugendes Beispiel für die Richtigkeit der von ihm vertretenen Erfolgsprinzipien. Er fing als Lehrling an und brachte es zum Präsidenten von acht namhaften Konzernunternehmen und zum Erfolgsberater von hundertzwei bedeutenden Firmen und »führenden Köpfen« Amerikas. Mit Fünfzig aber zog er sich zurück und verfaßte sein »Schlüsselwerk bewährter Erfolgsmethoden«, durch das er – im Sinne seines Anliegens – der Erfolgsberater von Millionen Menschen geworden ist.

Neu und hoch aktuell!

Jeder der vier Bände – mit jeweils einem Schwerpunktthema – steht im Rahmen des Gesamtwerks für sich. Hier finden Sie Argumente, die überzeugen, Beweise, die motivieren, Anregungen und Beispiele, die begeistern, eine Fülle des Wissens – eine Fundgrube für den Interessierten. Wer Kopmeyers Schlüsselwerk liest, wird glauben, was der Autor behauptet, wird an sich selbst und seine Chancen glauben, wird motiviert sein, sich mit Elan an die Anwendung der bewährten Erfolgsmethoden zu machen.

Das Schlüsselwerk bewährter Erfolgsmethoden

- ⭘ **Wunscherfüllung** – So bekommen Sie, was Sie sich wünschen
- ⭘ **Persönlichkeitsbildung** – So werden Sie, was Sie sein möchten
- ⭘ **Lebenserfolg** – So gelangen Sie an Ihre Ziele
- ⭘ **Wohlstandsbildung** – So werden Sie wohlhabend und reich

Jeder Band um 300 Seiten in Großoktav, Balacron mit Goldprägung und farbigem Schutzumschlag.

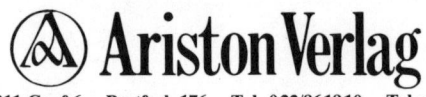

CH-1211 Genf 6 · Postfach 176 · Tel. 022/861810 · Telex 27983